总主审：王成增　　总主编：姜　勇

消 化 病 学

本册主编　刘冰熔　刘　丹　张英剑

郑州大学出版社

图书在版编目(CIP)数据

消化病学 / 刘冰熔, 刘丹, 张英剑主编. -- 郑州 : 郑州大学出版社, 2024.12. -- (住院医师规范化培训精品案例教材 / 姜勇总主编). -- ISBN 978-7-5773-0685-8

Ⅰ. R57

中国国家版本馆 CIP 数据核字第 2024UB4495 号

消化病学

XIAOHUABINGXUE

项目负责人	孙保营 李海涛	封面设计	苏永生
策 划 编 辑	陈文静	版式设计	苏永生
责 任 编 辑	陈文静	责任监制	朱亚君
责 任 校 对	丁晓雯		

出版发行	郑州大学出版社	地　　址	郑州市大学路 40 号(450052)
出 版 人	卢纪富	网　　址	http://www.zzup.cn
经　　销	全国新华书店	发行电话	0371-66966070
印　　刷	河南龙华印务有限公司		
开　　本	850 mm×1 168 mm　1 / 16		
印　　张	14	字　　数	407 千字
版　　次	2024 年 12 月第 1 版	印　　次	2024 年 12 月第 1 次印刷

书　　号	ISBN 978-7-5773-0685-8	定　　价	63.00 元

编委会名单

作者名单

主　编　刘冰熔　刘　丹　张英剑

副主编　孙　艳　贺德志　杨文义
　　　　　赵　晔　保　洁　曹新广

编　委（以姓氏笔画为序）

王　佩（郑州大学第一附属医院）　　杨文义（河南大学第一附属医院）

牛　颖（郑州大学第一附属医院）　　杨荟玉（郑州大学第一附属医院）

史　阳（郑州大学第一附属医院）　　张英剑（河南科技大学第一附属医院）

仝亚林（郑州大学第一附属医院）　　张腊梅（河南科技大学第一附属医院）

刘　丹（郑州大学第一附属医院）　　季　锋（郑州大学第一附属医院）

刘冰熔（郑州大学第一附属医院）　　郑庆芬（郑州大学第一附属医院）

刘晓敏（河南科技大学第一附属医院）　赵　晔（郑州大学第一附属医院）

闫春晓（河南大学第一附属医院）　　保　洁（郑州大学第一附属医院）

祁　冉（河南科技大学第一附属医院）　贺德志（郑州大学第一附属医院）

孙　艳（郑州大学第一附属医院）　　曹振振（河南大学第一附属医院）

李东颖（郑州大学第一附属医院）　　曹新广（郑州大学第一附属医院）

李治仝（郑州大学第一附属医院）　　梁　晗（河南大学第一附属医院）

李德亮（郑州大学第一附属医院）　　濮　田（郑州大学第一附属医院）

秘　书　杨荟玉

前 言

　　住院医师规范化培训是十八大以来国家建立的一项医学教育的重大制度,以临床实践、专业必修课、公共必修课等为培训的主要内容,现已成为我国医学生毕业后教育的重要组成部分。随着《"健康中国2030"规划纲要》的发布以及"实施健康中国战略"的逐步实施,培养新时代合格的住院医师事关人民健康和经济社会发展的大局。

　　河南省既是人口大省,也是医疗大省,全省住院医师规范化培训人数位居全国前列。我省自住培政策实施以来,政府牵头、行业主导、高校联动,积累了大量的经验,夯实了河南省医药卫生体制改革的基础,并积极探索河南住院医师规范化培训为全国服务的途径。为了满足我省乃至全国住院医师规范化培训和考核的需求,郑州大学第一附属医院牵头,整合以郑州大学第一附属医院消化病院为主的河南省内消化病学专家编写"住院医师规范化培训精品案例教材"丛书中的分册——消化病学。

　　本教材以临床实践中日积月累的真实病例为切入点,将住院医师规范化培训考核知识点贯穿于临床整体诊疗过程之中,包括病史采集、体格检查、辅助检查、诊断和治疗等。通过典型病例体现消化系统常见症状和常见病、多发病的标准诊疗过程和处理规范,培养住培医师"临床思维,理论结合实践"的能力和分析、解决临床问题的能力,促进河南乃至全国住院医师的临床综合能力提升。

　　《消化病学》共分三个部分,包括常见症状/体征,消化系统常见病和常见操作及检验、检查,涵盖40余个来自郑州大学第一附属医院、河南大学第一附属医院、河南科技大学第一附属医院的典型病例。本书第一部分包括消化系统常见症状,以"就诊主要症状"为导向,重点关注疾病的诊断和鉴别诊断。第二部分为消化系统常见病,提升住培医师对消化系统疾病的认识和临床诊治能力。第三部分为物理诊断和消化内镜诊疗技术,包括重要生化指标和辅助检查结果的解读,通过临床病例介绍了部分消化内镜微创诊疗技术,旨在开拓住培医师的临床眼界并提高创新能力,培养解决临床难题的勇气和决心。

　　在编写过程中,编委们集思广益,力求采用图文并茂、通俗易懂的方式呈现每一个临床病例及知识点,以利于住培医师掌握。但是由于医学知识的不断更新与快速发展,不足之处在所难免,恳请各位读者和同行们不吝指正,以便我们再版时进一步完善。

刘冰熔

2024年3月

目 录

第三部分　常见操作及检验、检查

第一部分　常见症状/体征

案例 1　恶心及呕吐

一、病历资料

（一）门诊接诊

1. **主诉**　反复恶心、呕吐伴腹胀 2 年。

2. **问诊重点**　患者以恶心、呕吐为主要症状，伴有腹胀，病程长，问诊时应注意两年的病程中，主要症状及伴随症状特点、疾病演变过程、诊治经过、治疗效果等。

3. **问诊内容**

（1）诱发因素：有无不洁饮食，有无误服毒药、药物及酗酒史，有无高血压、糖尿病、肾病和腹部疾病及手术史，有无颅脑疾病及外伤史，女性患者有无停经史。

（2）主要症状：喷射性呕吐常见于颅内压增高、颅内肿瘤。大量呕吐见于胃潴留、胃扩张，同时应询问呕吐的性质有何特点，呕吐大量酸酵宿食见于幽门梗阻，呕吐物有粪臭见于低位小肠梗阻；呕吐时间与进食有无关系，若育龄女性晨间呕吐多见于早孕反应，夜间呕吐多见于幽门梗阻，餐后集体发病者多为食物中毒。

（3）伴随症状：呕吐伴有腹痛和腹泻者见于急性胃肠炎，若呕吐伴发热、寒战、黄疸者多见于急性胆囊炎、急性胆管炎，若呕吐伴剧烈头痛多见于青光眼、颅内高压，若呕吐伴眩晕、眼球震颤多见于前庭病变、迷路炎和晕动症。

（4）诊治经过：询问是否用药，用何种药，具体剂量、效果如何，是否应用其他治疗方法等。

（5）既往史：患者既往有消化系统、泌尿生殖系统疾病，心脑血管疾病病史，可能是该疾病的再发或恶化。当出现一个症状或体征时，不能认为一定是某一种病所致，也有可能是多种疾病逐步进展、恶化的结果。如患者既往有十二指肠溃疡、不全幽门梗阻时可出现恶心、呕吐，如有颅内肿瘤恶化时，也可出现头疼、恶心、呕吐。

（6）个人史：患者长期不良嗜好，如暴饮暴食、喜食辛辣刺激食物、酗酒等也会引起胃肠道疾病。一些消化道疾病与幽门螺杆菌有很大关系，如胃、十二指肠溃疡，胃癌，结肠癌等。

（7）家族史：如胃癌、结肠癌等有家族遗传倾向。

问诊结果

患者青年女性，无高血压、心脏疾病病史，无糖尿病、脑血管疾病病史，无吸烟、饮酒不良嗜好，月经周期规律。患者于 2 年前无明显诱因反复出现恶心、呕吐，进食后症状加重，呕吐物为所进食物。偶有腹胀,无头痛、头晕、吞咽困难、腹痛、腹泻等症状。在当地医院诊断为"胃炎"给予中药口服治疗,症状好转,但仍间断发作。自诉行胃肠镜检查:未见明显异常。口服马来酸曲美布丁、美常安、雷贝拉唑等治疗,规律服药,起初疗效良好,之后未见好转来诊。

4.思维引导　患者有反复恶心、呕吐伴腹胀 2 年,饭后症状加重。急性胃炎或者急性胃肠炎有不洁食物史,上腹部或脐周阵发性绞痛,常伴发热和白细胞升高,与上述症状不符,待化验结果回报后明确是否合并有急性胃肠炎;该患者无反复发作的消化性溃疡病史,无剧烈上腹痛,无腹膜炎体征,X 线腹部平片或腹部 CT 可证实有否消化性溃疡急性穿孔;该患者无胃炎病史,无呕血、黑便、上腹痛,无呕吐宿食,可行粪便隐血试验、上消化道造影及胃镜检查排除有无胃窦肿瘤或其他因素导致的幽门梗阻;患者恶心、呕吐,且多在饭后出现,注意行上消化道钡餐造影除外十二指肠淤积综合征或胃下垂。

(二)体格检查

1.重点检查内容及目的　患消化系统疾病的可能性大,查体主要在腹部。腹部检查腹壁有无手术瘢痕、胃型、肠型;有无腹膜炎体征,如腹部压痛、反跳痛、板状腹、肠鸣音减弱;腹部是否触及肿块,有无腹水。但也要注意其他方面:精神及神志状态,有无水肿或脱水征及营养状况,有无发热、贫血、黄疸及烂苹果味、尿味、肝臭,心脏检查有无心律失常、心力衰竭的体征;神经系统检查注意有无颈项强直、眼球震颤,瞳孔是否等大等圆,眼压是否升高,视乳头有无水肿,有无病理反射;女性患者必要时行妇科检查等。

体格检查结果

T 36.5 ℃,R 18 次/min,P 80 次/min,BP 115/75 mmHg,身高 165 cm,体重 45.6 kg

神志清,精神可,自由体位,体型瘦长。全身皮肤黏膜无黄染,无皮疹、皮下出血、皮下结节、瘢痕,毛发分布正常,皮下无水肿,无肝掌、蜘蛛痣。全身浅表淋巴结未触及。眼睑无水肿、眼球无凸出,双侧瞳孔等大等圆,对光反射灵敏。颈软、无抵抗。颈动脉搏动正常。心前区无异常搏动,心率80 次/min,律齐,心脉率一致,各瓣膜听诊区未闻及杂音,无心包摩擦音。腹平坦,无腹壁静脉曲张,无胃肠型,无蠕动波,腹式呼吸存在。上腹部轻度压痛、无反跳痛。腹部柔软、无包块。肝脏肋缘下未触及,脾脏肋缘下未触及,墨菲征(Murphy sign)阴性,左、右肾区无叩击痛,输尿管点无压痛,移动性浊音阴性,无液波震颤,肠鸣音正常,3 次/min,无过水声,无血管杂音,其余查体正常。

2.思维引导　经上述检查患者偏瘦体型,上腹部轻度压痛,须进一步行实验室检查(肝肾功能、粪便常规检查等)及影像学检查,明确诊断。

(三)辅助检查

1.根据病情选做的必要检查

(1)血、尿常规,肝功能、肾功能,血清淀粉酶,血糖、血酮等检查。

(2)血、尿妊娠试验,排除早孕反应。

(3)脑脊液和颅脑 MRI 检查,排除神经系统疾病。

(4)胃肠镜、上消化道钡餐造影检查证实消化系统疾病。

(5)腹部超声、心电图和喉镜等检查排除其他系统疾病。

辅助检查结果

（1）血常规正常，白细胞计数（WBC）5.09×10⁹/L，红细胞计数（RBC）4.78×10¹²/L，血红蛋白（Hb）143 g/L，血小板计数（PLT）215×10⁹/L；肝肾功能和电解质检查正常，钾（K⁺）3.72 mmol/L、钠（Na⁺）140.0 mmol/L、肌酐（CREA）84 μmol/L、尿酸（UA）327 μmol/L、血清总胆红素（TBIL）12.8 μmol/L；粪便隐血试验阴性。

（2）肿瘤标记物正常，甲胎蛋白（AFP）2.14 ng/mL、癌胚抗原（CEA）3.67 ng/mL、糖类抗原125（CA125）11.49 U/mL、糖类抗原19-9（CA19-9）8.39 U/mL。

（3）心电图及心脏超声未见明显异常。

（4）胃镜显示浅表性胃炎。

（5）上消化道钡餐造影显示十二指肠水平部见钡柱中断，呈"笔杆样"压迹，受阻近段十二指肠扩张，强有力地顺向蠕动及逆向蠕动成"钟摆运动"；俯卧位时钡剂顺利通过，逆蠕动消失，提示存在十二指肠淤积症（图1-1）。立位时也可见胃小弯切迹低于双侧髂骨连线水平，提示存在胃下垂（图1-2）。

（6）肠系膜上动脉CTA检查显示肠系膜上动脉与腹主动脉之间的角度为13°（图1-3）。

（7）腹部脏器超声检查未见明显异常。

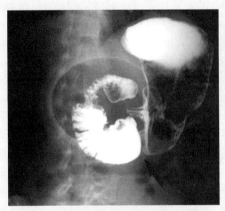

图1-1　上消化道造影可见十二指肠水平部

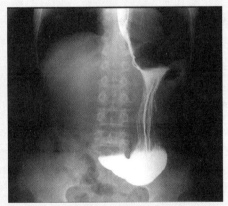

图1-2　胃小弯角切迹低于双侧髂骨连线水平（"笔杆样"压迹）

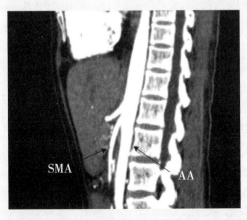

图1-3　肠系膜上动脉（SMA）与腹主动脉（AA）夹角变小

2. 思维引导　根据该患者反复恶心、呕吐伴腹胀 2 年,曾诊断胃炎,胃镜提示慢性浅表性胃炎。上消化道钡餐造影提示十二指肠淤积症、胃下垂,肠系膜上动脉 CTA 显示肠系膜上动脉与腹主动脉夹角变小,支持十二指肠淤积症、胃下垂的诊断。神经系统体格检查正常,无神经系统症状,不考虑脑血管疾病。腹部超声检查正常,肝功能、肾功能正常,可排除肝、肾及妇科疾病。

(四)初步诊断

分析上述病史、查体、检查结果,支持以下诊断:十二指肠淤积症、胃下垂。

二、治疗经过

1. 初步治疗

(1)少食多餐,以清淡容易消化食物为主。餐后卧床,仰卧位半小时,腹部按摩,顺时针方向;空腹时可练习仰卧起坐。

(2)西尼必利 1 mg,每日 3 次,餐前口服;米曲菌胰酶片 1 次 2 片,每日 3 次,餐中口服;铝碳酸镁咀嚼片 1.0 g,每日 3 次,餐后 1 h 嚼服。

(3)奥美拉唑注射液 40 mg,每日 1 次静脉滴注。

(4)20% 脂肪乳注射液 250 mL,每日 1 次静脉滴注;复方氨基酸 500 mL,每日 1 次静脉滴注。

(5)甲氧氯普胺 10 mg,每日 1 次肌内注射,必要时每日 2～3 次。

(6)维持电解质平衡,5% 葡萄糖注射液 500 mL,10% 氯化钾注射液 15 mL,每日 1 次静脉滴注;氯化钾缓释片 1.0 g,每日 3 次口服。

2. 思维引导　患者有恶心、呕吐症状,故给予胃肠动力药物、助消化和保护胃黏膜药物,并在生活方式上给予指导。患者消瘦,营养差,给予输注氨基酸、脂肪乳和奥美拉唑等治疗,加强营养,并维持电解质平衡。

3. 治疗效果　治疗 5 d 后,患者恶心、呕吐症状较前好转,仍间断发作,身体消瘦,不欲进食。生命体征平稳,复查化验结果未见明显异常。遂在无痛胃镜下置入空肠营养管,以鼻饲进食为主,并继续口服胃肠动力、助消化等药物。10 d 后症状好转,带鼻饲管出院。1 个月后复查,症状明显好转,体重上升 3 kg,拔出鼻饲管,改以经口进食为主,同前的生活指导和口服药物治疗。3 个月后门诊复查,无恶心、呕吐症状,体重上升 5 kg。

三、思考与讨论

患者有反复恶心、呕吐伴腹胀病史,逐渐消瘦,上消化道钡餐造影示十二指肠淤积症、胃下垂,肠系膜上动脉 CTA 示肠系膜上动脉与腹主动脉夹角变小,以上均支持十二指肠淤积症和胃下垂的诊断,应与幽门梗阻相鉴别。胃窦肿瘤或机械性因素导致的幽门梗阻通常多发于中老年男性,有家族史,既往胃炎病史,近期消瘦明显,表现为恶心、呕吐伴呕血、黑便,无规律性上腹部疼痛,消化道出血等,粪便隐血试验、上消化道造影、胃镜结合病理活检等可以明确诊断;与消化性溃疡急性穿孔鉴别,有反复发作的消化性溃疡病史,表现为剧烈的上腹部疼痛,伴有恶心、呕吐,腹部查体呈板状腹,有压痛、反跳痛、腹肌紧张和肝浊音界消失,腹部平片可见膈下游离气体;与中枢神经系统疾病鉴别,如颅内感染、肿瘤、出血,多有脑部外伤史、高血压病史等,表现为不同程度的头痛、喷射性呕吐,查体会有脑膜刺激征、神经系统定位体征及视网膜视乳头改变,可行脑脊液检查、头颅 CT 及 MRI 排除诊断。长期的胃下垂常常合并有十二指肠淤积症,对于这两种慢性疾病的治疗,生活方式的指导非常主要,如少食多餐,餐后卧床半小时,顺时针方向腹部按摩,空腹时可练习仰卧起坐等。然后加用胃肠动力药物、助消化药物,输液补充营养及维持电解质平衡。如症状改善不明显,可经鼻腔置入空肠营养管鼻饲。对于极个别病情严重的患者也可以考虑手术治疗,如腹腔镜下十二指肠悬韧带松解术、胃悬吊术、胃–空肠吻合术。所以医护人员应该根据患者自身情况,随时调整治疗方案。

四、练习题 ▶▶▶

1.哪些症状体征提示十二指肠淤积症病情危重?

2.十二指肠淤积症的治疗原则有哪些?

五、推荐阅读 ▶▶▶

[1] ZHANG R,LI Z T.HAN X W,et al. Diagnosis and treatment of superior mesennteric artery compression syndrome complicated with gastroesophageal reflux disease[J]. Chin Med J,2021,134(11):1382-1384.

(李治仝　季　峰　刘冰熔)

案例2 **吞咽困难**

一、病历资料 ▶▶▶

（一）门诊接诊

1.主诉　间断性吞咽困难2年。

2.问诊重点　吞咽困难为消化系统常见症状,患者慢性发病,问诊时应注意发病过程中主要症状及伴随症状特点、疾病演变过程、诊治经过、治疗效果等。

3.问诊内容

（1）诱发因素:有无中枢神经系统性疾病、食管药物或食物损伤史、咽部及食管手术史、病毒感染、自身免疫、精神心理等诱发因素。

（2）主要症状:吞咽困难是指食物从口腔至贲门、胃运送过程中受阻而产生咽部、胸骨后部位的梗阻停滞感觉,可伴有胸骨后疼痛。吞咽困难按症状分类分为口咽性吞咽困难和食管性吞咽困难。口咽性吞咽困难的特点为食物由口腔进入食管过程受阻,食物阻滞于口腔及咽喉部。常见疾病如脑血管病变、帕金森病、脑干肿瘤等;食管性吞咽困难主要由食管肿瘤、狭窄或痉挛等引起,表现为吞咽时食物阻滞于食管某一段,进食过程受阻;食管癌的吞咽困难进行性加重;反流性食管炎症状不重,多伴有反食,胃灼热,胸痛等反流症状;动力性吞咽困难无液体、固体之分;吞咽反射性动力障碍者吞咽液体比固体食物更加困难;延髓麻痹者饮水由鼻腔反流伴以呛咳、呼吸困难等症状。患者陈述的梗阻部位一般与食管病变的解剖部位基本吻合,有定位诊断的参考意义。

（3）伴随症状:①吞咽困难伴声嘶,多见于食管癌纵隔浸润、主动脉瘤、淋巴结肿大及肿瘤压迫喉返神经。②吞咽困难伴呛咳,多见于脑神经疾病、食管憩室和贲门失弛缓症致潴留食物反流、食管癌食管气管瘘、重症肌无力、延髓麻痹。③吞咽困难伴呃逆、呕吐,多见于贲门失弛缓症、膈疝。④吞咽疼痛,见于口咽炎或食管溃疡。⑤吞咽困难伴胸骨后疼痛,多见于食管炎、食管溃疡、食管异物、食管癌、纵隔炎等,亦可见于弥漫性食管痉挛。⑥吞咽困难伴反酸、胃灼热,多见于胃食管反流病。⑦吞咽困难伴哮喘和呼吸困难,可见于纵隔肿物、大量心包积液压迫食管及大气管,亦见于部分胃食管反流病。

（4）诊治经过：是否用药，用何种药，具体剂量、效果如何，以利于迅速选择药物缓解及控制症状。

（5）既往史：既往是否有中枢神经系统疾病病史，腐蚀性药物服用史，口咽部或食管手术史等，以上病史均可导致吞咽困难症状。

（6）个人史：患者是否患有严重的精神心理疾病史，如强迫症，可导致明显的吞咽困难症状，并伴随有严重营养不良等症状。

（7）家族史：如贲门失弛缓症，有研究认为某些患者的发病可能与基因遗传有关，与贲门失弛缓症相关的三A综合征患者存在染色体上 $12q13$ 特定基因的点突变，导致相应无功能蛋白的表达。而 $HLA-DQ1$ 等位基因亦发现与贲门失弛缓症发病显著相关。

问诊结果

患者青年男性，既往身体健康，无毒物、药物接触史，生活作息正常，2年前无明显诱因进食固体食物后出现吞咽困难，偶伴有胸骨后隐痛，疼痛时间十几分钟，可自行缓解或进水后缓解，同时伴有恶心、呕吐，呕吐物为胃内黏液或少量食物残渣，曾行咽喉镜及胃镜检查提示未见异常，给予抑酸、促进胃肠动力及心理药物调节治疗，效果反复，就诊前行上消化道钡餐造影提示贲门处钡剂通过受阻，呈鸟嘴状改变，考虑贲门失弛缓症，继续给予抑酸药物及促进胃肠动力药物应用，患者吞咽困难症状明显加重，就诊时出现进无渣流食后亦出现明显吞咽困难，伴有呕吐。

4. 思维引导　患者既往体健，无口咽部炎症及食管狭窄病史，主要症状为吞咽困难，症状时轻时重。食管癌多出现进行性吞咽困难，中老年发病较为多见，且与家族遗传病史，个人饮酒，喜食过烫、辛辣刺激性食物有关。并且胃镜提示食管及胃未出现肿瘤样病变，该患者既往曾行咽喉镜及胃镜检查均未发现器质性病变，与上述疾病症状不符；患者行上消化道钡餐提示贲门处呈"鸟嘴状"改变，此影像学改变最常见于贲门失弛缓症患者。考虑本病时除胃镜检查外，应注意完善食管测压检查，食管测压能从病理生理角度反映本病特征，是早期诊断本症或鉴别有疑问病例的有效手段。其特征性改变可出现在 X 线、内镜等改变之前。

（二）体格检查

1. 重点检查内容及目的　应注意患者营养状况，有无贫血、浅表淋巴结肿大、甲状腺肿大、颈部包块、吞咽肌活动异常等，必要时做神经系统检查以鉴定与吞咽有关的脑神经（第Ⅸ、Ⅹ、Ⅻ对脑神经）、吞咽肌有无异常。

体格检查结果

T 36.5 ℃，R 18 次/min，P 70 次/min，BP 110/70 mmHg

发育正常，体型匀称，营养中等，无急、慢性面容，自主体位，神志清楚，查体合作，无脑膜刺激征。颈部无肿大淋巴结，气管居中，未闻及颈部血管杂音。双侧胸廓对称，呼吸平稳，腹部对称平软，腹式呼吸存在，未见胃肠型及蠕动波，未见腹部包块，无腹肌紧张，无压痛、反跳痛，无液波震颤及振水音，未触及包块，肝脾肋缘下未触及，Murphy 征（–）。余器官查体均正常。

2. 思维引导　经上述检查，未见阳性体征，除临床考虑贲门失弛缓症外，应考虑是否存在胃食管反流病、食管动力障碍等疾病，应进一步完善实验室检查（血常规、肝功能及肾功能、食管测压和24 食管 pH 监测等）及影像学检查，明确诊断。

（三）辅助检查

1. 主要内容及目的

（1）血常规、红细胞沉降率（ESR）、C反应蛋白（CRP）、稀有病毒全套，进一步明确是否有缺铁性贫血、细菌感染或病毒感染可能。

（2）进行有关免疫学及肿瘤标志物的检查，排除自身免疫性疾病及肿瘤学疾病。

（3）胃镜检查：胃镜下发现食管病理性改变并行活组织病理检查，对鉴别食管溃疡、良性肿瘤与食管癌有重要意义。

（4）食管24 h pH监测：食管腔内行24 h pH监测，对诊断胃食管反流病及明确酸性或碱性反流有重要帮助。

（5）食管测压：食管测压可判断食管运动功能状态，一般采用导管侧孔低压灌水测压法。正常食管下括约肌（LES）基础压力在12～20 mmHg，LES压力/胃内压>1.0，如LES压力≤10 mmHg、LES压力/胃内压<0.8，提示胃食管反流。但研究发现胃食管反流者与正常人LES压值多有重叠，后多改用导管抽出法测压，取呼气末期LES压值为准。贲门失弛缓症通过食管测压分为3个类型。贲门失弛缓症Ⅰ型（经典型），LES完整松弛压力（IRP）平均值>正常值上限，食管蠕动消失；Ⅱ型（变异型），LES完整松弛压力（IRP）平均值>正常值上限，伴有全食管压力形成，无正常食管蠕动，全食管压力形成超过20%；Ⅲ型（痉挛型），LES完整松弛压力（IRP）平均值>正常值上限，无正常食管蠕动，食管局限性远端蠕动或食管痉挛性收缩超过20%。而食管痉挛患者可测出强的食管收缩波，LES弛缓功能良好。

（6）X线检查：X线胸部平片可了解纵隔有无占位性病变压迫食管及食管有无异物等；食管X线钡餐检查可观察钡剂有无滞留，以判断病变为梗阻性或肌蠕动失常性。必要时采用气钡双重造影了解食管黏膜皱襞改变。内镜及活组织检查可直接观察到食管病变，如食管黏膜充血、水肿、糜烂、溃疡或息肉、癌肿等；可观察食管有无狭窄或局限性扩张、有无贲门失弛缓等。

> **辅助检查结果**
>
> （1）血常规、CRP、ESR、肿瘤标志物、稀有病毒全套、结缔组织全套均未见异常。
>
> （2）胃镜：外院报告提示食管及胃未见明显异常。
>
> （3）上消化道钡餐检查提示贲门处呈"鸟嘴征"，钡剂通过受阻。
>
> （4）食管测压：此患者结论为食管体部呈同步收缩状态，贲门失弛缓症Ⅱ型。

2. 思维引导

分析以上病史、查体及辅助检查结果，支持诊断为贲门失弛缓症Ⅱ型。

（四）初步诊断

贲门失弛缓症Ⅱ型。

二、治疗经过 ▶▶▶

（一）内科治疗

1. 饮食与药物

宜少食多餐、饮食细嚼，避免过冷过热和刺激性饮食。对精神紧张者可予以心理舒缓治疗。部分患者采用Valsalva动作，以促使食物从食管进入胃内，解除胸骨后不适。舌下含硝酸甘油可解除食管痉挛性疼痛，加速食管排空。前列腺素E能降低患者LES的静止压力，对本病有一定疗效。1978年Weiser等首先发现钙通道阻滞剂硝苯地平（nifedipine）10 mg，一天4次，数周后可缓解症状，且食管动力学测定也可证实本品能降低LES的静息压、食管收缩的振幅和收缩的频率,同时也能改善食物在食管中的排空。其后,相继发现钙通道阻滞剂维拉帕米和硫氮䓬酮(diltiazem)也具类似降低 LES 静息压作用,但后者的临床疗效不甚显著。食管极度扩张者应每日睡前做食管引流灌洗,并予禁食、输液,及时纠正水、电解质和酸碱代谢紊乱。

2. 思维引导　引起吞咽困难最常见的原因是各种食管疾病,其次是口咽部疾病、与吞咽有关的神经肌肉病变及某些全身性疾病(如重症缺铁性贫血者可有较重的吞咽困难),治疗也根据疾病不同而有所不同。

(1)口咽部疾病如咽喉部结核或肿瘤(包括恶性肉芽肿)、咽后壁脓肿等咽喉部疾病均可引起吞咽障碍,多数经五官科治疗后,吞咽梗阻感能得到改善或解除。

(2)食管疾病的治疗原则一般是积极治疗各种食管的原发病,在此基础上进行适当的对症支持治疗。①反流性食管炎:可应用多潘立酮、莫沙必利、伊托必利等促胃肠动力剂及胃黏膜保护剂(铋制剂、铝碳酸镁、复方三硅酸镁或硫糖铝等),也可选用法莫替丁等 H_2 受体拮抗药或奥美拉唑等质子泵抑制剂。应用胃黏膜保护剂及抑酸药物的目的是减少酸或碱性物质向食管内反流。②贲门失弛缓症、食管弥漫性痉挛及其他食管括约肌高压症:为了使平滑肌松弛,可口服硝酸异山梨酯(消心痛)等钙通道阻滞药或舌下含化硝酸甘油等;症状重者可每次静脉注射丁溴东莨菪碱(解痉灵)20 mg;近年来,已开展在内镜直视下行狭窄部注射肉毒杆菌毒素治疗贲门失弛缓症,其疗效有待追踪。③食管癌:如果患者已失去了手术时机,为了提高其生活质量或延长其生命,可考虑行狭窄部扩张、放置支架治疗,也可应用激光或高频电灼烧梗阻部位,以获得暂时的缓解效果,有利于流质或半流质饮食通过狭窄部。其他疾病如严重贫血导致的吞咽困难应积极纠正贫血,贫血改善后,吞咽困难即可消除;重症肌无力导致的吞咽困难,在采用抗胆碱酯酶药物(如新斯的明或嗅吡斯的明)治疗后,症状可得到缓解或消除,如吞咽困难改善不明显,可考虑加用泼尼松(强地松)或地塞米松等免疫抑制药治疗。

(二)内镜治疗

1. 经口内镜下肌切开术(POEM)　此内镜下微创手术是一种通过隧道内镜进行肌切开的微创新技术,2008 年首次用于贲门失弛缓症的治疗。我国于 2010 年开始临床使用 POEM,目前已成为开展该技术最多最成熟的国家。该方法简便易行,创伤小,患者恢复快,且术后反流的发生率较低,有代替腹腔镜下肌切开术的趋势。

2. 食管扩张疗法　应用气囊或探条扩张,使食管与胃的连接处得以松弛。在透视下经口插入以探条为前导的气囊,使探条进入胃内,而气囊固定于食管与胃的连接处,注气或注液,出现胸痛时停止注气或注液。留置 5~10 min 后拔出。一次治疗后经 5 年随访,有效率达 60%~80%。有效标准为吞咽困难消失,可以恢复正常饮食。但本疗法的食管穿孔发生率达 1%~5%,应谨慎操作。

3. 支架治疗　食管支架是治疗食管狭窄的方法之一。对于腔内支架的患者进行回顾性分析发现,行腔内支架式治疗贲门失弛缓症能疏通患者进食通道,改善患者进食能力。应注意在食管支架放置术中及术后可出现胸痛、异物感、胃食管反流、出血、穿孔、支架阻塞及移位等并发症。

4. 外科手术疗法　以 Heller 食管下段肌层切开术为最常用。如患者出现食管过度扩张,食管在膈裂孔处纤维增生严重者,可考虑贲门和食管下段切除和重建术。手术治疗后症状好转率为 80%~85%,但可能发生食管黏膜破裂、裂孔疝和胃食管反流,手术相关并发症等。

患者行内镜微创治疗——经口内镜下肌切开术术:①术后当天禁食、补液、半卧位、心电监测,观察有无颈部和胸前皮下气肿。术后静脉使用质子泵抑制剂(PPI)3 d,并使用抗生素(可选用第一、二代头孢菌素),但用药总时间不应超过 48 h;对有气胸、大量出血、高龄及免疫缺陷患者,可酌情延长用药时间。②患者在术后可接受胸部平扫 CT 检查,无纵隔气肿、气胸、气腹和胸腔积液。常规术后 3 d 进流食,术后 2 周进半流食。患者微创手术后进食固体食物及液体食物均无吞咽困难、恶心、呕吐等症状。术后嘱口服质子泵抑制剂4周。

三、思考与讨论

患者为青年男性患者,结合患者病史、体征、实验室检查及影像学检查结果,排除食管及口咽部其他器质性疾病,明确诊断为贲门失弛缓症。临床如出现儿童患者吞咽困难,常为先天性食管疾病或食管异物引起;中年以上吞咽困难且症状进行性加重者,应首先考虑食管癌,多见于男性;缺铁性吞咽困难患者绝大多数为女性,多伴有缺铁性贫血的其他临床症状。

吞咽是一种复杂的反射性动作,是口咽部随意肌群的收缩、食管括约肌的松弛以及食管肌节律性蠕动等一系列有顺序而协调的动作,将进食的流质或食团排进胃内。吞咽时出现食团停顿感,即使为一过性感觉也提示食管功能障碍。患者常以"粘住""停住""挡住""下不去"等诉说症状并以手指指示食物停留部位。吞咽食物而食物停顿是吞咽困难,但进食时胸骨后有块状感(癔症球)不是吞咽困难。不少患者把轻度吞咽困难认为是正常现象,故除非仔细询问病史,患者多不会主动提出有吞咽困难存在。了解患者对吞咽困难的反应可为诊断提供有价值的线索。若患者利用体位变化,反复下咽,或饮入液体等能迫使食物咽下,则可能为运动紊乱症。吞咽困难数月之内持续进行性加重,提示可能为癌肿所致管腔闭塞或活动性消化性食管炎所致的器质性食管狭窄。必须注意,食管癌最常见症状是在6个月内不断发展的进行性吞咽困难,甚至只能进流食。梗阻症状的出现表明癌已累及食管四周管壁,是癌晚期的征象。吞咽困难还可伴有固定的钻痛,多为纵隔受累征象。吞咽困难是食管癌最常见症状,对任何有吞咽困难者,必须及早明确是否为癌所致。查体常有体重减轻,严重者导致营养不良。反流重的病例,可能有肺部体征。由恶性肿瘤所致者可有浅表淋巴结肿大以及转移表现。

吞咽动作受延髓等高级神经中枢支配,第Ⅸ、Ⅹ、Ⅻ脑神经对吞咽尤为重要。吞咽困难的病因从病理生理学角度可分为机械性与运动性两类。①机械性吞咽困难:机械性吞咽困难是指吞咽食物的腔道发生狭窄引起的吞咽困难,以食管腔狭窄为主。正常食管壁具有弹性,管腔直径可扩张4 cm以上,各种炎性与梗阻性疾病使管腔扩张受限时就能出现吞咽困难,这类吞咽困难在临床上常见,例如食管受到化学性灼伤后,因瘢痕形成等原因可使食管腔高度狭窄而致吞咽困难;食管癌时可因癌肿浸润,堵塞食管腔而致食管狭窄,表现为进行性吞咽困难。②运动性吞咽困难:运动性吞咽困难是指随意控制的吞咽动作(始动因素)发生困难和/或随后一系列反射运行障碍而发生的吞咽困难,包括支配吞咽动作的神经中枢受损害和参与吞咽的肌肉的器质性损害或功能失调,最常见的是各种原因导致的延髓性麻痹(球麻痹)、食管吞咽肌麻痹等。

该患者诊断明确,而后顺利进行内镜下微创治疗,术后严格遵医嘱饮食、治疗及观察有无并发症,术后3 d恢复良好,进食无吞咽困难及呕吐症状后顺利出院。

四、练习题

1. 吞咽困难的定义是什么?
2. 吞咽困难的病因按部位分类有哪些?
3. 贲门失弛缓症的诊断方法有哪些?

五、推荐阅读

[1]陈灏珠,林果为,王吉耀.实用内科学[M].14版.北京:人民卫生出版社.
[2]胡品津,谢灿茂.内科疾病鉴别诊断学[M].7版.北京:人民卫生出版社.

(李东颖 孙 艳 刘冰熔)

案例3 腹 胀

一、病历资料

(一)门诊接诊

1. 主诉 反复上腹隐痛、腹胀、早饱4年,再发2个月。

2. 问诊重点 腹痛、腹胀均为消化道系统常见症状,问诊过程中应注意病程、主要症状、诱因、伴随症状、疾病演变过程、诊疗经过、治疗效果等。

3. 问诊内容

(1)诱发因素:有无疾病因素、药物因素、环境因素、生活方式等诱因。

(2)主要症状:大多数腹胀感是由于肠道气体过多引起的。吞入太多空气、营养素吸收不良导致肠腔内产气增多、梗阻引起的气体吸收减少、气压变化引起的肠腔内气体膨胀等都可能会引起肠道气体过多。腹胀还可能与盆腹水和内脏敏感性增加等因素有关。

1)腹胀部位:①上腹胀指腹胀发生在肚脐以上的腹部,主要见于胃部疾病和肝胆与胰腺的疾病,如慢性胃炎、功能性消化不良、肝硬化、幽门梗阻、胃扩张或胃癌、胆囊炎、胰腺癌等疾病。②下腹胀指腹胀发生在肚脐以下的腹部,多见于泌尿生殖系统疾病,女性常见的有盆腔炎、附件炎、宫颈糜烂等,男性常见的有前列腺炎、前列腺增生、输尿管炎、输尿管结石等。③全腹胀指腹胀发生在整个腹部,多见于小肠或结肠内积气过多、麻痹性肠梗阻以及腹膜炎等疾病。

2)腹胀时间:腹胀多在白天明显,夜间入睡后减轻,多见于肠易激综合征,常伴有慢性腹痛、腹泻、大便性状异常等症状。长期处于高压工作环境中的年轻人,或长期服用阿司匹林等非甾体抗炎药的老年人,常在秋冬、冬春季节变化时发作腹胀,且伴与进食有关的腹痛,多考虑消化性溃疡。饭后腹胀,每次饭后出现腹胀,多见于不良的饮食习惯,但也预示着一些疾病的可能,许多消化道疾病如慢性胃炎、消化性溃疡、幽门梗阻、肠梗阻等及胃肠道功能性疾病如功能性消化不良均会在进食后引起腹胀。运动后或搬重物后突然出现腹胀,并伴有剧烈的腹痛,持续不能缓解患者,考虑肠扭转、肠套叠可能。腹部手术后的病人,术后腹胀持续不缓解,要考虑术中是否损伤迷走神经;若伴有发热、腹部肌紧张,考虑继发腹膜炎可能。

3)加重或缓解的情况:不同进食后缓解,症状典型者多见于消化性溃疡。进食油腻食物或肉类后加重,多提示肝胆胰疾病。呕吐后腹胀缓解,多见于肠梗阻、幽门梗阻等疾病。排便排气后腹胀缓解,常见于便秘、肠梗阻等疾病。

(3)伴随症状:①腹胀伴有腹痛最常见于胃肠道穿孔、急性肠梗阻、胆石症、胰腺炎、肠扭转等。腹胀伴有恶心、呕吐多考虑肠梗阻、幽门梗阻。②腹胀伴有打嗝多见于慢性胃炎、胃溃疡、幽门不全梗阻、吞气症、功能性消化不良。③腹胀伴有大便异常,伴有腹泻多见于急性肠炎、吸收不良综合征、乳糖不耐受、消化不良、肠易激综合征等疾病;伴有便秘常见于习惯性便秘、肠梗阻、甲状腺功能减退、结肠癌等疾病。腹胀伴有肛门排气增多常见于食用易产气食物后及肠易激综合征。④腹胀伴有女性白带异常多见于子宫内膜炎、盆腔炎等妇科炎症及内分泌紊乱等。⑤腹胀伴有发热多见于结核性腹膜炎、肠道感染性疾病,如急性肠炎、肠伤寒、肠结核等。⑥腹胀伴有腹腔积液(腹水)多见于心力衰竭、肝硬化、肾病综合征、腹腔脏器破裂出血、异位妊娠及腹腔内肿瘤等。⑦腹胀伴肿物多见于腹腔内肿瘤,如肝癌、胰腺癌、卵巢癌等,也可见于脾大、肾积水等疾病。

（4）诊治经过：从发病开始，是否至其他医院治疗过，是否做过相关检查，检查结果如何，用药否，用何种药，效果如何。

（5）既往史：询问患者既往有无类似腹胀病史，有无高血压、糖尿病、冠心病、脑血管疾病、肺部疾病等慢性疾病，有无肝炎、结核等传染病史，有无手术及外伤史，有无食物及药物过敏史等，询问相关病史对鉴别诊断颇有帮助，比如心力衰竭、肝硬化腹水、恶性肿瘤腹水等。

（6）个人史、家族史：询问患者职业，有无工业毒物、放射性物质接触史，有无吸烟、饮酒史。

（7）家族史：有无相关家族遗传病史。

问诊结果

患者中年女性，慢性病程。否认高血压、糖尿病、冠心病、心脑血管疾病，无吸烟、饮酒史。患者4年前因工作压力大，进餐无规律性而出现上腹隐痛，疼痛可耐受，无夜间痛醒，疼痛无明显规律性，进餐后感觉上腹饱胀，并有早饱，伴嗳气，无反酸。曾在多家医院门诊治疗，予以奥美拉唑、多潘立酮治疗，症状可缓解或部分缓解，但停药后又可发作。今为求进一步治疗，遂前来就诊。既往身体健康，无特殊嗜好，查体未见阳性体征。

4. 思维引导 患者进餐后感觉上腹饱胀，并有早饱，伴嗳气，无反酸，慢性病程，反复发作，目前考虑功能性消化不良、消化性溃疡、肠易激综合征。①功能性消化不良，是指由胃及十二指肠功能紊乱而导致的一组慢性、反复发作性的临床综合征。主要表现为餐后饱胀、早饱感、上腹疼痛、上腹烧灼感，常伴有恶心、呕吐、食欲减退、嗳气等上消化道症状，并排除可引起这些症状的消化道器质性、全身性或代谢性疾病。②消化性溃疡，常伴节律性腹痛，呈周期性，但好发季节为秋末或春初，与寒冷有明显关系。③肠易激综合征，一种以腹痛、排便习惯异常为特征无器质性病变的功能性肠病。排便习惯异常主要表现为腹泻、便秘或腹泻便秘交替，常合并腹痛症状。

（二）体格检查

1. 重点检查内容及目的 患者腹胀、腹痛，属消化系统疾病，着重关注腹部体征，腹部体格检查对腹胀的定位、定性及选择下一步的检查方法起重要作用。根据病人的具体情况，也应注意心、肺等重要器官的检查，如果考虑妇科疾病，应及时请妇科会诊。

（1）首先看患者的一般情况，如患者面色、神志、精神情况等。注意患者有无贫血、黄疸、浅表淋巴结肿大等。

（2）腹部查体：一般每位患者均应按视、听、叩、触4个步骤进行检查。

视诊：腹部有无膨隆，有无肠型和蠕动波。

听诊：听肠鸣音有无消失或亢进。

叩诊：有无移动性浊音、振水音、水坑征。

触诊：有无异常包块，有无压痛、反跳痛，肝、脾有无肿大，肝、肾区有无叩痛。

（3）心肺查体：听诊心率、心律、瓣膜音判断心脏相关问题；听诊肺部呼吸音，了解有无干、湿啰音等。

全身体格检查

T 36.8 ℃，R 18 次/min，P 108 次/min，BP 130/80 mmHg

神志清，精神一般，体型肥胖，表情痛苦。全身未触及肿大淋巴结，皮肤及巩膜无黄染，睑结膜无苍白。双肺呼吸音粗，未闻及干、湿啰音，无胸膜摩擦音，无语音传导异常。心前区无隆起，心前区无异常搏动，心尖搏动正常，心界不大，心率 108 次/min，律齐，第一心音正常，无额外心音，无杂音。腹部膨隆，腹壁无静脉曲张，无胃肠蠕动波；腹部韧，腹部无压痛、无反跳痛及肌紧张，腹部无包块，肝、脾肋下未及，胆囊未触及，Murphy 征阴性；肝区无叩痛，双肾区无叩痛，移动性浊音阴性；肠鸣音减弱，无血管杂音。双下肢无水肿，余查体正常。

2. 思维引导　经上述检查患者心率快，体型肥胖，表情痛苦，结合患者因工作压力大，进餐无规律性而出现上腹隐痛，进餐后感觉上腹饱胀，并有早饱，伴嗳气，无反酸，予以奥美拉唑、多潘立酮治疗，症状可缓解或部分缓解，但停药后又可发作，考虑功能性消化不良（functional dyspepsia，FD），但需要排除可引起这些症状的消化道器质性、全身性或代谢性疾病，进一步行实验室检查（血常规、肝功能、肾功能、电解质、炎症因子、尿常规、肿瘤标志物、心肌酶、血脂、凝血功能等）及影像学检查（内镜、超声，必要时 CT），明确诊断。

（三）辅助检查

1. 主要内容及目的

（1）血常规、CRP、降钙素原，进一步判断感染指标。

（2）血尿淀粉酶及脂肪酶，评估淀粉酶、脂肪酶是否升高，判断有无胰腺炎证据。

（3）心肌酶，评估有无心肌损伤，判断是否存在急性心肌梗死。

（4）肝功能、电解质、肾功能，综合判断有无胆道疾病、电解质紊乱、肾脏疾病等。

（5）肿瘤标志物，协助诊断有无肿瘤。

（6）心电图，明确是否有心肌缺血、心律失常等。

（7）腹部影像学检查，协助判断是否存在消化性溃疡、肝硬化、胃癌、胃食管反流病等其他原因。

辅助检查结果

（1）血常规：WBC 7.08×10^9/L，RBC 5.90×10^{12}/L，Hb 154 g/L，PLT 283×10^9/L。

（2）炎症指标正常。

（3）血淀粉酶及脂肪酶正常。

（4）血脂：甘油三酯 3.01 mmol/L，总胆固醇 7.25 mmol/L。

（5）肝功能、肾功能、电解质均未见明显异常。

（6）肿瘤标志物：CEA、CA199、CA125、AFP 结果均在正常范围。

（7）心电图：窦性心动过速，心率 110 次/min。

（8）胸部平扫 CT 检查：右肺下叶炎性改变；全腹平扫 CT 检查未见明显异常。

（9）胃镜示：慢性浅表性胃炎，幽门螺杆菌阴性。

---

2. 思维引导　根据该患者有上腹痛、餐后饱胀和早饱症状，呈反复作的慢性过程（罗马Ⅳ标准规定病程超过 6 个月，再发 2 个月），并有心情情绪因素，通过常规检查如内镜等，排除可解释症状的消化道及全身器质性疾病或代谢性疾病，予以奥美拉唑、多潘立酮治疗，症状可缓解或部分缓解，但停药后又可发作，初步诊断为功能性消化不良。

（四）初步诊断

分析患者病史，体征，实验室检查，影像学检查，目前初步诊断考虑：功能性消化不良。

二、治疗经过

功能性消化不良主要是对症治疗,以缓解症状、提高患者的生活质量为主要目的。遵循综合治疗和个体化治疗的原则。

1. 一般治疗　帮助患者正确认识和理解病情,建立良好的生活和饮食习惯,避免烟、酒及刺激性食物,少进食脂肪等容易延缓胃排空的食物。对症状严重,尤其是伴有严重精神症状者,除应进行心理治疗外,还根据患者不同特点予以适当的镇静及抗焦虑治疗。

2. 药物治疗　目前尚无特效药物,主要是经验性对症治疗。

(1)抑制胃酸药:对于以上腹痛、上腹灼热感为主要症状的患者,首选PPI,常用制剂为奥美拉唑、泮托拉唑、雷贝拉唑等,常规剂量口服,每日1次,一般疗程为4~6周。也可选用H_2受体拮抗剂(H_2AR),如法莫替丁等。

(2)促胃肠动力药:一般适用于以餐后饱胀、早饱为主要症状的患者。常用药物有多潘立酮每次10 mg,每日3次,餐前半小时服用,能选择性拮抗外周多巴胺D_2受体,不通过血脑屏障,因此无锥体外系不良反应,但10%~15%的患者可能引起可逆性血催乳素水平升高,出现乳房胀痛和泌乳现象。依托必利每次50 mg,每日3次,餐前半小时服用,通过拮抗多巴胺D_2受体,抑制乙胆碱酶活性,显著改善患者腹痛和腹胀症状。莫沙必利每次5 mg,每日3次,是5-羟色胺受体激动剂,能增加乙酰胆碱的释放并刺激胃肠动力。

(3)助消化药:复方消化酶可改善与进餐相关的上腹胀、食欲减退等症状,可作为治疗消化不良的辅助用药。

(4)抗抑郁药:上述治疗疗效欠佳而精神症状明显者,小剂量抗抑郁药物是有益的。常用的有三环类抑郁药如阿米替林,选择性抑制5-色胺再摄取的抗抑郁药如帕罗西汀等,宜从小剂量开始,防止药物的不良反应。

3. 精神心理治疗　除药物治疗外,行为治疗、认知疗法及心理干预可能对这类患者有益。

4. 治疗策略　在改变生活方式、调节饮食结构的基础上,进行2~4周经验性对症治疗。对上腹痛综合征,首选抑酸剂;对餐后不适综合征,首选促动力剂或合用抑酸剂;早饱为突出症状时,可选用改善胃肠道功能的药物,如匹维溴铵;对明显心理学异常、腹腔感觉过敏者,可选择小剂量三环类抗抑郁药。如经验性治疗无效,应该重新评估患者病情,了解是否有其他影响因素或者其他疾病从而调整治疗方案。

此患者给予抑酸药物、促胃肠动力药物及助消化药后症状明显缓解,并给予健康指导,好转后院外继续口服药物治疗,定期随诊。

5. 思维引导　患者因进餐无规律性而出现上腹隐痛,疼痛无明显规律性,进餐后感觉上腹饱胀,并有早饱,伴嗳气,无反酸,予以奥美拉唑、多潘立酮治疗,症状可缓解或部分缓解,但停药后又可发作,完善相关检查后排除可解释症状的消化道及全身器质性疾病或代谢性疾病,根据罗马Ⅳ标准诊断功能性消化不良,给予抑制胃酸药物、促胃肠动力药、助消化药物后症状缓解,结合患者近年来工作压力大,考虑精神因素影响,并辅助心理辅导治疗。

三、思考与讨论

腹胀(abdominal distension)是指腹部肿胀或膨胀的主观感受,也可指腹部充满或气体过多的充盈感、腹内压力或腹壁张力增加,常伴有肉眼可见的腹部膨隆或腹围增加,常见伴随症状有腹痛、腹泻、便秘、呕吐等。腹胀最常见于功能性胃肠病,也可由食物因素、严重的胃肠道疾病或全身性疾病引起。中医学中称为脘腹胀满。临床上通常将腹胀按起病缓急、病程长短分为急性腹胀和慢性腹胀。按照腹胀部位不同可分为上腹胀、下腹胀和全腹胀。

腹胀是临床常见症状。功能性消化不良是胃及十二指肠功能紊乱而导致的一组慢性、反复发作性的临床综合征,主要表现为餐后饱胀、早饱感、上腹疼痛,常伴有恶心、呕吐、食欲减退、嗳气等上消化道症状。消化道有许多器质性疾病可引起消化不良症状,如消化性溃疡、肝硬化、胃癌等,可通过询问病史、体格检查、实验室检查、影像学检查及内镜检查予以鉴别。另有许多全身性或代谢性疾病也可引起消化不良症状,如糖尿病、尿毒症、风湿免疫疾病等,患者除有消化不良症状外,还有其原发疾病的症状和体征,因此可通过询问病史、体格检查、实验室检查及有关辅助检查予以鉴别。

该病例结合患者症状及辅助检查,诊断明确,给予药物治疗后症状缓解,在治疗此类患者过程中,不要忽视精神、心理因素引起的功能性疾病,因此心理辅助治疗非常有必要。

四、练习题

1. 功能性消化不良的诊断标准是什么?
2. 功能性消化不良的治疗有哪些?

五、推荐阅读

[1]唐承薇,张澍田.内科学消化内科分册[M].北京:人民卫生出版社,2015.
[2]林三仁.消化内科学高级教程[M].北京:中华医学电子音像出版社,2018.

(李德亮　贺德志　刘冰熔)

案例 4　腹　痛

一、病历资料

(一)门诊接诊

1. 主诉　腹胀 1 d,腹痛 7 h。

2. 问诊重点　腹痛、腹胀均为消化道系统常见症状,问诊过程中应注意病程、主要症状、诱因、伴随症状、疾病演变过程、诊疗经过、治疗效果等。

3. 问诊内容

(1)诱发因素:有无外伤、剧烈运动、暴饮暴食、饮酒等诱因。

(2)主要症状:腹痛多数由腹部脏器疾病引起,但少数可由腹腔外疾病及全身疾病引起。病因复杂。

腹痛部位:如中上腹疼痛多见于胃、十二指肠、胰腺疾病、蛔虫病、阑尾炎早期、食管裂孔疝等;右上腹疼痛常见于胆囊炎、胆囊结石、肝脓肿、急性肝病、右膈下脓肿等;左上腹疼痛常见于脾梗死、左膈下脓肿、脾周围炎等;脐周疼痛常见于小肠梗阻、小肠痉挛、阑尾炎早期等;右下腹疼痛常见于阑尾炎、腹股沟疝嵌顿、克罗恩病、肠系膜淋巴结炎、肠结核、肠肿瘤、肠穿孔;左下腹疼痛常见于乙状结肠扭转、菌痢、阿米巴脓穿孔等;下腹疼痛常见于膀胱炎、盆腔炎、异位妊娠破裂、急性前列腺炎、尿潴留等;弥漫性或部位不定的疼痛常见于急性弥漫性腹膜炎、机械性肠梗阻、急性出血坏死性肠炎、腹型紫癜等。

有无牵涉痛、放射痛及转移性腹痛等,如急性阑尾炎为转移性右下腹疼痛,早期为脐周或上腹部疼痛,后期转移至右下腹;肝胆疾病常放射至右肩部;泌尿系疾病向下腹、会阴和大腿内侧放射。

腹痛的性质和程度:如胆道蛔虫为间断性钻顶样疼痛;突发中上腹剧烈刀割样疼痛、烧灼样疼痛,常见于胃、十二指肠溃疡穿孔;持续性中上腹隐痛常见于慢性胃炎、十二指肠溃疡;持续性上腹部钝痛或刀割样疼痛呈阵发性加剧多为急性胰腺炎;持续性、广泛性剧烈腹痛伴腹壁肌紧张或板状腹,提示急性弥漫性腹膜炎。

腹痛加重和缓解的因素,疼痛与体位改变、进食、排便、精神状态有着密切关系:例如十二指肠瘀滞症患者膝胸位或俯卧位可使腹痛、呕吐症状减轻;胰腺炎及胰腺癌患者前倾位或俯卧位时减轻;腹膜炎患者双腿蜷曲固定不动可使腹膜炎疼痛减轻,活动、咳嗽常使疼痛加剧;油腻食物摄入可能加重胆道疾病疼痛,胃溃疡患者进食后疼痛加重,而十二指肠溃疡进食后腹痛减轻;排便、呕吐可能使肠梗阻患者腹痛减轻;精神焦虑可加重慢性胃炎的疼痛。

(3)伴随症状　①有无发热、寒战,若有发热、寒战,常提示炎症性疾病,见于急性胆道感染、急性胆囊炎、肝脓肿、腹腔感染等。②有无黄疸,若有黄疸,常见于胆道系统疾病或急性溶血性贫血。③有无伴随呕吐、反酸、胃灼热,若有呕吐,可根据呕吐物的性质进行鉴别,如呕吐物为隔夜宿食,多见于幽门梗阻和狭窄,粪性呕吐物多为低位肠梗阻;若有反酸、胃灼热,多提示胃十二指肠溃疡或胃炎。④有无伴有排便、排气情况改变,若伴有肛门停止排便排气,多提示肠梗阻;若伴有腹泻,多见于肠道炎症、溃疡、肿瘤或消化吸收障碍等,也可见于盆腔脏器病变对直肠的刺激;出血坏死性肠炎可排出有特殊臭味的果酱样大便;过敏性紫癜排出鲜红色或暗红色大便,常合并皮肤紫癜及关节疼痛;腹痛后便血,合并房颤的老年患者,应注意缺血性肠病等。⑤有无伴有休克,若有休克,同时有贫血者可能见于腹腔脏器破裂,无贫血者见于胃肠穿孔、急性胰腺炎、心肌梗死、肠扭转、绞窄性肠梗阻等。⑥有无血尿,腹痛伴尿频、尿急、尿痛、血尿,常考虑泌尿系感染及结石等。

详细采集与腹痛相关的病史,采集相应的全身症状(如发热、体重减轻、盗汗、肌肉酸痛、关节痛)、消化系统症状(如恶心、呕吐、反酸、胃灼热、腹泻、腹胀、便血和便秘)、黄疸、排尿困难、月经改变及妊娠情况等。

(4)诊治经过:从发病开始,是否至其他医院治疗过,是否做过相关检查,检查结果如何,用药否,用何种药,效果如何。

(5)既往史:询问患者既往有无类似腹痛病史,有无高血压、糖尿病、冠心病、脑血管疾病、肺部疾病等慢性疾病,有无肝炎、结核等传染病史,有无手术及外伤史,有无食物及药物过敏史等,询问相关病史对鉴别诊断颇有帮助,比如急性心肌梗死、主动脉夹层等。

(6)个人史、家族史:询问患者职业,有无工业毒物、放射性物质接触史,有无吸烟、饮酒史。

(7)家族史:有无相关家族遗传病史。

问诊结果

患者青年男性,公交车司机,急性病程。否认高血压、糖尿病、冠心病、心脑血管疾病。吸烟8年,3～5支/d,未戒;饮酒10余年,具体不详,未戒;10年前因"胃穿孔"在当地医院行手术治疗。1 d前进食油腻食物后出现腹胀,无腹痛,未重视,未治疗。7 h前突发中上腹疼痛,性质不明,呈持续性,伴有腹胀、大汗、心慌、全身乏力症状,无头晕、头痛、寒战,无胸闷,无反酸、恶心、呕吐,无腰背部及颈肩部放射痛,休息后不缓解。今为求进一步治疗,遂前来就诊。

---

4. **思维引导**　患者进食油腻食物后出现腹胀、腹痛,以中上腹部为主,呈持续性,伴大汗、心慌、全身乏力。平时有饮酒史,目前考虑急性胃肠炎、急性胰腺炎、急性胆囊炎、胃或十二指肠穿孔、肠

梗阻、急性肠系膜动脉栓塞、腹型过敏性紫癜、急性痢疾、胆道蛔虫症、肾输尿管结石等。①急性胃肠炎,常有暴饮暴食或不洁饮食史,逐渐加重的上腹部疼痛或脐周阵发性绞痛,伴有呕吐,频繁的腹泻,伴肠鸣音亢进,粪便常规白细胞增多。②急性胰腺炎,常有胆道疾病史,暴饮暴食或饮酒史,持续性中上腹或偏左腹部疼痛,可向左侧后背部放射,伴恶心、呕吐、大汗、发热、腹胀等,血尿淀粉酶升高明显,血钙下降,可伴有血糖升高,腹部 CT 提示胰腺水肿、胰腺周围渗出坏死等。③胃或十二指肠穿孔,常有消化性溃疡病史,可合并幽门螺杆菌感染,先中上腹部疼痛,后可扩散至全腹部,剧烈刀割样疼痛,伴恶心、呕吐,全腹部压痛及反跳痛,腹肌紧张,呈板状腹,腹部立位平片提示膈下游离气体。④急性胆囊炎或急性胆管炎、胆石症,常在进食油腻食物后出现右上腹部疼痛,呈间断或持续性腹痛,可放射至右侧肩背部,可伴有发热、寒战等。胆管炎及胆管结石可伴黄疸。Murphy 征阳性,血白细胞升高;腹部彩超提示胆囊内单个或多个结石,胆囊壁毛糙,胆管炎、胆管结石可伴肝功能异常,胆红素升高,磁共振胆胰管成像(MRCP)提示胆道充盈缺损,胆总管增宽。⑤肠梗阻,常有腹部手术史或便秘史,脐周及全腹部阵发性绞痛,伴恶心、呕吐、腹胀,肛门停止排气排便,腹部立位平片可提示肠管扩张、阶梯样气液平面。⑥急性肠系膜动脉栓塞,常有动脉硬化、心脏瓣膜病及房颤病史,腹部剧烈持续性疼痛,腹痛后常出现便血,伴恶心、呕吐,早期症状重,体征轻,随着病情加重,可出现明显的压痛及腹膜刺激感,血白细胞升高明显,腹部 CTA 可见肠系膜动脉血栓形成,肠壁水肿等。

(二)体格检查

1. 重点检查内容及目的   患者腹胀、腹痛,属消化系统疾病,着重关注腹部体征,腹部体格检查对急性腹痛的定位、定性及选择下一步的检查方法起重要作用。根据病人的具体情况,也应注意心肺等重要器官的检查,如果考虑妇科疾病,应及时请妇科会诊。

(1)首先看患者的一般情况、表达能力、呼吸形式、体位、面部表情、姿势等,如持续蜷缩在病床上,不愿移动和说话,面部表情痛苦患者可能存在腹膜炎;而反复变换体位,可能存在内脏疼痛,比如肠梗阻或胃肠炎。其次关注患者的生命体征,体温、脉搏、呼吸、血压,检查患者的意识、神志、体位,皮肤和巩膜是否有黄染,结膜、口唇是否苍白等。

(2)腹部查体:一般每位患者均应按视、听、叩、触 4 个步骤进行检查。

视诊:主要内容有腹部外形、呼吸运动、腹部皮肤、腹壁静脉、胃肠型和蠕动波以及疝等。比如全腹膨隆应考虑腹水、气腹、腹腔巨大肿块等,局部膨隆应考虑脏器肿大、腹内肿瘤、胃肠胀气、疝、腹壁肿块等。腹式呼吸的消失常提示胃肠穿孔所致急性腹膜炎等。腹壁静脉曲张常提示门静脉高压。胃肠型及蠕动波常提示肠梗阻。

听诊:腹部听诊,主要注意肠鸣音有无减弱及亢进、声调有无改变,有无血管杂音、摩擦音等。急性胃肠炎、腹泻、消化道活动性出血等病人可出现肠鸣音活跃;机械性肠梗阻可出现高调的金属性音调;便秘、麻痹性肠梗阻、低钾血症及机械性肠梗阻并腹膜炎时肠鸣音消失。

叩诊:腹部叩诊,主要注意有无局部叩诊痛,肝脏浊音界有无消失,有无移动性浊音等。急性胃肠脏器穿孔肝脏浊音界可消失;大量腹水可出现移动性浊音阳性。

触诊:腹部触诊主要内容一般包括腹壁紧张度、压痛、反跳痛、腹部脏器的触诊、腹部包块的触诊、液波震颤、振水音等。腹肌张力增加但无压痛,一般常见于大量腹水、肠胀气或气腹等;腹肌紧张度合并压痛、腹肌痉挛,出现板状腹,常见于胃肠道穿孔引起的急性弥漫性腹膜炎;腹壁柔韧,呈揉面感,常见于结核性腹膜炎、癌性腹膜炎。压痛主要注重压痛的部位,有无反跳痛,反跳痛提示腹膜炎,有无触及腹部包块,肝脾是否肿大等,Murphy 征是否阳性。

全身体格检查

T 37 ℃,R 21 次/min,P 112 次/min,BP 140/80 mmHg

神志清,精神差,体型肥胖,表情痛苦,急性面容,平车推入病房。全身未触及肿大淋巴结,皮肤及巩膜无黄染,睑结膜无苍白。双肺呼吸音粗,未闻及干、湿啰音,无胸膜摩擦音,无语音传导异常,肺肝界存在。心前区无隆起,心前区无异常搏动,心尖搏动正常,心界不大,心率112 次/min,律齐,第一心音正常,无额外心音,无杂音。腹部膨隆,腹壁无静脉曲张,无胃肠蠕动波,腹部韧,中上腹压痛明显,无反跳痛及肌紧张,腹部无包块,肝、脾肋下未及,肝区无叩痛,胆囊未触及,Murphy 征阴性。双肾区无叩痛,移动性浊音阴性,肠鸣音减弱,无血管杂音。双下肢无水肿,余查体正常。

2. 思维引导 经上述检查患者心率快,体型肥胖,表情痛苦,急性面容,腹痛难忍,呈持续性,中上腹压痛为主,肠鸣音减弱,结合患者油腻食物摄入史,目前初步诊断不除外急性胰腺炎、急性肠梗阻、急性消化道穿孔、消化道肿瘤等,进一步行实验室检查(血常规、尿常规、血尿淀粉酶及脂肪酶、肿瘤标志物、心肌酶、肝功能、肾功能、电解质、糖化血红蛋白、血脂、凝血功能)及影像学检查,明确诊断。

(三)辅助检查

1. 主要内容及目的

(1)血常规、CRP、降钙素原,进一步判断感染指标。

(2)尿常规、糖化血红蛋白、血糖,进一步评估有无尿酮体,判断有无糖尿病酮症。

(3)血尿淀粉酶及脂肪酶,评估淀粉酶、脂肪酶是否升高,判断有无胰腺炎证据。

(4)心肌酶,评估有无心肌损伤,判断是否存在急性心肌梗死。

(5)肝功能、电解质、肾功能,综合判断有无胆道疾病、电解质紊乱、肾脏疾病等。

(6)肿瘤标志物,协助诊断有无肿瘤。

(7)心电图,明确是否有心肌缺血、心律失常等。

(8)腹部影像学检查,协助判断是否存在急性胰腺炎、急性胆囊炎、急性胆管炎、急性胃肠穿孔、泌尿系结石、肠梗阻、腹部肿瘤等其他造成腹痛原因。

辅助检查结果

(1)血常规:WBC 20.98×10⁹/L,中性粒细胞百分比(N%)85.4%,RBC 5.90×10¹²/L,Hb 198 g/L,PLT 283×10⁹/L;CRP 186.72 mg/L,降钙素原 2.73 ng/mL。

(2)尿常规:葡萄糖4+,酮体(+++)。

(3)凝血功能:纤维蛋白原12.72 g/L,D-二聚体1.92 mg/L。

(4)血淀粉酶及脂肪酶:淀粉酶457 U/L,脂肪酶644 U/L。

(5)糖化血红蛋白:14.5%。

(6)血脂:甘油三酯3.01 mmol/L,总胆固醇7.25 mmol/L。

(7)肝功能、肾功能、电解质均未见明显异常。

(8)肿瘤标志物:CEA、CA199、CA125、AFP 结果在正常范围。

(9)心电图:窦性心动过速,心率112 次/min。

（10）胸部平扫CT检查：右肺下叶炎性改变；全腹平扫CT检查：胰腺及胰周可见较多渗出，考虑胰腺炎可能。肝脏密度降低，脂肪肝？（图1-4、图1-5）。

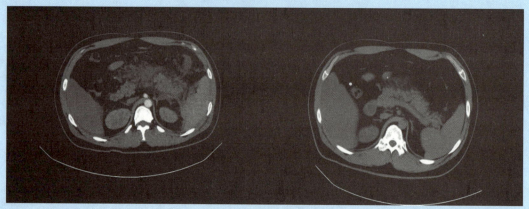

图1-4　胰腺周围渗出

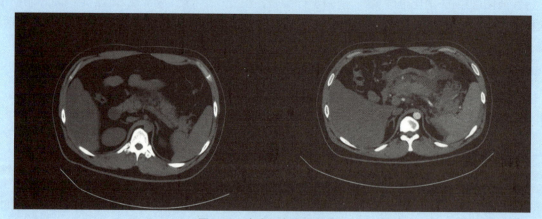

图1-5　胰腺及腹腔周围渗出

2.思维引导　根据该患者油腻食物后出现持续性中上腹疼痛，合并血淀粉酶及脂肪酶升高，腹部CT提示胰腺周围渗出，脂肪肝，且血脂、血糖升高，尿酮体阳性，目前考虑诊断：①急性胰腺炎；②糖尿病酮症；③脂肪肝。患者腹痛为持续性钝痛，部位集中于中上腹部偏左部位，行腹部CT检查未见胆囊炎、腹腔积气、胆管炎、肠胀气及肿瘤征象，不考虑胆囊炎、肠梗阻、腹部肿瘤等病变。

（四）初步诊断

分析患者病史，体征，实验室检查，影像学检查，目前初步诊断考虑：①急性胰腺炎；②高脂血症；③2型糖尿病、糖尿病酮症；④脂肪肝；⑤肺部感染；⑥胃穿孔术后。

二、治疗经过

1.初步治疗　①一级护理，心电监护，监测血糖、血压、体温，氧气吸入，禁食、水，胃肠减压，清洁灌肠。②早期液体复苏，充分补液，纠正水、电解质紊乱。③抑制胰腺外分泌和胰酶活性：奥曲肽持续泵入；奥美拉唑静脉滴注，乌司他汀静脉滴注。④抗凝：低分子量肝素皮下注射。⑤控制血糖、消酮治疗：胰岛素泵应用。⑥营养治疗：首先肠外营养，病程第3天置入空肠营养管，给予肠内营养。⑦抗生素：亚胺培南应用。⑧镇痛：山莨菪碱、哌替啶应用。

2.思维引导　患者急性胰腺炎诊断明确，心率快，体温稍升高，血压偏高，需要心电监护，氧气吸入,纠正低氧血症。患者胰腺周围渗出较多,血液浓缩,为维持有效血容量,纠正水、电解质紊乱,须早期行液体复苏,充分补液,在最初的 48 h 静脉补液量及速度为 200~250 mL/h,或使尿量维持在>0.5 mL/(kg·h),注意胶体及晶体比例,但心功能较差患者应注意补液量及出入水量;为抑制胰酶分泌,须禁食禁水,应用奥曲肽或生长抑素,质子泵抑制剂通过抑制胃酸间接抑制胰液分泌,乌司他汀抑制胰蛋白酶、磷脂酶 A 等的释放和活性;患者腹胀明显,故给予胃肠减压及清洁灌肠,减轻胃肠道压力;患者禁食、水,应先实施肠外营养,待胃肠动力恢复应尽早放置空肠营养管,实施肠内营养;患者入院后血糖、糖化血红蛋白升高明显,尿酮体阳性,须应用胰岛素控制血糖,消酮对症治疗,但因患者禁食水,须密切监测血糖,避免低血糖;因高凝状态,须抗凝治疗,避免血栓形成;患者白细胞、中性粒细胞、CRP、降钙素原等炎性指标升高明显,给予强效抗生素应用。

治疗效果

(1)症状:住院治疗 10 d 后患者腹痛症状明显减轻,已自行排气排便。

(2)查体:T 36.5 ℃,R 18 次/min,P 75 次/min,BP 128/75 mmHg 神志清,精神可,双肺未闻及干、湿啰音,心率 75 次/min,律齐,腹软,腹部无明显压痛、反跳痛及肌紧张,肠鸣音正常。

(3)辅助检查:血常规,WBC 9×10^9/L,N% 75%,CRP 50.52 mg/L,降钙素原 0.35 ng/mL;尿常规,酮体。

(4)凝血功能:纤维蛋白原 3.2 g/L,D-二聚体 0.85 mg/L。

(5)胰腺炎组合:淀粉酶 52 U/L,脂肪酶 130 U/L。

(6)甘油三酯、总胆固醇:均在正常范围内。

(7)全腹增强 CT 检查:胰腺及胰周渗出较前减少。

三、思考与讨论

腹痛是临床常见症状,多由腹部疾病所致,也可因腹部以外疾病或全身性疾病引起。临床上可按起病缓急分为急性腹痛和慢性腹痛。急性腹痛起病急,病情重,变化快。慢性腹痛起病慢,可反复发作。

急性腹痛有很多原因,临床表现错综复杂,要作出正确诊断常有一定的难度,误诊漏诊时有发生。只有经过仔细采集病史、查体、合适的实验室和影像学检查,才能更好地鉴别诊断。作出准确的诊断,才能判断哪些情况需要手术,哪些不需要手术。

该病例患者油腻食物后出现持续性中上腹疼痛,合并淀粉酶、脂肪酶升高,腹部 CT 提示胰腺周围渗出,考虑胰腺炎。在中国,胰腺炎的主要原因为胆源性胰腺炎,因此胰腺炎患者需要完善相关检查排查有无胆道梗阻等。此外近些年来自身免疫性胰腺炎发生率升高,应警惕 IgG4 相关性胰腺炎。

四、练习题

哪些急腹症须紧急外科手术治疗?

五、推荐阅读

[1]唐承薇,张澍田.内科学消化内科分册[M].北京:人民卫生出版社,2015.

[2]林三仁.消化内科学高级教程[M].北京:中华医学电子音像出版社,2018.

(张腊梅　赵　晔　刘冰熔)

案例5 腹 泻

一、病历资料

（一）门诊接诊

1. 主诉 反复腹泻1年余,加重半月。

2. 问诊重点 腹泻为消化系统常见症状,问诊时应注意询问起病和病程、腹泻频次、粪便的量和性状、加重及缓解的因素、伴随症状、疾病演变过程、诊治经过及治疗效果等。

3. 问诊内容

（1）起病和病程:急性腹泻起病急骤,病程短,常见于感染性疾病、食物过敏或中毒、药物不良反应等。慢性腹泻起病缓慢,病程较长,需要考虑消化道非感染性疾病、消化道肿瘤及全身疾病等,鉴别诊断相对复杂。

（2）腹泻频次、粪便量与性状:有助于判断腹泻的类型和病变部位,按发生机制可分为以下4类。①渗透性腹泻是由于肠腔内存在大量高渗食物或药物引起,禁食48 h后腹泻可显著减轻或停止。②分泌性腹泻是由于肠黏膜受到刺激而导致水、电解质分泌过多或吸收障碍引起,每日大便量可超过1 L(甚至多达10 L以上),水样便,无脓血,禁食48 h后腹泻仍持续存在。③渗出性腹泻是由于感染或自身免疫等因素使肠黏膜完整性受破坏而大量渗出所致,粪便中可见渗出液和血,左半结肠病变可见肉眼脓血。④胃肠动力性腹泻,粪便不带渗出物,常伴肠鸣音亢进。

（3）加重及缓解的因素:可了解与进食食物、药物及禁食等的关系。

（4）伴随症状:伴随症状有助于了解腹泻的病因,病理生理变化,从而作出初步诊断。急性起病伴发热、腹痛、呕吐等多考虑感染性腹泻;慢性病程伴腹痛可见于肠易激综合征;黏液脓血便伴腹痛可见于炎症性肠病;慢性腹泻伴便血、消瘦可见于结肠肿瘤。

（5）诊治经过:是否行胃肠道相关检查,是否用药,药物种类、剂量、疗效等。

（6）既往史、个人史、家族史:全身疾病如甲状腺功能亢进、糖尿病、结缔组织病、免疫缺陷疾病等;有无炎症性肠病、肿瘤、腹部手术、肿瘤放化疗病史;有无长期抗生素、免疫抑制剂、特殊药物等服用史;有无国外或疫区旅居史等;有无消化道肿瘤等家族史等。

> **问诊结果**
>
> 患者中年女性,慢性病程。1年余前无明显诱因出现腹泻、大便3~4次/d,粪质稀薄,伴腹胀、乏力,无便血、腹痛等,自行间断口服止泻药物(具体不详),效果欠佳。1个月前进食点心后腹泻加重,大便7~8次/d,粪质稀薄,伴腥臭味,余症状大致同前,无发热、腹痛、恶心、呕吐、便血等。今为求进一步诊治,以"慢性腹泻"收治入院。自发病来,神志精神可,睡眠、饮食正常,大便如上述,小便正常,体重近1年下降约7.5 kg。
>
> 既往体健,否认疫区接触史、长期抗生素服用史等,余个人史、家族史等无特殊。

4. 思维引导 根据患者病史和病程,考虑慢性腹泻。慢性腹泻病因较多,具体如下。①全身性疾病:常见糖尿病、甲亢、嗜铬细胞瘤、肾上腺皮质功能减退、尿毒症、结缔组织病等,可进行相关疾病询问和初步筛查。②消化系统疾病:可见于感染性疾病,如慢性痢疾、肠结核、小肠细菌过生长等;炎症性肠病;嗜酸粒细胞性胃肠炎、放射性肠炎、缺血性肠病等;肠运动紊乱,如肠易激综合征等;吸收不良综合征,如乳糜泻、Whipple 病等;胃癌、胃切除术后;慢性肝炎、慢性胰腺炎、胃泌素瘤等。③滥用抗生素、长期服用某些药物等。原则上应首先考虑器质性疾病,尤其注意有无肿瘤报警症状,在除外器质性疾病后可考虑功能性疾病。

(二)体格检查

1. 重点检查内容及目的　腹泻易造成体液流失,出现脱水,甚至休克的表现。全身体格检查应注意有无发热,及脱水表现,如神志差、精神萎靡,心率增快、脉搏细速、血压下降、眼球凹陷、口唇黏膜干燥、四肢变冷、皮肤弹性差等。此外还须常规行甲状腺、心肺、四肢关节、全身浅表淋巴结等查体排查相关疾病。

腹部应按照视、听、叩、触的顺序进行详细的体格检查,注意腹部平坦/凹陷/膨隆,是否存在肌紧张、压痛、反跳痛,有无腹部包块,肝、脾肋缘下是否触及,肠鸣音是否活跃,有无移动性浊音等。如出现腹肌紧张、压痛、反跳痛时需警惕急腹症。对于老年腹泻,尤其伴便血的患者,应常规行直肠指诊以排查直肠肿瘤。

体格检查结果

T 36.5 ℃,R 18 次/min,P 95 次/min,BP 103/75 mmHg

神志清,精神可;口唇黏膜干燥,皮肤弹性可,全身浅表淋巴结未触及,甲状腺无肿大、压痛及震颤;双肺呼吸音清,无明显干、湿啰音,无胸膜摩擦音;剑突下见心脏搏动,心界不大,心率95 次/min,律齐,未闻及心脏杂音及额外心音;腹平坦,无胃肠型、蠕动波,肠鸣音 7~8 次/min,移动性浊音阴性;腹软、无压痛、反跳痛,肝、脾肋缘下未触及,Murphy 征阴性,双下肢轻度凹陷性水肿。余查体未见明显异常。

---

2. 思维引导　经上述检查患者暂无明显脱水表现。腹部查体肠鸣音活跃,可能与肠道蠕动增加有关,余腹部未见明显异常。须进一步行实验室、影像学、内镜等检查明确诊断。

(三)辅助检查

1. 主要内容及目的

(1)血常规、ESR、CRP、PCT:明确有无感染因素。

(2)肝功能、肾功能、电解质、葡萄糖:明确有无低蛋白血症、电解质紊乱、血糖异常等。

(3)粪便常规+潜血、粪便细菌培养:明确肠道细菌感染。

(4)肿瘤标志物:协助判断有无消化道肿瘤。

(5)甲状腺功能、食物过敏/不耐受、乳糜泻相关抗体、氢呼气试验:明确有无甲亢、食物过敏/不耐受、乳糜泻、小肠细菌过生长等因素。

(6)心电图:明确有无心肌缺血、心律失常等。

(7)腹部 CT:明确有无腹部器质性疾病及部位。

(8)胃镜、结肠镜:明确有无胃肠道器质性疾病及部位。

辅助检查结果

(1)血常规:WBC $8.2×10^9$/L,N% 65%,RBC $3.5×10^{12}$/L,Hb 103 g/L,PLT $281×10^9$/L;CRP 3.2 mg/L,ESR 5.0 mm/h,PCT<0.05 ng/mL。

（2）肝功能、肾功能、电解质、葡萄糖：尿白蛋白（ALB）31.5 g/L，K$^+$ 3.2 mmol/L，Na$^+$ 131 mmol/L，余肝功能、肾功能、电解质正常。

（3）粪便常规+潜血、粪便细菌培养无明显异常。

（4）乳糜泻相关抗体：抗麦胶蛋白抗体（AGA）IgA 和 IgG 均>100 U/mL、脱醇溶蛋白肽（DGP）IgA 和 IgG 均>20 Unit、组织型转谷氨酰胺酶（tTG）IgA 和 IgG 正常范围；食物过敏/不耐受，小麦 211.89 U/mL；甲状腺功能、氢呼气试验无明显异常。

（5）心电图：正常心电图。

（6）腹部 CT：未见明显异常。

（7）胃镜：镜检所示十二指肠球部、降段、水平段黏膜表面呈皲裂样改变（图1-6）。病理（十二指肠降段）示黏膜慢性炎伴局灶糜烂、绒毛扁平、消失，小灶隐窝肥大，固有层大量淋巴细胞、浆细胞、少量嗜酸粒细胞浸润，考虑"乳糜泻"。内镜提示食管正常、胆汁反流性胃炎、小肠绒毛萎缩，考虑为乳糜泻。

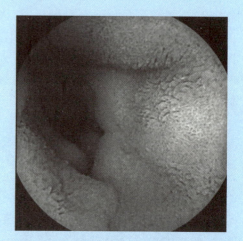

图1-6　皲裂状黏膜（十二指肠降段）

（8）结肠镜：结直肠黏膜无明显异常。

根据上述结果进一步补充以下检查：

（9）贫血查因：叶酸 1.67 ng/mL、血清铁 4.5 μmol/L、铁蛋白 14.1 ng/mL、总铁结合力 86.5 μmol/L，维生素 B$_{12}$、网织红细胞计数及百分比均正常。

（10）免疫球蛋白测定：IgE 187 IU/mL，余 IgA/IgG/IgM 均正常。

（11）胶囊内镜：小肠多发糜烂，绒毛结构萎缩，诊断为乳糜泻。

（12）骨质疏松测定：维生素 D 正常范围，腰椎骨密度 136.5 mg/cm^3，诊断骨密度正常。

2. 思维引导　该患者为中年女性，慢性病程，主因腹泻就诊，伴腹胀、乏力、体重减轻等临床表现，化验提示乳糜泻特征性血清标志物阳性，胶囊内镜观察到小肠绒毛萎缩，十二指肠降段活检病理可见小肠绒毛萎缩、隐窝增生、上皮内淋巴浆细胞浸润的特征性表现，综上，考虑"乳糜泻"诊断明确。患者同时合并轻度贫血，考虑存在缺铁性贫血。乳糜泻因维生素 D 缺乏常出现骨质疏松，但该患者无明显骨质疏松。

（四）初步诊断

根据上述病史、体格检查、辅助检查结果，考虑目前诊断为：①乳糜泻；②缺铁性贫血。

二、治疗经过

1. 加强饮食宣教，终身无麸质饮食　予患者了解乳糜泻相关知识，嘱患者注意饮食成分，改变饮食习惯，注意饮食成分，遵从以下饮食原则：①认真阅读食品、调味品、添加剂的成分说明；②终身避免食用含有小麦、大麦、裸麦、"面筋"等含麸质的食物；③主食可以薯类、大豆、谷类等食物替代；④燕麦的食用安全存在争议，一般认为，症状轻微患者可少量尝试燕麦，严重者则应避免食用。

2. 支持治疗　加强营养支持、维持水电解质平衡。

3.纠正贫血 ①叶酸片 5 mg/次,每天 3 次,口服;②多糖铁复合物胶囊,每次 1 粒,每天 1 次口服。

4.思维引导 乳糜泻是终身性的,最基本和有效的治疗是无麸质饮食。治疗的一般原则为:①加强宣教使患者了解疾病相关知识;②终身无麸质的食物;③改善营养缺乏现象;④长期随访治疗。

(1)饮食:原则详见上述。

(2)营养支持:铁的吸收部位在十二指肠和空肠上段,维生素 B_{12} 的吸收主要在回肠末端,乳糜泻患者因小肠吸收障碍常出现铁、叶酸、钙、维生素 D、维生素 B_{12} 和微量元素的缺乏,应及时补充。无麸质饮食可引起便秘,因此饮食中应添加米糠和卵叶车前果壳。

(3)密切随访,治疗并发症:乳糜泻最主要的并发症是吸收不良(包括骨质疏松)和一些相关的恶性肿瘤。①骨质疏松,乳糜泻患者常发生骨质减少和骨质疏松,主要是由于维生素 D 缺乏导致的继发性甲状旁腺功能亢进症,从而导致骨质丢失。严重患者可出现骨痛、自发性骨折和骨骼变形等,但大多数患者无明显症状或仅有血清碱性磷酸酶升高和低钙血症。可采用双能 X 线吸收仪(DEXA)评估乳糜泻患者的骨质丢失情况,1 年后复查骨矿物质密度的改变,对症治疗骨质疏松和骨质减少症。②淋巴瘤和其他恶性肿瘤,乳糜泻发生淋巴瘤和其他恶性肿瘤的风险较高,有证据显示不含麸质饮食可以降低恶性肿瘤发生的危险性。乳糜泻患者最常见的恶性肿瘤是非霍奇金淋巴瘤,大多为 T 细胞来源。其他肿瘤还有口咽部和食管的鳞状细胞癌和小肠腺癌。③难治性乳糜泻(refractory celiac disease)是指在至少 6～12 个月,反复发作或持续存在吸收不良症状,坚持无蛋白饮食情况下仍然出现绒毛萎缩,且除外其他引起乳糜泻治疗无效的诱因及恶性疾病。

治疗效果

(1)症状:1 周后大便次数 1～3 次/d,腹胀、乏力明显缓解。

(2)查体:神志清,精神可,腹部查体无异常。

(3)辅助检查:Hb 121 g/L,K^+ 4.01 mmol/L,Na^+ 140 mmol/L,ALB 35.5 mmol/L。

三、思考与讨论 »»

腹泻(diarrhea)是指排便次数增多(>3 次/d),粪质稀薄,含水量增加(>85%),大便可伴有黏液、脓血或未消化的食物。推荐使用布里斯托粪便性状分型评分第 5 型及以上作为腹泻标准。腹泻按病程分为急性和慢性腹泻,急性腹泻病程多为 2～3 周,极少超过 6～8 周;慢性腹泻病程至少在 4 周以上,常超过 6～8 周。

乳糜泻,又称麦胶性肠病,是患者对麦胶成分不耐受引起的慢性小肠吸收不良。患者以慢性腹泻就诊,伴腹胀、乏力、体重减轻等临床表现,化验提示乳糜泻特异性血清标志物阳性,胶囊内镜观察到小肠绒毛萎缩,十二指肠降段活检病理可见乳糜泻特征性表现,考虑"乳糜泻"诊断明确。通过内镜获得小肠黏膜活检标本,进行病理检查是诊断乳糜泻的金标准,应注意于十二指肠降段、水平段多处活检。乳糜泻的小肠活检病理特征表现为:①绒毛部分或完全萎缩;②隐窝增生;③上皮内淋巴细胞或浆细胞浸润。按 Marsh 分类小肠损害分四期。0 期:病变侵及黏膜层;1 期:上皮内淋巴细胞数目增加,固有层出现淋巴细胞;2 期:隐窝增生伴绒毛萎缩;3 期:全部绒毛萎缩。患者经去麸质饮食治疗几周后,小肠黏膜病变开始改善,特征性损害完全缓解并恢复正常结构可能需要 1 年或更久。单纯绒毛萎缩也可见于一些其他胃肠道疾病,但乳糜泻特异性抗体很少见于这些疾病。值得注意的是,小肠活检也存在局限性,如定位不准、标本不完整或取材不当,可能导致过度或过低诊断乳糜泻,色素内镜和放大内镜或可提高活检的准确性。当患者以慢性腹泻就诊,且表现为与特定饮食有关时,应考虑乳糜泻的可能。治疗上,应嘱患者严格无麸质饮食,此外还应注意营养支持和并发症的防治。对于极度衰弱,对忌麦胶饮食反应不好或不能耐受无麦胶饮食的患者,可用肾上腺皮质激素,泼尼松或甲泼尼龙 30~40 mg/d,晨 1 次口服,症状改善后逐渐减量维持,用药期间注意监测激素副作用。

▌四、练习题 ▶▶▶

1. 腹泻按发生机制可分为哪几类,各类有何特点?
2. 如何诊断乳糜泻?

▌五、推荐阅读 ▶▶▶

[1]唐承薇,张澍田.内科学消化内科分册[M].北京:人民卫生出版社,2015.
[2]中华医学会.慢性腹泻基层诊疗指南(2019 年)[J].中华全科医师杂志,2019,19(11):973－982.

(濮　田　赵　晔　刘冰熔)

案例6　便　秘

▌一、病历资料 ▶▶▶

(一)门诊接诊

1. **主诉**　便秘 1 年余,腹痛、腹胀 2 d。
2. **问诊重点**　便秘、腹痛、腹胀均为消化系统常见症状,患者慢性病程,问诊时应注意发病期间主要症状及伴随症状特点、疾病演变过程、诊治经过、治疗效果等。
3. **问诊内容**

(1)诱发因素:患者病程长,应注意有无饮食、胃肠道手术等诱因,特别注意有无缓解和加重因素。

(2)主要症状:便秘是指排便次数减少、粪便干硬和排便困难。排便次数减少指每周排便少于3 次,排便困难包括排便费力、排出困难、排便不尽感、排便费时,甚至需要手法辅助排便。便秘是临床常见症状,多长期持续存在,影响生活质量,如病程超过 12 周即为慢性便秘。急性便秘者多有腹痛、腹胀,甚至恶心、呕吐,多见于各种原因引起的肠梗阻;慢性便秘者多无特殊表现,部分患者诉口苦、食欲减退、腹胀、下腹不适或有头晕、头痛、疲乏等神经紊乱症状,但一般不重。严重者排出粪便坚硬如羊粪,排便时可有左腹部或下腹痉挛性疼痛及下坠感,可在左下腹触及痉挛的乙状结肠。长期便秘者可因痔疮加重及肛裂而有大便带血或便血,可伴有肛门疼痛、肿胀,患者亦可因此而紧张、焦虑。慢性习惯性便秘多发生于中老年人,尤其是经产妇女,可能与肠肌、腹肌及盆底肌的张力降低有关。腹痛、腹胀常见于胃肠、肝胆疾病,泌尿系结石或输尿管痉挛时亦可出现腹痛、腹胀症状,腹腔疾病累及腹膜,引起腹水时可有腹痛、腹胀症状。

(3)伴随症状:注意询问有无恶心、呕吐。伴有腹痛、腹胀时应注意腹痛、腹胀的部位、范围、严重程度。若有呕吐、腹痛、腹胀,且停止肛门排气可能为各种原因引起的肠梗阻。注意有无腹部包块,若有应注意结肠肿瘤、肠结核及克罗恩病,但须注意勿将左下腹痉挛的乙状结肠或粪块误认为肿块。有无便秘与腹泻交替发生的症状,若有应注意肠结核、溃疡性结肠炎、肠易激综合征。如便秘症状随生活环境改变、精神紧张出现,多为功能性便秘。

（4）诊治经过:是否就诊过,是否进行过相关检查,检查结果如何,考虑什么疾病,是否用药,用何种药、具体剂量,疗效如何,以利于推理诊断,并指导药物选择。

（5）既往史:一个症状可由多种疾病导致,或是多种疾病逐步进展的结果,老年人大多有多种基础疾病,询问相关病史对于便秘、腹痛的诊断颇有帮助,如糖尿病、甲状腺功能减退、风湿免疫性疾病、帕金森病等,这些疾病可引起便秘,是否长期服用吗啡类、精神类、钙通道拮抗剂、抗胆碱能药等,该类药物可引起肠应激下降导致便秘,长期服用刺激性泻药(如酚酞片、大黄、番泻叶)可引起继发性便秘。还应注意询问既往有无克罗恩病、肠结核、溃疡性结肠炎、肠道肿瘤病史及有无肛裂、痔疮等。女性患者要注意询问有无子宫肌瘤、巨大卵巢囊肿等手术史。

（6）个人史:有无生活或工作环境的改变,是否长期处于高压力、焦虑或压抑状态,有无食量过少、食物精细、热量过高、蔬菜水果少、饮水少,有无运动少,久坐,卧床,排便时看书、看手机等不良习惯,或因工作等原因忍着不去排便。

（7）家族史:有无消化道肿瘤等遗传倾向疾病。

问诊结果

患者72岁女性,1年前无明显诱因出现便秘症状,大便1次/3～4 d,大便干,以头端干硬为主,大便无脓血,偶伴腹胀,无其他不适,间断服用通便药物治疗,如香丹清、芦荟胶囊或番泻叶等,便秘症状改善,但停药后仍复发,或者服药初期便秘改善,后药物效果逐渐变差,曾多次于当地诊所行灌肠治疗,症状可改善。2 d前开始出现腹痛症状,主要表现为脐周弥漫性疼痛,疼痛持续未缓解,4 d未排大便,排气正常,伴腹胀,下腹为主,无恶心、呕吐,体温正常,无胸痛、胸闷。发病以来,精神可,食欲可,食量减少,睡眠正常,小便正常,体重无明显变化。既往高血压病史30余年,血压最高达180/80 mmHg,平素规律口服"氨氯地平片5 mg qd",血压控制可;冠心病10余年,7年前行冠脉支架置入术,平素规律口服"拜阿司匹林肠溶片100 mg qd,美托洛尔缓释片23.75 mg qd,瑞舒伐他汀钙片10 mg qd";5年前于我院因胆囊结石行胆囊切除术,无其他疾病史。已退休多年,家庭和睦,饮食精细,量少,进食蔬菜水果少,饮水少,活动少。

4. 思维引导　患者无明显诱因出现便秘,偶伴腹胀,首先应考虑是功能性便秘或是器质性便秘,功能性便秘常与饮食习惯、生活或工作环境、精神因素、肠功能紊乱、腹肌及盆腔肌张力差、滥用泻药等因素有关。器质性便秘包括以下几点:①直肠与肛门病变引起肛门括约肌痉挛,如痔疮、肛裂、肛周脓肿等;②局部导致排便无力,如大量腹水、膈肌麻痹、系统性硬化症;③结肠完全或不全梗阻,如结肠良恶性肿瘤、克罗恩病等;④腹腔或盆腔肿瘤的压迫;⑤全身性疾病,如糖尿病、甲状腺功能减退症、帕金森病等;⑥药物不良反应,如长期服用吗啡类药物、抗胆碱能药物、抗抑郁药物等。患者无便血、黏液脓血便、发热、体重减轻等报警症状,病史长,有不良饮食和生活习惯,首先考虑功能性便秘可能性大。老年患者,近期症状加重,突发脐周弥漫性持续疼痛,伴腹胀,4 d未排大便,不排除并发肠梗阻,需要与消化道肿瘤等器质性疾病进行鉴别诊断。体格检查时应特别注意是否有胃肠型及蠕动波,有无腹部压痛、反跳痛、腹部包块,有无肠鸣音亢进,有无痔疮、肛裂等。

(二)体格检查

1. 重点检查内容及目的 患者功能性便秘可能性大,近期症状加重,伴有腹痛、腹胀,应注意排除引起肠梗阻的器质性病变,应注意腹部和肛门直肠的查体。首先必须检查患者的体温、呼吸、脉搏、血压等生命体征,注意患者的神志、体位、表情,有无黄疸或贫血等。重点注意腹部体征,患者腹型,有无胃肠型及蠕动波,腹部有无压痛、反跳痛、腹肌紧张,是否可触及腹部包块,如可触及腹部包块,应注意包块的部位、大小、形态、质地、压痛、波动、移动度,听诊肠鸣音是否正常,有无减弱或亢进。还应注意肛门直肠的检查,肛门是否有瘢痕或红肿,有无肛裂、肛瘘、痔块脱出;肛门直肠指诊,有无肛门、直肠触痛,是否可触及包块或波动,肛门括约肌紧张度是否正常,指套有无染血或带有黏液、脓液。

体格检查结果

T 36.5 ℃,R 18 次/min,P 68 次/min,BP 150/70 mmHg

发育正常,营养良好,神志清,精神可,自主体位,无贫血貌,全身皮肤及黏膜无黄染,无蜘蛛痣、肝掌表现;心、肺听诊无明显异常;腹部稍饱满,形态对称,未见胃肠型及蠕动波,腹部无局部隆起或凹陷。腹壁触诊软,左腹部及脐周轻度压痛,无反跳痛及腹肌紧张,左下腹可触及条索状包块,质地稍硬,无压痛、波动,活动度差,肝、脾未触及,墨菲征阴性。腹部叩诊鼓音稍增强,肝区、肾区无叩击痛,无移动性浊音。听诊肠鸣音 3 次/min。肛门无红肿、肛裂及痔块脱出,肛周无红肿、肛瘘,肛门直肠指诊肛门、直肠触痛,未触及包块或波动,肛门括约肌张力稍减弱,指套无染血或带有黏液、脓液。

---

2. 思维引导 经上述检查患者有左腹部及脐周轻度压痛,左下腹可触及条索状包块,质地稍硬,无压痛、波动,活动度差,患者 4 d 未排大便,考虑大便干结滞留于直肠、乙状结肠引起腹痛、腹胀,左下腹触及的条索状包块可能为充满大便的肠管,直肠、肛门检查肛门括约肌张力稍减弱,无其他异常。考虑该患者功能性便秘的可能性大,须进一步完善实验室检查(血常规、肝功能、肾功能、肿瘤标记物检验等)、影像学检查及胃肠镜检查,明确诊断。

(三)辅助检查

1. 主要内容及目的

(1)血常规、C 反应蛋白:排除炎症性疾病。

(2)凝血功能:患者既往有高血压、冠心病多年,了解是否存在高凝状态,评估缺血性肠病的风险。

(3)肝功能、肾功能、电解质:是否有肝肾功能的损害、内环境紊乱失衡。

(4)传染病四项:电子结肠镜检查前需明确有无传染性疾病。

(5)肿瘤标志物:了解有无提示消化系统肿瘤的标志物增高。

(6)心电图:明确是否有心肌缺血、心律失常等。

(7)腹部 CT:了解有无肠梗阻、肠壁增厚、腹水及腹腔占位性病变等。

(8)电子结肠镜检查:排除结肠器质性病变。

辅助检查结果

(1)血常规:淋巴细胞百分比(L%)42.3%,平均血红蛋白浓度 319 g/L,余指标正常;CRP 正常。

(2)凝血四项+D-二聚体:正常。

(3)肝功能、肾功能、电解质:正常。

(4)传染病四项:全阴性。

(5)肿瘤标志物(CEA、CA199、CA125、AFP):正常。

(6)心电图:基本正常。

(7)全腹部 CT 平扫:腹腔肠管积气稍增多,腹主动脉多发钙化,余未见明显异常。

(8)电子结肠镜检查(排除肠梗阻后):结肠黑变病、结肠多发憩室、结肠息肉(行内镜下摘除)。

2. 思维引导 患者血常规、肝功能、肾功能、肿瘤标志物等检验结果均未见明显异常,结合腹部 CT 及电子结肠镜检查结果分析,此患者可排除其他器质性病变,可初步作出功能型便秘的诊断。患者近 2 d 出现脐周弥漫性持续疼痛,4 d 未排大便,但无停止排气,无恶心、呕吐症状,腹部 CT 提示肠管积气稍增多,考虑大便滞留于直肠导致肠积气、痉挛引起。

(四)初步诊断

分析上述病史、查体、检验结果、检查结果,支持以下诊断:①功能性便秘;②结肠黑变病;③结肠息肉(已摘除);④结肠憩室;⑤冠心病,冠脉支架置入术后;⑥高血压病 3 级,很高危;⑦胆囊切除术后。

二、治疗经过

1. 初步治疗

(1)病人教育:增加膳食纤维(如麦麸、蔬菜、水果等)和多饮水,养成定时排便的习惯,老年人肛门括约肌张力减弱,活动量少,可经常做提肛运动,活动不便的患者可适当顺时针揉肚子,避免滥用泻药。告知患者为功能性便秘,无恶性肿瘤及其他严重疾病,只要配合治疗病情可得到改善,使患者树立治疗信心,增强病人治疗依从性。

(2)药物治疗:①清洁灌肠,0.9% 氯化钠注射液 250 mL+开塞露 100 mL,灌肠。②泻药,聚乙二醇电解质散,1 次 2 包(2A+2B),每日 2 次;利那洛肽胶囊 290 μg,每日晨起 1 次,口服。③促动力药,莫沙必利分散片,1 次 5 mg,每日 3 次,三餐前 30 min 口服。④调节肠道菌群,复方嗜酸乳杆菌片,1 次 1.0 g,每日 3 次,口服。

2. 思维引导 患者诊断为功能性便秘,近期症状急性加重,考虑与大便长时间淤积在直肠有关,首先给予清洁灌肠,以缓解患者腹痛、腹胀症状。患者高龄,活动少,饮食精细、单一,肛门松弛,治疗需要得到患者配合,因此对患者的教育尤其重要。电子结肠镜检查结果提示结肠黑变病,与患者长期服用含有蒽醌类泻药有关,嘱患者避免滥用泻药,尤其是刺激性泻药。功能性便秘的药物治疗以对症治疗为主,泻药以膨胀性泻药为宜,如聚乙二醇电解质散等;促动力药可促进胃肠平滑肌蠕动,对慢传输型便秘有效,可长期间歇使用;调节肠道菌群药物,微生态制剂可防止有害菌的定植和入侵,补充有效菌群发酵糖产生大量有机酸,使肠腔内的 pH 下降,调节肠道正常蠕动,改变肠道微生态,对缓解便秘和腹胀有一定作用。对部分有直肠、肛门盆底肌功能紊乱的便秘,生物反馈疗法有一定效果。

治疗效果

(1)症状:给予生理盐水+开塞露清洁灌肠治疗后,患者腹痛、腹胀症状明显改善,联合泻药、促动力药和益生菌治疗后,患者腹痛、腹胀完全缓解,饮食正常,大便每 1~2 d 1 次,无干结,排便顺利。

（2）查体：腹部平坦、柔软，左下腹条索状包块消失，无压痛、反跳痛，墨菲征阴性。腹部叩诊呈鼓音，肝区、肾区无叩击痛，无移动性浊音，听诊肠鸣音5次/min。肛门、直肠检查，肛门括约肌张力稍减弱，余未见异常。

治疗4d后患者出院。

三、思考与讨论

患者主要临床表现为慢性便秘和急性腹痛，便秘分为器质性便秘和功能性便秘，此患者无便血、黏液脓血便、体重减轻、发热、贫血等报警症状。患者高龄，活动少，饮食精细、单一、量少，查体左下腹可触及条索状包块，肛门括约肌张力减弱，结合入院后化验检查未见异常，腹部CT检查未见肠梗阻及腹腔包块，肠管积气增多，结肠镜检查未见引起便秘的器质性病变，综上所述可排除器质性便秘，得出诊断为功能性便秘。功能性便秘主要病因有以下几点：①进食量少或食物缺乏纤维素；②工作紧张、生活节奏快，居住环境变化的精神因素打乱了排便习惯；③结肠运动功能紊乱。其中精神、心理因素在功能性便秘发病中占有很重要的作用，现代生活节奏加快，人们工作压力增大，常见出现焦虑或者抑郁状态，从而加重便秘的症状。一般情况下，可通过健康教育的方式建议其养成良好的生活习惯，如规律排便、多饮水、多进行体能运动、做提肛运动，饮食中可增加纤维素类制剂，通过增加粪便的含水率及体积，从而达到促进排便的效果。药物治疗方面以对症治疗为主，可通过口服渗透性泻剂或膨胀性泻剂，如乳果糖、聚乙二醇电解质散等，避免长期服用刺激性泻剂，如酚酞、芦荟、番泻叶（其可以造成结肠上皮细胞凋亡和巨噬细胞内色素沉着，结肠黏膜布满棕褐色斑点，称为结肠黑变病，可导致继发性便秘）；其他常用的药物还有促动力剂，如莫沙必利分散片等，益生菌，如双歧杆菌四联活菌片、复方嗜酸乳杆菌片等。对部分有直肠、肛门盆底肌功能紊乱的便秘，生物反馈疗法有一定效果。

四、练习题

1.便秘分为哪几种类型？
2.便秘应与哪些疾病作出鉴别诊断？
3.功能性便秘的治疗方法有哪些？

五、推荐阅读

[1]万学红,卢雪峰.诊断学[M].9版.北京：人民卫生出版社,2018.
[2]唐承薇,张澍田.内科学消化内科分册[M].北京：人民卫生出版社,2015.
[3]中华医学会.慢性便秘基层诊疗指南[J].中华全科医师杂志,2020,19(12)：1100-1107.

（杨文义　刘冰熔）

案例7 黄 疸

一、病历资料

(一)门诊接诊

1. **主诉** 间断腹胀10 d,皮肤黄染8 d。

2. **问诊重点** 腹胀、黄疸均为消化系统常见症状,患者急性起病,病史十余天,问诊时应注意病程中主要症状及伴随症状特点、疾病演变过程、诊治经过、治疗效果等。

3. **问诊内容**

(1)诱发因素及起病情况:急性或缓慢起病,有否群集发病,有否外出旅游史、服用某些药物史,有否输血史,有否中毒史,有否长期酗酒或肝病史,有否家族遗传病史。

(2)主要症状:是否有黄疸,真性黄疸还是假性黄疸,特别应与皮肤苍黄、球结膜下脂肪及高胡萝卜素血症相鉴别。详细询问患者尿色的变化(溶血性黄疸时尿色呈酱油或茶色,肝细胞性黄疸尿色呈黄色,阻塞性黄疸尿色呈深黄色)及便色的变化。患者入院前10 d餐后出现间断性腹胀,可自行缓解,未治疗。入院前8 d出现全身皮肤黄染、小便黄,肝功能示总胆红素1048 μmol/L,直接胆红素566.1 μmol/L,间接胆红素482.3 μmol/L,谷丙转氨酶364 U/L,谷草转氨酶94 U/L,为显性临床黄疸。大便正常,无白陶土大便。

(3)伴随症状:①伴发热者,须追问黄疸与发热之关系。病毒性肝炎在黄疸出现前常有低热,少数为高热,肝胆化脓性感染多与发热、寒战同时出现黄疸,癌性黄疸病人常有晚期发热。②伴贫血者,溶血性黄疸常伴有严重贫血;癌症所致黄疸常伴有贫血、恶病质等。③伴腹痛者,持续性隐痛或胀痛见于病毒性肝炎、肝癌等;阵发性绞痛见于胆道结石、胆道蛔虫症;无痛性进行性黄疸见于胰头癌、胆总管癌、壶腹周围癌。④伴皮肤瘙痒者,阻塞性黄疸因胆盐和胆汁成分反流入体循环,刺激皮肤周围神经末梢,故常有皮肤瘙痒,肝细胞性黄疸也可有轻度瘙痒,溶血性黄疸无此症状。⑤尿、粪颜色变化者,阻塞性黄疸时尿如浓茶,粪色浅灰或陶土色,溶血性黄疸急性发作时,尿可呈酱油色。⑥伴脾大者,若轻度肿大,可见于急性肝炎(病毒、钩端螺旋体等引起);中度肿大,见于先天性溶血性贫血、胆汁性肝硬化;明显肿大,则提示肝硬化门静脉高压。⑦伴腹水者,可见于重症肝炎、肝硬化失代偿期、肝癌等。

(4)诊治经过:用药否,用何种药、具体剂量、效果如何,以利于迅速选择药物。

(5)既往史:过去是否有黄疸史,肝、胆、胰疾病史,寄生虫感染史。

(6)个人史:是否有外出旅游史、有无毒物接触史、是否有长期酗酒史。

(7)家族史:是否有家族遗传病史。

问诊结果

患者中年男性,无肝病、高血压、冠心病等,无饮酒史,无输血史,近期无用药史。入院前8 d出现全身皮肤黄染,就诊于当地医院,查肝功能提示:总胆红素1048 μmol/L,直接胆红素566.1 μmol/L,间接胆红素482.3 μmol/L,谷丙转氨酶364 U/L,谷草转氨酶94 U/L,白蛋白47.7 g/L,为显性黄疸,以直接胆红素为主(>50%)。血常规:血红蛋白113 g/L,红细胞

$4.08×10^{12}$/L,白细胞 $5.0×10^9$/L,血小板 $72×10^9$/L,为轻度贫血;快速血氨 150 μmol/L,甲胎蛋白 2.74 ng/mL,传染病四项未见异常,甲肝、戊肝检测未见异常,自免肝全套未见明显异常,冷凝集试验阴性,中上腹 CT 平扫示:胆囊结石,胆囊炎。彩超回示:脂肪肝,胆囊结石。MRCP 示:胆囊结石并胆囊炎,胆囊窝少量积液,胆总管中度扩张。当地医院高度怀疑溶血性黄疸,曾行骨髓穿刺,提示:骨髓增生活跃,粒:红=2.98:1;粒系增生活跃,中性分叶核粒细胞比值高,余阶段细胞比例及形态大致正常;红系增生活跃,晚幼红细胞比值偏高,余阶段细胞比例及形态大致正常;淋巴细胞比值14.4%,形态大致正常;全片见巨核细胞1个,为颗粒型,血小板散在可见。在院期间给予血浆置换等治疗,血浆置换后肝功能短暂好转,胆红素下降,未达正常水平,后胆红素又迅速升高。患者自发病以来精神状态较差,食欲很差,睡眠良好,大便正常,小便色黄,体力情况良好,体重无明显变化。

4. 思维引导   患者急性起病,病史十余天,发病前无饮酒史,无用药史,无旅游史,无不洁饮食史。当地医院检查,肝功能提示:总胆红素 1048 μmol/L,直接胆红素 566.1 μmol/L,间接胆红素 482.3 μmol/L,谷丙转氨酶 364 U/L,谷草转氨酶 94 U/L,白蛋白 47.7 g/L,为显性黄疸,以结合胆红素为主,胆汁淤积性黄疸可能性大。但腹部 CT 平扫示:胆囊结石,胆囊炎。彩超回示:脂肪肝,胆囊结石。MRCP 示:胆囊结石并胆囊炎,胆囊窝少量积液,胆总管中度扩张,均未见明显梗阻性黄疸证据。当地医院高度怀疑溶血性黄疸,在院期间给予血浆置换等治疗,血浆置换后肝功能短暂好转后,未达正常水平,后又迅速变为异常,溶血性黄疸证据也较少。当地医院 MRCP 提示胆总管中度扩张,虽未发现胆管结石,但有胆囊结石,保留胆管结石的可能性,建议再次检查 MRCP。

(二)体格检查

1. 重点检查内容及目的   黄疸色泽及伴随皮肤的表现,溶血引起的黄疸皮肤都呈柠檬色,伴有睑结膜的苍白。肝细胞损伤所致的黄疸、皮肤呈浅黄色或金黄色,慢性肝病者可有肝病面容、肝掌、蜘蛛痣,胆汁淤积性黄疸皮肤呈暗黄、黄绿或者是绿褐色。腹部的体征,病毒性肝炎、肝癌、早期肝硬化有肝大,进一步发展时肝会缩小,伴有脾大。溶血性黄疸也可以出现脾大,胆总管结石引起梗阻时胆囊可肿大,胰腺癌和壶腹周围胰腺癌引起的肝外胆汁淤积时,胆囊肿大,表面光滑可移动以及无压痛是其主要特点,有腹水和腹部静脉曲张时多见于失代偿肝硬化。

体格检查结果

T 36.5 ℃,R 18 次/min,P 80 次/min,BP 120/75 mmHg

神志清,正常面容,正常体位。全身皮肤黄染,巩膜黄染。结膜无苍白。心肺体检未见特殊。腹平软,腹壁无静脉曲张,无包块,全腹无压痛及反跳痛,肝肋下未触及,脾肋缘下未触及,肠鸣音 4 次/min,移动性浊音阴性,无血管杂音。双下肢无凹陷性水肿。

---

2. 思维引导   经上述检查,患者除全身皮肤及巩膜黄染外,无其他阳性体征。须进一步行实验室检查及影像学检查,明确诊断。

(三)辅助检查

1. 主要内容及目的

(1)血常规、各种溶血试验:证实有无溶血性黄疸。

(2)肝功能、尿常规、粪常规:证实黄疸存在,有助于黄疸的诊断及鉴别诊断,有利于判断病情的严重程度。

（3）B型超声检查：对了解肝的大小和形态、肝内有无占位性病变、胆囊大小及胆道系统有无结石及扩张、脾有无肿大、胰腺有无病变等有较大帮助。

（4）X线腹部平片及胆道造影：X线检查腹部平片可发现胆道结石、胰腺钙化等病变。X线胆道造影可发现胆管结石、狭窄、肿瘤等异常，并可判断胆囊收缩功能及胆管有无扩张。

（5）经内镜逆行胰胆管造影（ERCP）：可通过内镜直接观察壶腹区与乳头部有无病变，可经造影区别肝外或肝内胆管阻塞的部位，也可间接了解胰腺有无病变。

（6）经皮肝穿刺胆道造影（PTC）：能清楚显示整个胆道系统，可区分肝外阻塞性黄疸与肝内胆汁淤积性黄疸，并对胆道阻塞的部位、程度及范围进行了解。

（7）上腹部CT扫描：对显示肝、胆、胰等病变，特别对发现肝外梗阻有较大帮助。

（8）放射性核素检查：应用[198]金或[99]锝肝扫描可了解肝内有无占位性病变。用[131]碘玫瑰红扫描对鉴别肝外阻塞性黄疸与肝细胞性黄疸有一定帮助。

（9）磁共振胰胆管成像（MRCP）：是利用水成像原理进行的一种非介入性胰胆管成像技术，可清晰显示胆管系统的形态结构。对各种原因引起的梗阻性黄疸的胆管扩张情况可以作出比较客观的诊断。特别适用于B超或CT有阳性发现，但又不能明确诊断的病人。

（10）肝穿刺活检及腹腔镜检查：对疑难黄疸病例的诊断有重要帮助。但肝穿刺活检用于胆汁淤积性黄疸时可发生胆汁外溢造成胆汁性腹膜炎，伴肝功能不良者亦可因凝血机制障碍而致内出血，故应慎重考虑指征。

辅助检验及检查结果

（1）血常规：WBC $4.60×10^9$/L，N% 71.4%，L% 21.7%，RBC $3.81×10^{12}$/L，Hb 112.6 g/L，PLT $117×10^9$/L。

（2）肝功能：丙谷转氨酶（ALT）241 U/L，谷草转氨酶（AST）89 U/L，γ-谷氨酰转移酶（GGT）285 U/L，碱性磷酸酶（ALP）248 U/L，白蛋白41.2 g/L，总胆红素1141 μmol/L，直接胆红素766 μmol/L，间接胆红素374 μmol/L。

（3）血凝试验：活化部分凝血活酶时间（APTT）41 s，纤维蛋白原（Fib）1.90 g/L，余正常。

（4）尿常规：尿胆原减少，胆红素（+++），余正常。粪常规正常。

（5）MRCP：①胆囊结石，胆囊炎；②胆总管扩张，下段异常信号，考虑小结石或者炎症（图1-7）。

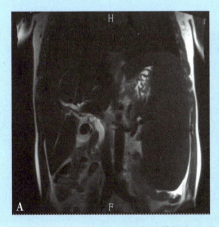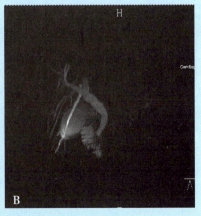

A.胆总管扩张；B.胆总管下段异常信号

图1-7　MRCP

2.思维引导　根据患者全身皮肤及巩膜黄染体征,肝功能提示结合胆红素升高为主,尿常规提示尿胆原减少,胆红素(+++),MRCP提示胆总管扩张,胆总管下段异常信号,考虑小结石或者炎症,支持肝外胆汁淤积性黄疸诊断,为肝外胆道梗阻所致。患者无明显贫血,溶血试验阴性,凝血试验基本正常,可排除溶血性黄疸。患者无肝炎,无中毒等情况,排除肝细胞性黄疸。患者急性起病,既往无肝功能异常,无黄疸,基本排除先天性非溶血性黄疸。

(四)初步诊断

分析上述病史、查体、化验室检查结果,支持以下诊断:肝外胆汁淤积性黄疸。

二、治疗经过

1.初步治疗　①异甘草酸镁200 mg,每日1次,静脉滴注。②腺苷蛋氨酸2 g,每日1次,静脉滴注。③乳果糖10 mL,每日3次,口服。④胰酶胶囊2粒,每日3次,口服。⑤莫沙必利1粒,每日3次口服。⑥排除手术禁忌,行治疗性ERCP术,术中取出大量泥沙样结石,胆总管结石诊断明确。

2.思维引导　患者肝功能明显异常,胆红素升高,以结合胆红素为主(>50%),考虑胆汁淤积性黄疸,给予异甘草酸镁,其具有类激素作用,保肝作用较好;应用腺苷蛋氨酸,针对胆汁淤积治疗;因考虑胆管梗阻,故未应用利胆类药物(如熊去氧胆酸等),排除手术禁忌证,行治疗性ERCP术(图1-8),术中取出大量泥沙样结石,胆总管结石诊断明确。

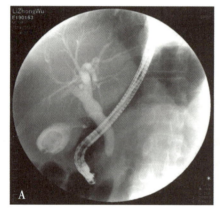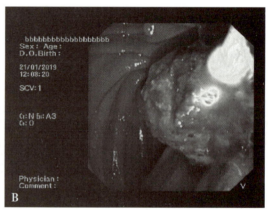

A. ERCP提示胆总管扩张,胆总管下段充盈缺损;B. ERCP术中取出大量泥沙样结石

图1-8　ERCP

治疗效果

(1)查体:全身皮肤及巩膜黄染明显减轻。

(2)ERCP术后3 d复查肝功能:ALT 56 U/L,AST 15 U/L,GGT 73 U/L,ALP 105 U/L,白蛋白40.7 g/L,总胆红素210.10 μmol/L,直接胆红素162.50 μmol/L,间接胆红素37447.6 μmol/L。

术后7 d复查肝功能:ALT 32 U/L,AST 14 U/L,GGT 51 U/L,ALP 79 U/L,白蛋白38.0 g/L,总胆红素151.10 μmol/L,直接胆红素123.10 μmol/L,间接胆红素28.0 μmol/L。

(3)患者病情减轻,顺利出院。

三、思考与讨论

黄疸(jaundice)是由于血清中胆红素升高致使皮肤、黏膜和巩膜发黄的症状和体征。正常血清总胆红素为 1.7 ~ 17.1 μmol/L。总胆红素为 17.1 ~ 34.2 μmol/L 时,临床不易察觉,称为隐性黄疸或亚临床黄疸,>34.2 μmol/L 时出现临床可见黄疸,称显性黄疸。黄疸是许多疾病的一种症状和体征,多见于肝胆胰疾病以及血液系统疾病,亦可发生于其他系统疾病。

1. 按病因和发生机制分类 黄疸可分为以下几类:溶血性黄疸、肝细胞性黄疸、胆汁淤积性黄疸、先天性非溶血性黄疸。临床上以前 3 类最常见,特别是肝细胞性黄疸及胆汁淤积性黄疸,这种分类临床上最常用。

2. 按胆红素的性质分类 黄疸可分为以非结合胆红素升高为主的黄疸和以结合胆红素增高为主的黄疸。①以非结合胆红素升高为主的黄疸:血清总胆红素升高,其中非结合胆红素占 80% ~ 85%。②以结合胆红素增高为主的黄疸:结合胆红素占总胆红素的比例>30%,可因为胆红素在肝内转运、排泄障碍或同时有摄取、结合和排泄障碍等引起。

本例患者急性起病,病史 10 余天,发病前无饮酒史,无用药史,无旅游史,无不洁饮食史。当地医院高度怀疑溶血性黄疸,在院期间给予血浆置换等治疗,血浆置换后肝功能短暂好转后,迅速变为异常,溶血性黄疸证据也较少。患者无明显贫血,溶血试验阴性,凝血试验基本正常,可排除溶血性黄疸。患者无肝炎,无中毒等情况,排除肝细胞性黄疸。患者急性起病,既往无肝功能异常,无黄疸,基本排除先天性非溶血性黄疸。当地医院 MRCP 提示胆总管中度扩张,虽未发现胆管结石,但有胆囊结石,存在胆管结石的可能性仍然不能排除,再次检查 MRCP 提示胆总管扩张,胆总管下段异常信号,考虑小结石或者炎症,根据患者全身皮肤及巩膜黄染体征,肝功能提示结合胆红素升高为主,尿常规提示尿胆原减少,胆红素(+++),支持肝外胆汁淤积性黄疸诊断,为肝外胆道梗阻所致。排除手术禁忌证,行治疗性 ERCP 术,术中取出大量泥沙样结石,胆总管结石诊断明确。术后,患者黄疸明显减轻,顺利出院。

四、练习题

1. 黄疸的分类有哪些?
2. 简述三种常见黄疸的鉴别诊断。

五、推荐阅读

[1]国家感染性疾病临床医学研究中心.肝内胆汁淤积症诊治专家共识(2021 版)[J].中华临床感染病杂志,2021,14(6):401-412.
[2]中华医学会内镜学分会.中国 ERCP 指南(2018 版)[J].中国医刊,2018,53(11):1185-1215.

(仝亚林 保 洁 张英剑)

案例8 消 瘦

一、病历资料

(一)门诊接诊

1. 主诉 腹泻伴消瘦 6 个月。

2. 问诊重点 消瘦常见于恶性肿瘤、结核病、甲状腺功能亢进症、糖尿病、吸收不良相关疾病等,但消瘦伴腹泻常见于消化系统恶性肿瘤或非肿瘤性疾病,患者慢性发病,问诊时应注意病程中伴随症状的特点、疾病演变过程、诊治经过、治疗效果等。

3. 问诊内容

(1)诱发因素:有无不洁饮食、特殊药物服用史等诱发因素,某些药物如抗抑郁药物、左甲状腺素、二甲双胍等可导致消瘦。

(2)主要症状:消瘦可见于多系统疾病,消瘦同时伴有慢性腹泻,常见于消化系统晚期恶性肿瘤、炎症性肠病、慢性胰腺炎、肠结核、吸收不良综合征等。应询问体重下降的速度、下降的数值。腹泻与进食有无相关,进食后腹泻常见于渗透性腹泻,由于对食物的消化和分解不完全所引起,可见于慢性胰腺炎、胰腺癌、胆总管梗阻等引起的消化吸收不良,大便中含脂肪,常伴消瘦。注意询问大便的次数、性状、有无黏液脓血。小肠疾病相关性腹泻大便量常多、稀薄,可含脂肪,黏液少、臭,多伴有消瘦。结肠疾病相关性腹泻大便次数更多,量少,脓、血及黏液多见;有里急后重者见于直肠病变为主者,如直肠炎症或肿瘤等。

(3)伴随症状:伴腹痛者可见于慢性胰腺炎、胰腺癌、胃肠道恶性肿瘤、肠结核、炎症性肠病等;伴发热者可见于肠结核、肠道恶性淋巴瘤、克罗恩病、溃疡性结肠炎急性发作期等;伴腹部包块者见于胃肠恶性肿瘤、胰腺恶性肿瘤、肠结核、克罗恩病等;伴黄疸者多见于肝胆及胰腺疾病;伴关节痛或肿胀者见于克罗恩病、溃疡性结肠炎、系统性红斑狼疮、肠结核等;伴情绪易激动、心慌、多汗者多见于甲状腺功能亢进症;伴血糖增高者可见于糖尿病性胃肠病,糖尿病者可有体重下降,糖尿病引起胃肠自主神经病变者胃肠蠕动功能异常,可表现为便秘,亦可表现为腹泻。

(4)诊治经过:了解是否就诊过,是否进行相关检查,检查结果如何,考虑什么疾病,是否用药,用何种药,具体剂量、疗效如何,以利于推理诊断,并指导药物选择。

(5)既往史:一个症状可由多种疾病导致,或是多种疾病逐步进展的结果,详细的既往史有助于找出引起症状的真凶。如反复胰腺炎病史可引起慢性胰腺炎或胰腺癌,可导致消瘦、腹泻症状;有糖尿病、甲亢均可引起消瘦、腹泻;因甲减或糖尿病、精神疾病等服用相关药物亦可能导致消瘦或腹泻;如既往有肺结核病史可因吞咽含有结核分枝杆菌的痰液而引起肠结核,可导致消瘦、腹泻。

(6)个人史:患者生活、工作在环境卫生较差的地方易患结核、寄生虫病,生活在艾滋病高发区或有不良嗜好者艾滋病患病概率高,长期吸烟、饮酒易患恶性肿瘤、慢性胰腺炎等。

(7)家族史:如恶性肿瘤、糖尿病等有家族遗传倾向。

问诊结果

　　患者女性,74岁,务农,既往患有高血压7年,平素长期服用"吲达帕胺"降压治疗,血压控制可,1年前诊断"胆囊结石",间断发作胆囊炎,口服药物或输液治疗症状可改善(具体不详)。无糖尿病、冠心病、甲亢、甲减、胰腺炎、肝炎、结核病等病史。久居开封地区,无疫水、疫区接触史,无烟酒等不良嗜好。患者6个月前开始出现腹泻,多呈黄色水样便或稀糊便,无肉眼黏液、脓、血,每次量100 g左右,5~6次/d,进食后腹泻次数增加,无里急后重,伴腹痛,为上腹隐痛,疼痛无规律,伴恶心、食欲缺乏,体重逐渐下降约15 kg,无腹胀、呕吐,无反酸、烧心,无发热、黄疸,曾于当地医院多次就诊,胃镜检查提示"浅表性胃炎",腹部超声、血常规、大便常规化验检查均未见明显异常(未见结果),以"结肠炎"给予口服药物并输液治疗(具体不详),效果差,为进一步诊治前来就诊。

---

4. 思维引导　　患者腹泻伴消瘦为主要症状,腹泻常见于消化系统疾病,首先需要考虑消化系统疾病。患者老年女性,体重明显下降,1年前诊断"胆囊结石",间断发作胆囊炎,腹部增强CT可了

解有无肝、胆、胰腺恶性肿瘤、慢性胰腺炎、消化道晚期肿瘤等；患者腹泻伴消瘦，电子胃镜、结肠镜检查可了解有无上、下消化道恶性肿瘤、肠结核及炎症性肠病等病变，必要时取病变组织送病理检查明确诊断。注意行大便培养排除慢性感染性疾病。该患者腹泻6个月，饮食减少，体重下降15 kg，消化系统恶性肿瘤、肠结核、炎症性肠病、吸收不良综合征均有可能，查体时应重点进行腹部查体。

（二）体格检查

1. 重点检查内容及目的 患者胆、胰及消化道恶性肿瘤可能性大，炎症性肠病、肠结核不排除，应重点进行腹部查体。注意腹型，有无蛙状腹、胃肠型，有无腹壁柔韧感，肠结核常伴有结核性腹膜炎，该类患者腹壁触诊呈揉面感，常有腹水形成，呈蛙状腹。胃肠型提示有幽门梗阻或肠梗阻，消化道恶性肿瘤、克罗恩病、肠结核可导致肠梗阻，可触及腹部包块，如发现腹部包块应注意包块的位置、大小、质地、活动度，有无触痛以及表面有无波动感。注意腹部有无压痛，重点压痛部位对应的脏器，右上腹压痛常见肝、胆、胰疾病，上腹压痛常见胃、十二指肠、胆、胰疾病，脐周压痛常见小肠疾病，右下腹压痛常见回肠末端、盲肠、阑尾、右侧输尿管中段、右侧附件（女性）病变，左下腹压痛常见乙状结肠、左侧输尿管中段、左侧附件病变，如有反跳痛提示炎症波及腹膜壁层。移动性浊音阳性提示腹水形成，腹水量>1000 mL，常见于肝硬化、结核性腹膜炎、腹腔继发性恶性肿瘤。注意肠鸣音的听诊，一般在脐周或右下腹听诊，肠鸣音活跃常见于急性胃肠炎、消化道大出血、服用泻药等；肠鸣音亢进常见于机械性肠梗阻；肠鸣音减弱常见于低钾血症、老年性便秘、胃肠动力低下等；肠鸣音消失常见于麻痹性肠梗阻、急性腹膜炎等。

体格检查结果

T 36.7 ℃，R 18 次/min，P 70 次/min，BP 130/80 mmHg，BMI 18.73 kg/m²

神志清，精神欠佳，体形消瘦，自主体位，步入病房，查体合作。全身皮肤黏膜无黄染，无肝掌、蜘蛛痣，全身浅表淋巴结未触及肿大。结膜稍苍白，巩膜无黄染，口唇稍苍白，口腔无溃疡。颈静脉无怒张，甲状腺未触及肿大及结节，无触痛。胸廓对称，无畸形，双肺呼吸音清，未闻及干、湿啰音；心界不大，心率70次/min，律齐，各瓣膜听诊区未闻及病理性杂音。腹平坦，局部无隆起，未见胃肠型及蠕动波，腹壁静脉无曲张。腹软，左下腹压痛，无反跳痛及腹肌紧张，未触及腹部包块，肝脏、胆囊、脾脏未触及肿大，Murphy征阴性。腹部叩诊鼓音为主，移动性浊音阴性，肝区及双肾区无叩击痛。肠鸣音活跃，7~8次/min。肛门及肛周无红肿、瘘管，外生殖器无溃疡。四肢及关节无畸形、红肿，双下肢无水肿。余查体正常。

---

2. 思维引导 经上述检查有轻度贫血貌，营养欠佳，左下腹压痛，无反跳痛及腹肌紧张，未触及腹部包块，肠鸣音活跃，7~8次/min，左半结肠恶性肿瘤、炎症性肠病、肠结核均不能排除，其他腹部恶性肿瘤、甲亢亦不能排除。须进一步行实验室检查（血常规、大便常规、肝功能、血糖、甲状腺功能、消化系统肿瘤标志物等）、电子结肠镜、甲状腺及浅表淋巴结超声、腹部影像学检查以明确诊断。

（三）辅助检查

1. 主要内容及目的

（1）血常规、贫血三项、ESR、CRP：进一步明确贫血严重程度及原因，可提示有无感染性疾病及免疫相关疾病。

（2）大便常规、真菌涂片及大便培养+药敏试验：可明确有无消化道出血、感染情况。

（3）大便抗酸杆菌涂片、PPD试验、T-spot检查以排除结核病。

（4）消化系统肿瘤标志物、结肠镜、腹部影像学检查以明确有无消化道肿瘤及腹腔脏器占位病变。

（5）肝功能、肾功能、血液淀粉酶、脂肪酶、电解质化验可提示有无肝功能、肾功能损害、胰腺电解质紊乱等疾病。

（6）甲状腺功能化验及甲状腺超声检查可排除甲亢、甲状腺肿瘤等甲状腺病变。

（7）空腹血糖、糖化血红蛋白检查可明确有无糖尿病。

（8）对全身浅表淋巴结进行超声检查可提示有无淋巴结转移或淋巴瘤表现。

（9）抗核抗体、ENA 酶谱等免疫性疾病相关化验检查，可提示有无免疫性疾病，如系统性红斑狼疮等。

辅助检查结果

（1）血常规：WBC $3.31×10^9$/L，N% 47.40%，L% 42.80%，RBC $3.22×10^{12}$/L，Hb 101 g/L，平均红细胞体积（MCV）94.80 fl，平均红细胞血红蛋白含量（MCH）31.30 pg，PLT $197×10^9$/L。

（2）CRP：2.18 mg/L；ESR 12 mm/h。

（3）血生化、肝功九项：TBIL 25.97 μmol/L，间接胆红素（IBIL）20.56 μmol/L，ALB 36.92 g/L，ALT、AST、ALP、GGT 均正常；肾功能三项正常，电解质四项示，K^+ 3.03 mmol/L，余三项正常，空腹血糖、糖化血红蛋白正常。

（4）尿、粪检查：大便常规正常，大便内未见寄生虫卵及包囊、脂肪球；大便隐血试验，阴性；大便真菌涂片，阴性；大便培养，无致病菌生长。

（5）结核病相关检查：大便抗酸杆菌涂片阴性；PPD 试验阴性；T-spot 阴性。

（6）术前四项（乙肝、丙肝、艾滋病、梅毒）：均阴性。

（7）甲状腺检查：甲功五项、甲状腺超声结果正常。

（8）消化系统肿瘤标志物：CA19-9 163.00 U/mL，CEA、AFP、CA125 均正常。

（9）结肠镜检查：回肠末端及结直肠黏膜未见异常。

（10）胸部、全腹部 CT 平扫：双侧胸膜局部稍增厚，胆囊多发结石并慢性胆囊炎，肝胃间、腹膜后及双侧股骨沟区多发稍大淋巴结，子宫少许钙化。

---

2. 思维引导 该患者腹泻伴消瘦 6 个月，腹泻于餐后加重，伴上腹隐痛，伴恶心、食欲缺乏，既往有"胆囊结石"1 年，间断发作胆囊炎，提示引起消瘦、腹泻原因可能是消化系统疾病，血常规提示轻度贫血，CA19-9、CA50、CA242 增高，腹部 CT 平扫提示胆囊多发结石并慢性胆囊炎，肝胃间、腹膜后及双侧股骨沟区多发稍大淋巴结，考虑消化系统恶性肿瘤可能，消化系统慢性炎症亦不排除，但均无确切依据。大便常规、大便培养、真菌涂片及血常规、血沉、CRP 结果不支持感染性疾病，大便抗酸杆菌涂片阴性、PPD 试验阴性、T-spot 阴性，胸部 CT 检查无肺结核表现，不支持结核病；结肠镜检查正常，结合疾病好发部位等临床特点，不考虑炎症性肠病、肠结核、结肠癌等结肠病变；血糖、糖化血红蛋白正常，不考虑糖尿病；甲状腺功能、甲状腺超声正常，不考虑甲亢。

（四）初步诊断

分析上述病史、查体、实验室检查结果，支持以下诊断：①消瘦、腹泻查因，消化系统恶性肿瘤可能；②胃肠功能紊乱；③慢性浅表性胃炎；④胆囊结石并慢性胆囊炎；⑤轻度贫血；⑥低钾血症；⑦白细胞减少症。

二、治疗经过

（一）初步治疗

1. 治疗目的及医嘱

（1）低盐低脂易消化饮食，适当运动。

（2）抑酸护胃治疗，0.9% 氯化钠注射液 100 mL+盐酸雷尼替丁注射液 50 mg，每日 1 次，静脉滴注。

（3）纠正水盐电解质紊乱，补充能量，10% 葡萄糖注射液 500 mL+10% 氯化钾注射液 15 mL，每日 1 次，静脉滴注；氯化钾颗粒，1.5 g 餐后冲水口服，每日 3 次。

（4）调节肠道菌群，双歧杆菌四联活菌片，1.5 g 口服，每日 3 次。

（5）助消化、止泻、调节胃肠蠕动对症治疗，复方消化酶胶囊，2 粒餐后口服，每日 3 次；鞣酸蛋白片，4 片空腹口服，每日 3 次；马来酸曲美布汀缓释片，0.3 g 口服，每日 2 次。

2. 思维引导

患者老年女性，有高血压、慢性胆囊炎病史，消化功能差，应低盐低脂易消化饮食，给予复方消化酶胶囊对症治疗；患者腹泻伴消瘦 6 月，无急性肠道感染、结核病、炎症性肠病、恶性肿瘤等证据，给予鞣酸蛋白片止泻、双歧杆菌四联活菌片调节肠道菌群治疗；患者腹泻伴上腹隐痛，有时恶心，给予马来酸曲美布汀缓释片调节胃肠蠕动；患者患有慢性胃炎，给予盐酸雷尼替丁注射液抑制胃酸并调节肠道菌群；患者低钾血症，给予补钾治疗。

（二）治疗效果

1. 症状治疗

5 d 后患者大便次数减少，每日 3~4 次，黄色糊状便，腹痛、恶心症状缓解，食欲食量稍改善，但效果不理想。

2. 体格检查

生命体征正常，体重较前无增减，神志清楚，精神改善，贫血貌同前，心、肺查体未见明显异常。腹软，全腹无明显压痛，未触及腹部包块，肝、胆囊、脾未触及肿大，Murphy 征阴性。腹部叩诊鼓音为主，移动性浊音阴性，肝区及双肾区无叩击痛。肠鸣音正常，5 次/min。

3. 辅助检查治疗

5 d 后再次复查血常规：WBC 2.85×10^9/L，N% 50.10%，RBC 3.14×10^{12}/L，Hb 100 g/L，MCV 94.80 fl，MCH 31.80 pg，PLT 196×10^9/L。

因白细胞进一步降低，请血液风湿科会诊排除血液风湿疾病，会诊后补充检查：全血细胞形态及分类正常；贫血三项结果示维生素 B_{12} 132.40 pg/mL（参考值 180~914 pg/mL），铁蛋白、叶酸、促红细胞生成素正常；补体、免疫球蛋白、LDH、ANCA、ANA、ENA 酶谱、血清免疫固定电泳、血清蛋白电泳均未见异常。

因患者消瘦明显，对症治疗效果不理想，以功能性疾病不能完全解释病情，且 CA19-9 163.00 U/mL，胸腹部 CT 提示肝 S4 段小钙化灶，胆囊多发结石并慢性胆囊炎，肝胃间、腹膜后及双侧股骨沟区多发稍大淋巴结，子宫少许钙化，全身浅表淋巴结超声提示双侧颈部、腋窝、腹股沟区可见稍大淋巴结，皮髓质分界清。请肿瘤科会诊，建议完善上腹及子宫附件磁共振检查。上腹部及子宫附件 3.0 磁共振平扫示：胆囊多发结石并慢性胆囊炎，胰腺钩突略显饱满，建议增强检查，腹膜后稍大淋巴结，宫颈黏膜增厚，盆腔少量积液。

说明：患者拒绝进一步行腹部增强 CT 或增强 MRI 检查，拒绝行妇科检查。

4. 进一步治疗及效果

患者情绪不稳定，不愿配合进一步检查及治疗，给予心理疏导后改善，后联合氢溴酸西酞普兰片，20 mg 口服，每日 1 次，舒肝解郁胶囊，2 粒口服，每日 2 次；并请中医科会诊，给予中草药 5 剂，每日 1 剂水煎服。于入院 10 d 后，患者大便每日 2 次，食欲食量增加，无其他明显不适，患者要求出院。出院医嘱：建议患者易消化饮食，少食多餐，适当活动，家属多关心照顾患者，继续服用助消化、益生菌、调节肠道蠕动及调节情绪药物对症治疗，1 个月后来院复诊，复查肿瘤标志物,必要时行上腹部增强 CT 或增强磁共振检查。

(三)病情变化

患者出院后 1 个月未遵医嘱来院复诊,电话随访患者家属诉患者腹泻改善,约每日 2 次大便,饮食增加,拒绝来院复查。于出院 8 个月后患者因"食欲缺乏伴消瘦 1 个月"再次来我院就诊,患者无明显诱因再次出现食欲缺乏,饮食明显减少,伴明显消瘦,体重下降,具体不详,伴乏力、气短、懒言,伴上腹隐痛、腹胀,尿色深黄,无腹泻、便秘,无反酸、烧心、嗳气,无恶心、呕吐,无发热、盗汗,无咳嗽、胸闷。查体:T 36.3 ℃,R 18 次/min,P 92 次/min,BP 97/62 mmHg,神志清,精神差,营养差,BMI 16.65 kg/m²,轮椅推入病房。贫血貌,全身皮肤黏膜轻度黄染,结膜苍白,巩膜轻度黄染,颈前、锁骨上可见触及多个浅表淋巴结,约黄豆大小,质韧,部分有轻微触痛且活动度差,无粘连。结膜苍白,巩膜轻度黄染,甲状腺未触及肿大及结节。心、肺听诊基本正常。腹稍膨隆,未见胃肠型及蠕动波,未见腹壁静脉曲张,腹软,腹部无压痛,未触及腹部包块,肝、脾肋缘下未触及,Murphy 征阴性,肝肾区无叩击痛,移动性浊音阳性,肠鸣音 5~6 次/min。四肢消瘦明显,双下肢轻度凹陷性水肿。

1. 患者病情变化的可能原因及应对措施　患者诊断为恶性肿瘤疾病进展? 合并胆道梗阻? 合并严重电解质紊乱? 合并感染?

进一步完善血、尿、粪三大常规,肝功能、肾功能、血糖、电解质、血沉、C 反应蛋白,消化系统肿瘤标志物,甲状腺功能,浅表淋巴结及腹腔彩超探查,上腹部增强 CT。

检查结果

(1)血常规:WBC $4.72×10^9$/L,N% 72.40% ,RBC $1.89×10^{12}$/L,Hb 66 g/L,MCV 105.10 fl,MCH 34.90 pg,PLT $92×10^9$/L。

(2)CRP 46.14 mg/L;ESR 47 mm/h;PCT 0.66 ng/mL。

(3)尿常规:琥珀色,微混,白细胞 3846.2/μl,红细胞 56.8/μl,上皮细胞 41 406.0/μl,细菌 44 809/μl,蛋白(+),潜血(+)。

(4)大便常规:未见异常。

(5)血生化:肝功能九项,TBIL 76.94 μmol/L,直接胆红素(DBIL)41.63 μmol/L,IBIL 35.31 μmol/L,ALB 25.82 g/L,AST 84.20 U/L,ALP 672.00 U/L,GGT 545.00 U/L,ALT 正常;肾功能三项,肌酐 175.35 μmol/L,尿素氮、尿酸正常;电解质四项,K^+ 2.61 mmol/L,Ca^+ 1.99 mmol/L,余两项正常,空腹血糖、糖化血红蛋白正常。

(6)甲功三项:FT3 1.67 pg/mL,余两项正常。

(7)消化系统肿瘤标志物:CA19-9 >1961.0 U/mL,CEA 7.32 U/mL,CA125 574.8 U/mL,AFP 正常。

(8)凝血功能:PT 16.0 s,Fib 1.15 g/L,D-二聚体 2.983 mg/L。

(9)上腹部增强 CT:考虑肝尾状叶胆管细胞癌侵及肝门部门脉、胆管,肝内多发转移、网膜多发转移;肝总管及肝内胆管明显扩张;腹腔及腹膜后多发转移淋巴结;双侧肾上腺占位,考虑转移;胆囊结石;腹腔大量积液;胃窦及横结肠明显增厚、水肿;双侧胸膜局部增厚伴双侧胸腔少量积液。

(10)全身浅表淋巴结及腹腔探查超声:右侧颈部下段、右侧锁骨上区肿大淋巴结,部分皮髓质分界不清,形态饱满,余双侧颈部、腋窝、腹股沟区可见稍大淋巴结,皮髓质分界清;腹腔大量积液,透声可。

2. 思维引导 血常规显示中度贫血,CA19-9 明显增高,CEA 偏高,上腹部增强 CT 提示肝尾状叶胆管细胞癌侵及肝门部门脉、胆管及肝内多发转移、双侧肾上腺、网膜、腹腔淋巴结多发转移,合并大量腹水、梗阻性黄疸、凝血功能异常,因此患者消瘦、食欲缺乏主要原因为胆管细胞癌。胆管细胞癌包括肝内胆管细胞癌、肝外胆管细胞癌、胆囊癌及壶腹部癌,疾病诊断时往往处于晚期,其中肝门部胆管细胞癌、肝外胆管细胞癌及壶腹部癌常出现黄疸。肝内胆管细胞癌发病隐匿,极易侵犯肝脏周围器官、组织和神经,发生淋巴结和肝外远处转移,该患者为肝尾叶胆管细胞癌累及肝门部胆管,从而引起阻塞性黄疸。该患者肝总管及肝内胆管明显扩张,总胆红素增高,以直接胆红素增高为主,符合阻塞性黄疸表现。患者炎症指标血沉、CRP、PCT 增高,尿常规提示白细胞、细菌计数明显增高,考虑尿路感染。患者重度营养不良,中重度贫血、严重低蛋白血症、低钾血症、低钙血症、凝血功能异常均符合恶性肿瘤终末期恶病质表现。

3. 修正诊断 分析上述病史、查体、实验室检查结果,消瘦主要原因为恶性肿瘤,支持以下诊断:①肝内胆管细胞癌侵及肝门部门脉、胆管;②肝内多发转移癌;③双侧肾上腺、网膜、腹腔淋巴结多发转移癌;④梗阻性黄疸;⑤腹水(大量);⑥尿路感染;⑦中度贫血;⑧低钾血症;⑨低钙血症。

4. 治疗经过 患者未按时复诊,再次来诊明确消瘦、食欲缺乏主要原因为肝内胆管癌,目前肝内胆管细胞癌侵及肝门部门脉、胆管,肝内多发转移、双侧肾上腺、网膜、腹腔淋巴结多发转移,合并大量腹水、梗阻性黄疸,有恶性肿瘤终末期恶病质表现,缺乏有效的治疗方法,目前该患者已丧失手术切除时机,患者一般情况差,不宜选择全身化疗、介入治疗和免疫治疗等措施,结合患者家属意见,仅给予对症治疗。给补充氨基酸、多种维生素、水盐、电解质、人血白蛋白,输血改善贫血,并给予保肝、助消化、利尿对症治疗,为改善梗阻性黄疸及腹胀症状,建议行经皮经肝胆道穿刺引流术及腹腔穿刺引流术,患者家属拒绝,建议行腹腔药物灌注化疗,患者家属亦拒绝。

5. 治疗效果 治疗 3 d 后患者病情无明显改善,腹胀加重,不思饮食,乏力、懒言,尿量减少,每日约 600 mL,大便颜色变浅,每日 2~3 次,有时低热。查体:重度营养不良,贫血貌,全身皮肤黏膜及巩膜黄染,口唇略发绀。腹膨隆,全腹无明显压痛,移动性浊音阳性,液波震颤阳性,双下肢轻度凹陷性水肿。患者及家属拒绝进一步治疗,并强烈要求出院。

三、思考与讨论

患者老年女性,既往有高血压、胆囊结石并慢性胆囊炎病史,以腹泻伴消瘦为主要症状,半年内体重明显下降,首先考虑消化系统疾病可能性大,结合相关化验检查,CA19-9、CA50、CA242 增高,腹部 CT 提示肝胃间、腹膜后及双侧股骨沟区多发稍大淋巴结,考虑消化系统恶性肿瘤可能,胃肠镜及腹部影像学检查均未发现明确恶性肿瘤病灶,无法确诊恶性肿瘤。应进一步与以下疾病进行鉴别:①肠结核,肠结核通常以腹痛、排便异常、腹部包块和全身中毒症状为主要临床表现,可合并结核性腹膜炎、肺结核等,常伴有体重下降,结合胸腹部 CT、胃肠镜、PPD 试验、T-spot 等化验检查,不支持肠结核等结核病诊断;②炎症性肠病,尤其是克罗恩病,临床上以腹痛、腹泻、腹部包块、瘘管形成、肠梗阻、体重下降为特点,可伴有发热、贫血、营养障碍及关节、皮肤、眼、口腔黏膜、肝脏等肠外损害,结合临床表现、胃肠镜检查、腹部 CT 检查及大便常规、大便培养,不支持炎症性肠病诊断;③小肠吸收不良综合征,临床上主要表现为腹泻、体重下降,以及引起特定种类的营养缺乏相应症状,多由慢性胰腺炎、梗阻性黄疸、克罗恩病、肠结核、放射性肠炎、系统性红斑狼疮等疾病引起,患者首次住院无梗阻性黄疸表现,结合相关检查亦不支持小肠吸收不良综合征诊断;④肝、胆、胰恶性肿瘤,CA19-9 增高,结合相关检查不能诊断,但亦不能完全排除;⑤肝胆胰慢性炎症,患者无肝损伤、肝硬化表现,慢性胆囊炎多不引起慢性腹泻及体重明显下降,慢性胆管炎、胰腺炎临床上以反复发作性或持续性腹痛、腹泻或脂肪泻、消瘦、黄疸、腹部包块或糖尿病为特点,影像学检查可协助诊断,该患者表现不符合肝胆胰慢性炎症;⑥消化系统外疾病,如血液、免疫性疾病,累及消化系统时可有消瘦、腹泻表现,该患者白细胞降低,轻度贫血,但全血细胞形态及分类正常,维生素 B_{12} 降低,铁蛋白、叶酸、促红细胞生成素正常,补体、免疫球蛋白、LDH、ANCA、ANA、ENA 酶谱、血清免疫固定电泳、血清蛋白电泳均未见异常,不支持血液及免疫性疾病诊断;⑦甲状腺功能亢进症,临床主要表现为易激动、乏力、怕热、多汗、体重下降、食欲亢进、腹泻等症状,该患者甲功五项及甲状腺彩超正常,可排除甲亢诊断;⑧糖尿病,典型症状为"三多一少(即多饮、多食、多尿、体重下降)"、乏力、皮肤黏膜感染等,常有家族史,该患者无糖尿病家族史,空腹血糖及糖化血红蛋白正常,可排除糖尿病诊断。

患者二次住院以消瘦、腹胀为主要症状,伴上腹隐痛、食欲缺乏、乏力,CA19-9 明显增高,CEA、CA125 增高,有恶病质表现,结合上腹部增强 CT 检查,明确诊断为肝内胆管细胞癌并肝内、肝外广泛转移,至此明确消瘦原因为消化系统恶性肿瘤,但已处于疾病终末期,无有效治疗方法。

该病例给我们的启迪是消瘦是一个临床症状,可由多种疾病引起,面对以消瘦为主要表现的患者,更重要的是鉴别诊断,这就要求临床医师在问诊、查体及相关检查中发现蛛丝马迹,追根溯源,尽量早诊断、早治疗。当临床表现与相关检验检查结果得出的结论不一致时,一定要全面详细询问消瘦伴随的临床症状及相关病史,并密切随访,嘱患者按时复查,并与患者及家属充分沟通,从而在诊治中取得患者及家属的积极配合。尤其是对于恶性肿瘤患者,早期往往无特异性临床表现,明确诊断时多已是晚期,丧失了最佳治疗时机,因此,早期诊断尤为重要。

四、练习题

1. 引起消瘦的病因有哪些?
2. 引起腹泻的消化系统疾病有哪些?
3. 肝内胆管细胞癌的临床表现及治疗原则有哪些?

五、推荐阅读

[1]万学红,卢雪峰.诊断学[M].9 版.北京:人民卫生出版社,2018.
[2]唐承薇,张澍田.内科学消化内科分册[M].北京:人民卫生出版社,2015.
[3]科技部传染病防治重大专项课题"病毒性肝炎相关肝癌外科综合治疗的个体化和新策略研究"专家组.肝内胆管癌外科治疗中国专家共识(2020 版)[J].中华消化外科杂志,2021,20(1):1-15.

(闫春晓　曹新广　张英剑)

案例9 腹　水

一、病历资料

(一)门诊接诊

1.主诉　腹胀半年,加重 10 d。

2.问诊重点　腹胀为消化系统常见症状,患者慢性发病,问诊时应注意询问主要症状及伴随症状特点、疾病演变过程、诊治经过、治疗效果等。腹胀加重有无明确诱因。

3.问诊内容

(1)诱发因素:有无进食生冷及不易消化食物等诱发因素。

(2)主要症状:腹胀常见于消化系统常见病如慢性胃炎、消化性溃疡、消化系统肿瘤等。应询问腹胀部位、范围、性质,腹胀的发作与进食水及排便、排气是否有关系。患者病程达半年,疾病的演变过程如何,是否用药,有无效果,本次腹胀加重的特点。

(3)伴随症状:有无腹痛,腹痛部位、性质、特点、加重或缓解因素、程度及持续时间、有无放射痛;有无恶心、呕吐,如有呕吐物,应注意观察呕吐物的量、颜色、性质;是否伴随排便次数及排气减少或停止而腹痛加重,需要与消化道梗阻相鉴别;是否伴随腹围增大及腹部包块出现,腹围增大考虑腹水或腹部肿瘤,腹部包块需考虑腹部肿瘤;体重短期内是否有明显下降,具体下降多少千克,明显消瘦不排除恶性肿瘤;如果伴随食欲缺乏、乏力,不排除肝功能受损;如果伴随胸闷、气短,咳嗽、咳痰、双下肢水肿、尿少、眼睑水肿,不排除心肾功能不全;脑血管病、肝性脑病等可引起意识障碍;是否伴随发热,具体热型,有无明显盗汗。

(4)诊治经过:是否就诊过,于院外进行过哪些检查,用何种药物治疗、具体剂量、用药疗程、效果如何,以利于作出初步判断。

(5)既往史:既往是否有慢性病毒性肝炎病史,慢性乙型病毒性肝炎、慢性丙型病毒性肝炎可引起肝硬化,原发性肝癌导致腹水出现;是否有长期或短期肝损伤药物应用史,如抗结核药物、土三七等;是否有自身免疫性疾病病史,是否有结核史;是否有高血压、冠心病,慢性肾功能不全病史。

(6)个人史:是否有血吸虫接触史;是否有大量饮酒史,饮酒量及饮酒时间;是否有长期慢性毒物接触史。

(7)家族史:家族中是否有传染病及遗传病史。

问诊结果

患者中年男性,农民,既往有慢性乙型病毒性肝炎病史,未规律进行抗病毒治疗。无高血压、冠心病,否认烟酒史。患者于半年前无明显诱因出现腹胀,持续性加重,与进食关系不明显,为全腹胀,无腹痛、恶心、呕吐,无排便、排气停止,无发热、咳嗽、胸闷、气短,伴食欲缺乏,进食量较前减少1/2,伴尿少,具体量不详,伴乏力,日常生活能自理,半年来无明显消瘦。于当地医院行超声检查提示腹水,给予呋塞米、螺内酯(具体量不详)治疗,症状较前缓解。近10 d自觉症状加重,腹围较前明显增大。

4.思维引导 该患者半年前无明显诱因出现全腹持续性腹胀,伴食欲缺乏、厌油腻饮食、乏力,无其他伴随症状,当地医院检查提示存在腹水,初步诊断腹水,考虑消化系统疾病,其他系统疾病尚不能排除。全身查体关注是否有双眼睑水肿,肝颈静脉回流征是否阳性,双肺是否有湿啰音,双下肺呼吸音是否减弱,排除有无胸腔积液,心脏是否增大,是否有病理性杂音。专科查体应重点进行腹部体征检查。

(二)体格检查

1.重点检查内容及目的 患者消化系统疾病引起的腹水可能性大,应重视专科查体包括腹部体征的检查,重点排除肝脏疾病。患者营养状态及意识状态如何,有无贫血貌,有无皮肤巩膜黄染、有无肝掌及蜘蛛痣,腹壁是否有静脉曲张,腹部形态是否膨隆,是否蛙状腹,肝、脾是否肿大,移动性浊音及液波震颤是否阳性属于重点检查内容,双下肢是否水肿。

体格检查结果

T 36.7 ℃,R 20 次/min,P 80 次/min,BP 110/72 mmHg

神志清,精神可,营养可,皮肤巩膜无黄染,无贫血貌,有肝掌,前胸壁及颈部可见数枚蜘蛛痣,全身淋巴结未触及肿大。双肺呼吸音清,未闻及干、湿啰音。心率 80 次/min,律齐,心脏各瓣膜听诊区未闻及病理性杂音。腹部明显膨隆,未见明显腹壁静脉曲张,未见胃型及肠型蠕动波。腹部张力偏高,无压痛、反跳痛及肌紧张。肝未触及,脾剑突下 4 cm,肋下 3 cm,表面光滑。Murphy 征阴性。移动性浊音阳性。液波震颤阳性。肠鸣音 4 次/min。双下肢对称性凹陷性水肿。

---

2. 思维引导　患者既往有乙型病毒性肝炎病史,查体发现肝掌及蜘蛛痣,考虑存在慢性活动性肝炎。腹部明显膨隆,腹壁张力偏高,移动性浊音阳性,液波震颤阳性,提示腹水。合并双下肢水肿考虑可能存在低白蛋白血症。诊断考虑乙肝后肝硬化可能性大,进一步行实验室检查(血常规、肝功能、肾功能、血电解质、凝血功能、肝纤维化指标、AFP、血氨、乙肝病毒定量等)及肝影像学检查以明确诊断,并需要进一步排除肝硬化相关的并发症。

(三)辅助检查

1. 主要内容及目的

(1)血常规、CRP、PCT 明确有无感染、贫血或血细胞三系减少。

(2)大便常规及隐血检查,排除消化道出血。

(3)肝功能、肾功能、电解质检查排除有无肝功能及肾功能损害、电解质紊乱;凝血功能检查排除是否存在凝血功能障碍。

(4)血氨检查排除肝性脑病;乙肝五项及 HBV DNA 定量明确乙肝病毒复制情况。

(5)肝、脾彩超明确肝、脾大小,肝表面形态,是否合并肝内占位;门静脉彩超明确门静脉宽度;肝 CT 平扫加增强排除原发性肝癌;胃镜检查排除上消化道疾病并排除食管胃底静脉曲张。

(6)排查有无合并 HCV 感染及自身免疫性肝病。

辅助检查结果

(1)血常规:WBC $2.6×10^9$/L,N% 50%,L% 30%,RBC $4.88×10^{12}$/L,Hb 150 g/L,PLT $70×10^9$/L;CRP 3 mg/L。

(2)大便常规正常,大便隐血阴性。

(3)肝功:ALT 130 U/L,AST 140 U/L,GGT 233 U/L,ALP 258 U/L,白蛋白 30.2 g/L,总胆红素 16.8 μmol/L,直接胆红素 7.8 μmol/L,间接胆红素 9.0 μmol/L,总胆汁酸 6.2 μmol/L。

(4)肾功能正常。

(5)电解质正常。

(6)凝血功能正常。

(7)传染病检查:HBsAg(+)、HBsAb(−)、HBeAg(−)、HBeAb(+)、HBcAb(+)、HCVAb(−);HBV DNA $7×10^6$;血氨及血 AFP 正常。

(8)腹部彩超:肝弥漫性损伤,脾增大,腹水。

(9)腹部 CT:肝硬化、脾大、门静脉高压、盆腔积液。

(10)胃镜:食管静脉中度曲张、胃底静脉无曲张、门静脉高压性胃黏膜病变。

---

2. 思维引导　患者中年男性,既往有乙肝病史。可见肝掌及蜘蛛痣,腹部查体提示腹水、脾大。诊断考虑肝硬化引起的腹水可能性大,肝功能、HBV DNA、腹部影像学、胃镜检查支持该诊断。肝硬化的诊断包括并发症的排查,暂可排除上消化道出血、感染、肝性脑病、肝肺综合征、肝肾综合征、原发性肝癌、电解质和酸碱平衡紊乱。

(四)初步诊断

分析上述病史、查体、检验及检查结果,支持以下诊断:①肝硬化失代偿期;②慢性乙型病毒性肝炎;③腹水;④脾亢;⑤食管静脉曲张(中度)。

二、治疗经过

1. 初步治疗　①限制钠水摄入:摄入钠盐 500～800 mg/d,入水量<1000 mL/d;摄入高蛋白食物补充血浆白蛋白。②利尿:螺内酯 100 mg+呋塞米 40 mg,监测尿量及电解质及体重、腹围变化。③给予抗病毒药物恩替卡韦 0.5 mg/d 应用。④普萘洛尔 5 mg tid 应用降低门静脉压力,预防静脉曲张破裂出血,监测心率及血压变化。⑤给予保护肝细胞药物应用。

2. 思维引导　给予以上药物应用后患者尿量 2000 mL/d,体重下降约 0.3 kg/d,腹胀逐渐缓解,进食量较前增加,乏力症状改善,腹围逐渐缩小,利尿效果较好,腹水为漏出液可能性大,如果利尿效果差,腹水消退差,合并腹痛、低热,考虑合并自发性腹膜炎,需行腹水诊断性穿刺,并加用抗生素治疗,该患者暂不用。

治疗效果

给予以上药物应用后患者尿量 2000 mL/d,体重下降约 0.3 kg/d,腹胀逐渐缓解,进食量较前增加,乏力症状改善,腹围逐渐缩小,利尿、保肝及对症治疗后效果较好。

三、思考与讨论

患者腹胀,伴尿少。查体提示腹水。既往有慢性乙型病毒性肝炎病史,初步诊断考虑肝硬化并腹水。肝硬化腹水需与心源性腹水、消化系统恶性肿瘤腹腔转移引起的腹水鉴别。心源性腹水既往常有心脏病史,有呼吸困难及发绀表现,合并右心功能衰竭,颈静脉怒张、肝淤血等,给予强心、利尿治疗后效果明显。消化系统肿瘤并腹腔转移出现的腹水患者常有恶病质表现,有消化系统肿瘤的病史,腹水为渗出液,腹水细胞数较高,腹水脱落细胞常能查出肿瘤细胞,常规利尿剂治疗效果差。

四、练习题

1. 肝硬化患者腹水产生的原因是什么?
2. 腹水渗/漏出液鉴别要点有哪些?

五、推荐阅读

[1]陈灏珠,林果为,王吉耀. 实用内科学[M]. 14 版. 北京:人民卫生出版社,2013.
[2]中华医学会肝病学分会. 肝硬化诊治指南(2019 年)[J]. 临床肝胆病杂志,2019,35(11):2408–2425.

(郑庆芬　杨文义　张英剑)

案例 10　腹痛并腹部包块

一、病历资料

(一)门诊接诊

1. 主诉　腹痛 10 余天,间断性加重 3 d。

2. 问诊重点　腹痛为消化系统常见症状,患者病程短,且有加重情况,问诊时应注意发病期间主要症状及伴随症状特点、疾病演变过程、诊治经过、治疗效果等。

3. 问诊内容

(1)起病情况:患者病程短,应注意有无饮食、胃肠道手术等诱因,特别注意有无缓解和加重因素。

(2)主要症状:一般腹痛部位多为病变所在部位,如胃、十二指肠和胰腺疾病,疼痛多在中上腹部;胆囊炎、胆石症、肝脓肿等疼痛多在右上腹部;但有些疾病可有放射痛,如胆道疾患可引起右肩胛下区疼痛。关注患者腹痛有无诱发因素,如胆囊炎或胆石症发作前常有进食油腻食物史,急性胰腺炎发作前常有酗酒或暴饮暴食史。同时应询问患者腹痛的性质和程度,突发的中上腹剧烈刀割样痛或烧灼样痛,多为胃、十二指肠溃疡穿孔;中上腹持续性隐痛多为慢性胃炎或胃、十二指肠溃疡;上腹部持续性钝痛或刀割样疼痛呈阵发性加剧多为急性胰腺炎。根据主诉所述,患者发病以来,腹痛症状有加重情况,应注意询问有无明显的腹痛加重因素,询问腹痛与进食、排便、活动、体位的关系等。

(3)伴随症状:若有发热、寒战,提示有炎症存在,见于急性胆管炎、胆囊炎等;若有黄疸,可能与肝胆胰疾病有关;若有呕吐、反酸,提示食管、胃肠病变,呕吐量大提示胃肠道梗阻,伴反酸、嗳气则提示胃十二指肠溃疡或胃炎;若伴有腹泻,提示消化吸收障碍或肠道炎症、溃疡或肿瘤。

(4)诊治经过:有无做相关检查,有无用药,用何种药、具体剂量、效果如何。

(5)既往史:老年人大多有多种基础疾病,询问相关病史对于腹痛的诊断颇有帮助,如胆系结石病史、肝病史、心肺疾病史。

(6)个人史:患者有无吸烟、酗酒等不良嗜好。

(7)家族史:有无消化道肿瘤等其他遗传性疾病。

> **问诊结果**
>
> 患者老年女性,10 d 前无明显诱因出现腹痛症状,表现为全腹痛,中下腹为主,腹痛呈持续性,半卧位加重,伴食欲缺乏、恶心;3 d 前腹痛突然加重,程度不可耐受,10 余分钟后腹痛可自行减轻,间断性加重,未治疗;发病以来大小便正常,体重较前无明显变化。既往体健,无高血压、冠心病、糖尿病等慢性病病史,无肝病、结核等传染病病史,个人史、家族史无特殊。

4. 思维引导　患者老年女性,无明显诱因出现全腹痛,主要表现为中下腹疼痛,考虑肠道疾病引起的可能性大,但仍不能排除妇科疾病、泌尿系等疾病。肿瘤性疾病在体格检查时应注意腹部有无包块。卵巢囊肿扭转常表现为有盆腔或附件包块史的患者突发一侧下腹部剧痛,常伴恶心、呕吐等,泌尿系结石常表现为阵发性绞痛,疼痛剧烈。患者伴有食欲缺乏、恶心,不能排除不全肠梗阻。

应注意观察腹部外形有无全腹膨隆或不对称腹胀,腹式呼吸是否受限。机械性肠梗阻常可见肠型和蠕动波,麻痹性肠梗阻则腹胀均匀,听诊时注意肠鸣音是否亢进、有无音调改变。腹部 DR 或 CT 可作出鉴别诊断。患者疼痛部位主要表现为中下腹部疼痛,半卧位时疼痛加重,查体时应注意是否有腹部压痛、反跳痛、腹肌紧张、肝脾是否肿大等阳性体征。

(二)体格检查

1. 重点检查内容及目的 首先须检查患者的神志、呼吸、脉搏、血压等生命体征,其次应注意检查患者的体温、体位、有无痛苦面容、有无黄疸或贫血等。根据患者的具体情况,侧重检查心、肺等器官的体征,应重点注意腹部体征,有无腹部膨隆、腹壁静脉曲张、移动性浊音;腹部触诊有无压痛、反跳痛、腹肌紧张,有无触及腹部包块,患者主要表现为中下腹部疼痛,重点应关注中下腹部。

体格检查结果

T 36.7 ℃,R 18 次/min,P 90 次/min,BP 119/77 mmHg

发育正常,营养良好,神志清,精神可,自主体位,全身皮肤及黏膜颜色正常,无黄疸、贫血、蜘蛛痣、肝掌表现,腹部稍膨隆,呼吸运动正常,未见胃肠蠕动波,无皮疹、色素沉着、腹壁静脉曲张。腹壁触诊软,肝及脾不可触及,下腹部扪及一包块,大小约 10 cm×10 cm,形态欠规则,质硬,触诊轻压痛及反跳痛,无搏动,较固定。腹部叩诊呈鼓音,肝区、肾区无叩击痛,移动性浊音阴性,听诊肠鸣音正常,无振水音及血管杂音。余查体均正常。

---

2. 思维引导 经上述检查患者腹部稍膨隆,全腹膨隆可见于肥胖、腹水、腹内积气、腹内巨大包块;此患者下腹部可扪及一包块,发现腹部包块时首先应辨别是否为腹部可触及的正常包块(正常腹部可触及的包块有腹直肌及腱划、腰椎椎体及骶骨岬、乙状结肠粪块、横结肠、盲肠、右肾下极、腹主动脉),排除正常包块后,应注意此包块的位置、大小、形态、质地、是否有搏动、移动度。此患者的包块形态欠规则,质硬,触诊轻压痛及反跳痛,无搏动,较固定,下一步须完善相关血液学检查及影像学检查以明确病因。

(三)辅助检查

1. 主要内容及目的

(1)血常规、C 反应蛋白:恶性肿瘤可有贫血;白细胞计数及中性粒细胞比例增高多提示包块为炎性;脾大时可见脾功能亢进所致的全血细胞减少。

(2)凝血功能:恶性肿瘤患者可出现凝血功能紊乱。

(3)肝功能、肾功能、电解质:肝硬化患者常常可见肝功能异常、低钠血症等,肝硬化合并肝肾综合征时肾功能检查可明确诊断。

(4)血沉:辅助诊断肿瘤性疾病、炎性疾病等。

(5)肿瘤标志物:甲胎蛋白增高提示肝癌。

(6)尿液检查:包块来源于肾时常出现尿液检查阳性结果,如红细胞尿等,尿液检查对于包块是否来源于肾有很大的诊断意义。

(7)大便检查:粪便潜血试验阳性时提示胃肠道有病变;怀疑寄生虫包块者做大便虫卵检查可明确为何种寄生虫感染所致。

(8)CT 检查:明确病变部位。

辅助检查结果

（1）血常规、C 反应蛋白：N% 79.6%，L% 12.7%；CRP 116.74 mg/L。

（2）凝血功能：纤维蛋白原 5.74 g/L，D-二聚体（D-dimer）1.077 mg/L。

（3）肝功能、肾功能、电解质：直接胆红素 3.41 μmol/L，总蛋白 65.03 g/L，尿素氮 2.60 mmol/L，钙 2.17 mmol/L。

（4）血沉：35 mm/h。

（5）肿瘤标志物：CA125 251.5 U/mL。

（6）小便常规：白细胞 59/μL，非鳞状上皮细胞 7/μL。

（7）大便常规：未见明显异常。

（8）上腹部、盆腔联合增强 CT 检查：腹、盆腔巨大囊实性占位，考虑右侧卵巢上皮来源，囊腺癌可能性大，请结合临床；胆囊多发结石；右肾多发囊肿；十二指肠多发憩室；腹、盆腔少量积液；腹腔及腹膜后多发小淋巴结（图 1-9）。

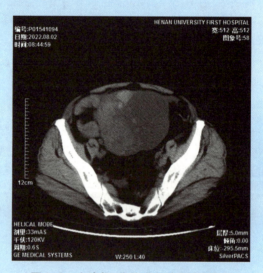

图 1-9　上腹部、盆腔联合增强 CT 检查

2. 思维引导　患者血常规结果回示中性粒细胞百分比偏高、C 反应蛋白明显升高，提示体内有炎症反应；患者纤维蛋白原、D-二聚体升高，目前处于高凝状态；血沉较快，且肿瘤标志物 CA125 高于正常水平，CA125 对诊断卵巢癌有较大的临床价值，其他恶性肿瘤例如宫颈癌、乳腺癌、胰腺癌、胆道癌、肝癌等也有一定的阳性反应，少数良性卵巢肿瘤、子宫肌瘤病人的 CA125 有时也会明显升高，但多数不超过 100 U/mL；小便常规结果回示尿液中白细胞偏高，腹部包块不排除泌尿系统来源；最终 CT 检查结果明确腹、盆腔巨大囊实性占位，考虑右侧卵巢上皮来源，囊腺癌可能性大。

（四）初步诊断

分析上述病史、查体、检验结果、检查结果，支持以下诊断：①腹、盆腔巨大囊实性占位 卵巢囊腺癌？②胆囊结石；③肾囊肿；④十二指肠多发憩室；⑤腹水；⑥盆腔积液。

二、治疗经过

1. 初步治疗

（1）术前：酮铬酸氨丁三醇注射液 15 mg 肌内注射；盐酸哌替啶注射液 75 mg 肌内注射；盐酸甲

氧氯普胺注射液 10 mg 静脉注射;营养补液、补充电解质治疗。

（2）行剖腹探查手术、右侧卵巢及肿瘤切除术。简要手术过程:麻醉成功后,常规消毒铺巾,取下腹部正中切口,长约 12 cm,逐层进腹,保护切口,探查腹腔少量腹水,肝脏色泽、质地正常,无水肿,未见明显占位及结节;右侧卵巢可见直径约 15 cm 肿瘤,多囊性,与周围组织界限清。分离肿瘤滋养血管,连同右侧卵巢一并切除。

（3）术后:注射用头孢呋辛钠 1.5 g 静脉滴注;注射用艾普拉唑 10 mg 静脉滴注;营养补液、补充电解质治疗。

术中快速病理结果:肿瘤大部分坏死,初步取材考虑性索间质肿瘤,倾向良性肿瘤。

术后免疫组化病理结果:常规集合免疫组化标记,符合卵巢纤维瘤伴蒂扭转,组织大部分坏死。

2.思维引导　患者主要表现为腹痛,首先给予止痛、营养补液等对症治疗,影像学检查确诊后进行手术治疗,术后给予抗生素预防感染、抑酸护胃、营养补液等对症支持治疗。

治疗效果

患者术后腹部伤口定期换药,如期愈合,皮内缝合无需拆线,恢复良好;术后第 5 天,患者一般情况良好,体温正常,给予办理出院手续。

三、思考与讨论

患者主要临床表现为腹痛,查体发现下腹部扪及一包块,发现腹部包块时首先应辨别是否为腹部可触及的正常包块（正常腹部可触及的包块有腹直肌及腱划、腰椎椎体及骶骨岬、乙状结肠粪块、横结肠、盲肠、右肾下极、腹主动脉）,排除正常包块后,应注意此包块的位置、大小、形态、质地、是否有搏动、移动度,以帮助鉴别诊断其他疾病。经影像学检查确诊为来源于右侧卵巢上皮的腹、盆腔巨大囊实性占位,结合术后病理诊断为卵巢纤维瘤伴蒂扭转。卵巢纤维瘤是来源于卵巢间质的非特异性纤维结缔组织,是性索间质肿瘤中最常见的肿瘤。主要特点为:①是所有卵巢肿瘤中质地最坚硬的肿瘤;②Meigs 综合征:常合并胸/腹水,占 1%~3%,可能与肿瘤分泌的液体超过了腹膜重吸收的能力或淋巴/静脉回流受阻有关,在肿瘤切除后胸/腹水可消退且不再复发;③患者一般无内分泌功能和月经紊乱。卵巢纤维瘤需要与子宫浆膜下肌瘤、阔韧带肌瘤等盆腔良性肿瘤和卵巢恶性肿瘤等鉴别。

四、练习题

1.临床中发现腹部包块时,查体应注意什么?

2.卵巢纤维瘤应与哪些疾病进行鉴别诊断?

五、推荐阅读

[1]唐承薇,张澍田.内科学.消化内科分册[M].北京:人民卫生出版社,2015.

[2]李艳,胡宁,郑晔,等.18 例卵巢纤维瘤的 MRI 表现与误诊分析[J].中国医疗器械信息,2021,27(23):54-56.

[3]卞方云,季亚平,凌利.卵巢纤维瘤的 CT 表现及鉴别诊断[J].中国中西医结合影像学杂志,2017,15(3):328-330.

（梁　晗　孙　艳　张英剑）

第二部分　消化系统常见病

案例 11　慢性胃炎

一、病历资料

（一）门诊接诊

1. 主诉　间断中上腹疼痛伴餐后饱胀半年余。

2. 问诊重点　问诊时应注意询问起病和病程，诱因，主要症状，加重及缓解的因素、伴随症状、疾病演变过程、诊治经过及治疗效果等。

3. 问诊内容

（1）起病和病程：患者慢性起病，病程较长，反复发作。

（2）诱因：有无不洁饮食、饮酒、情绪改变、服用止痛及抗凝药物等。

（3）主要症状：腹痛多数由腹部脏器疾病引起，但少数可由腹腔外疾病及全身疾病引起。

问诊过程中应询问，①腹痛部位：如中上腹疼痛多见于胃、十二指肠、胰腺疾病、蛔虫病、阑尾炎早期、食管裂孔疝等，中上腹隐痛常见于慢性胃炎、十二指肠溃疡等。右上腹疼痛常见于胆囊炎、胆囊结石、肝脓肿、急性肝病、右膈下脓肿等。②有无牵涉痛、放射痛及转移性腹痛：如急性阑尾炎为转移性右下腹疼痛；肝胆疾病常放射至右肩部。③腹痛的性质和程度：如突发中上腹剧烈刀割样痛、烧灼样痛，常见于胃、十二指肠溃疡穿孔；持续性中上腹隐痛常见于慢性胃炎、十二指肠溃疡。④腹痛的发作时间：餐后疼痛常见于肝胆疾病、胃部肿瘤等；周期性、节律性上腹痛见于胃、十二指肠溃疡。⑤腹痛加重和缓解的因素：疼痛与体位改变、进食、排便、精神状态有着密切关系，例如油腻食物摄入可能加重胆道疾病疼痛，胃溃疡患者进食后疼痛加重，而十二指肠溃疡则进食后腹痛减轻；排便、呕吐可能使肠梗阻患者腹痛减轻；精神焦虑可加重慢性胃炎等疼痛。

（4）伴随症状：①有无发热、寒战，若有发热、寒战常提示炎症性疾病，见于急性胆道感染、胆囊炎、肝脓肿、腹腔感染等。②有无黄疸，若有黄疸，常见于胆道系统疾病及急性溶血性贫血。③有无伴随呕吐、反酸、烧心、早饱、嗳气、恶心，如有呕吐，可根据呕吐物的性质和多少鉴别，如呕吐物为隔夜宿食，多见于幽门梗阻和狭窄；如有反酸、烧心、早饱、嗳气、恶心，多提示胃十二指肠溃疡或胃炎。④有无伴有排便、排气情况改变，若伴有肛门停止排便排气情况，多提示肠梗阻。⑤有无便血、黑便、头晕、消瘦，若有便血、黑便、头晕、消瘦，常见于消化性溃疡出血、消化道肿瘤并出血等。⑥有无伴有休克，若有休克，同时有贫血者可能见于腹腔脏器破裂，无贫血者可见于胃肠穿孔、急性胰腺炎、心肌梗死、肠扭转、绞窄性肠梗阻等。⑦伴腹泻，考虑消化吸收障碍或胃肠道炎症、溃疡或肿瘤。

（5）诊治经过：是否行炎症指标、胃肠镜、腹部影像学等相关检查，既往是否用药，药物种类、剂量、疗效等。

（6）既往史：询问患者既往有无类似腹痛病史，有无高血压、糖尿病、冠心病、脑血管疾病、肺部疾病等慢性疾病，有无肝炎、结核等传染病史，有无手术及外伤史，有无食物及药物过敏史等，询问相关病史对鉴别诊断颇有帮助，比如急性心肌梗死、主动脉夹层等。

（7）个人史：询问患者职业，有无工业毒物、放射性物质接触史，有无吸烟、饮酒史。

（8）家族史：家族有无胃炎、胃溃疡、胃癌病史，有无家族聚集幽门螺杆菌（Hp）感染史。

问诊结果

患者中年女性，慢性病程。半年来反复出现中上腹部胀痛，症状间断发作，进食后饱胀感，伴反酸、烧心、早饱、嗳气、干呕，间断自行口服奥美拉唑后症状可缓解，易反复。近日上述症状较为频繁，无吞咽困难，无呕血、黑便、腹泻、发热等，发病来，神志清，精神欠佳，饮食、睡眠差，大便如上，小便正常，体重无明显下降。

既往体健，个人史、家族史等无特殊。

4. 思维引导 该患者中年女性，慢性病程，餐后中上腹胀痛，伴反酸、烧心、早饱、嗳气，口服奥美拉唑后症状可缓解，但易反复；考虑慢性胃炎可能性大，但不能除外消化性溃疡、消化道肿瘤、功能性胃肠病等，须进一步完善胃肠镜检查、腹部影像学检查、^{14}C 呼气试验、血常规、生化、肿瘤标志物等，进一步协助诊断，排查器质性病变。查体须关注睑结膜有无苍白、全身浅表淋巴结有无肿大，重点关注腹部查体。

（二）体格检查

1. 重点检查内容及目的 ①全身查体：除生命体征外，应关注患者的精神状态，有无焦虑状态。②腹部查体：按照视、听、叩、触的顺序进行详细的体格检查，注意腹部平坦/凹陷/膨隆，有无腹肌紧张、压痛、反跳痛，有无腹部包块，肝、脾肋缘下是否触及，肠鸣音是否消失/活跃/亢进，有无移动性浊音等。

全身体格检查

T 36.5 ℃，R 16 次/min，P 62 次/min，BP 113/76 mmHg

神志清，精神可，体型正常，全身未触及肿大淋巴结，皮肤及巩膜无黄染，睑结膜无苍白，双肺呼吸音清，未闻及干、湿啰音，无胸膜摩擦音，无语音传导异常，心前区无隆起，心前区无异常搏动，心尖搏动正常，心界不大，心率 62 次/min，律齐，第一心音正常，无额外心音，无杂音，腹部平坦，腹壁无静脉曲张，无胃肠蠕动波，腹部韧，剑突下压痛不适，无反跳痛及肌紧张，腹部无包块，肝、脾肋下未及，肝区无叩痛，胆囊未触及，Murphy 征阴性，双肾区无叩痛，移动性浊音阴性，肠鸣音正常，无血管杂音，双下肢无水肿，余查体正常。

2. 思维引导 全身查体中，患者除剑突下压痛不适外无特殊不适。须进一步行实验室、影像学、内镜等检查，以明确诊断。

（三）辅助检查

1. 主要内容及目的

（1）血常规、尿常规、粪便常规+潜血，进一步判断有无感染灶、有无贫血、有无消化道出血等。

（2）生化、胃功能检测、自身抗体检测，评估有肝脏疾病、A 型胃炎等。

（3）肿瘤标志物：协助诊断有无肿瘤。

(4)心电图:明确是否有心脏疾病等。

(5)^{13}C 或 ^{14}C 呼气试验(UBT)协助诊断有无 Hp 感染。

(6)胃肠镜检查:协助判断有无消化性溃疡、消化道出血、消化道肿瘤等。

(7)腹部影像学检查:协助判断是否存在胆囊炎、胰腺炎、腹部肿瘤等其他造成腹痛原因。

辅助检查结果

(1)血常规:WBC $4.5×10^9$/L、N% 56.9% 、RBC $4.2×10^{12}$/L、Hb 120 g/L、PLT $305×10^9$/L。

(2)大便常规、尿常规、生化、肿瘤标志物等均未见明显异常。

(3)心电图:窦性心律,心率 70 次/min。

(4)全腹部 CT 未见明显异常。

(5)胃镜检查:①反流性食管炎(LA-A 级)(图 2-1);②慢性萎缩性胃炎(C-2)(图 2-2)。

(6)结肠镜检查:所见结直肠未见明显异常。

(7)^{14}C 呼气试验:阳性。

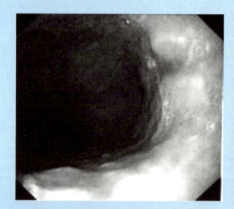

图 2-1　反流性食管炎(LA-A 级)

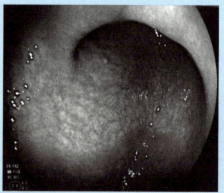

图 2-2　慢性萎缩性胃炎(C-2)

2.思维引导　通过病史询问和上述检查,基本可除外消化道肿瘤、消化性溃疡等,患者剑突下腹部隐痛,腹部 CT 未见器质性病变,^{14}C 呼气试验阳性,PPI 抑制剂治疗后症状可缓解,但易反复,根据胃镜检查结果,考虑慢性萎缩性胃炎,并 Hp 感染。

(四)初步诊断

根据上述病史、体格检查、辅助检查结果,考虑目前诊断为:①慢性萎缩性胃炎(C-2);②Hp 感染;③反流性食管炎(LA-A 级)。

二、治疗经过

慢性胃炎的治疗目的是缓解消化不良症状和改善胃黏膜炎症。治疗应尽可能针对病因,遵循个体化原则。消化不良症状的处理与功能性消化不良相同。无症状、Hp 阴性的慢性非萎缩性胃炎无须特殊治疗。

(一)一般治疗

慢性胃炎患者,不论其病因如何,均应戒烟、忌酒,避免使用损害胃黏膜的药物如非甾体抗炎药(NSAID)等,以及避免对胃黏膜有刺激性的食物和饮品,如过于酸、甜、咸、辛辣和过热、过冷食物、浓茶、咖啡等,饮食宜规律,少吃油炸、烟熏、腌制食物,不食腐烂变质的食物,多吃新鲜蔬菜和水果。所食食品要新鲜并富于营养,保证有足够的蛋白质、维生素(如维生素 C 和叶酸等)及铁质摄入,精神上乐观,生活要规律。

(二)针对病因或发病机制的治疗

1. 根除 Hp　慢性胃炎的主要症状为消化不良,其症状应归属于功能性消化不良范畴。目前国内外均推荐对 Hp 阳性的功能性消化不良行根除治疗。因此,有消化不良症状的 Hp 阳性慢性胃炎患者均应根除 Hp。另外,如果伴有胃黏膜糜烂,也应根除 Hp。大量研究结果表明,根除 Hp 可使胃黏膜组织学得到改善;对预防消化性溃疡和胃癌等有重要意义;对改善或消除消化不良症状具有费用疗效比优势。

2. 胃黏膜保护剂　主要有铋剂、硫糖铝、铝碳酸镁、瑞巴派特、替普瑞酮、吉法酯、依卡倍特等。

3. 对症处理　慢性胃炎伴胆汁反流者可应用促动力药(如多潘立酮)和/或有结合胆酸作用的胃黏膜保护药(如铝碳酸镁制剂)。

促动力药:如多潘立酮、马来酸曲美布汀、莫沙必利、盐酸伊托必利,主要用于上腹饱胀、恶心或呕吐等为主要症状者。

抗抑郁或抗焦虑治疗:可用于有明显精神因素的慢性胃炎伴消化不良症状患者,同时应予耐心解释或心理治疗。

促消化治疗:对于伴有腹胀、食欲缺乏等消化不良症状而无明显上述胃灼热、反酸、上腹饥饿痛症状者,可选用含有胃酶、胰酶和肠酶等复合酶制剂治疗。

该患者治疗方案:奥美拉唑 20 mg bid,早、晚饭前半小时口服;丽珠得乐 220 mg bid,早、晚饭前半小时口服;阿莫西林 1000 mg bid,饭后口服;克拉霉素 500 mg bid,饭后口服,疗程为 14 d。

治疗效果

该患者口服"四联"抗 Hp 药物 14 d 后,腹部胀痛症状较前明显好转,停药 1 个月后,复查 ^{14}C 呼气试验阴性。

知识回顾

一、慢性胃炎的病因

1. **Hp 感染**　是慢性胃炎最主要的原因,Hp 感染者几乎都存在胃黏膜活动性炎症,长期感染可致部分患者发生胃黏膜萎缩、肠化生,甚至异型增生、胃癌。

2. **饮食和环境因素**　进食过冷、过热以及粗糙、刺激性食物等不良饮食习惯可致胃黏膜损伤。

3. **自身免疫**　自身免疫性胃炎是自身免疫机制所致的慢性萎缩性胃炎,患者体内产生针对胃组织不同组分的自身抗体。可伴有其他自身免疫病如甲状腺疾病、1 型糖尿病、白癜风、脱发、银屑病、恶性贫血等。

4. **其他因素**　胆汁反流、抗血小板药物、NSAID 等药物、酒精等外在因素也是慢性胃炎相对常见的病因。

二、诊断、鉴别诊断

(一)诊断

胃镜及活检组织病理学检查是慢性胃炎诊断和鉴别诊断的主要手段。

1. 临床表现　慢性胃炎无特异性临床表现,多数无明显症状,有症状者主要表现为上腹痛、腹胀、早饱感、嗳气等消化不良表现,部分还伴焦虑、抑郁等精神心理症状。心理因素往往加重患者的临床症状。症状的严重程度与内镜所见及病理组织学分级并不完全一致。自身免疫性胃炎可长时间缺乏典型临床症状,首诊症状常以贫血和维生素 B_{12} 缺乏引起神经系统症状为主。

2. 内镜检查　上消化道内镜检查是诊断慢性胃炎的最主要方法,对评估慢性胃炎的严重程度及排除其他疾病具有重要价值。有条件的医院对初诊的患者可先行内镜检查,以了解胃黏膜情况,并排除肿瘤等疾病。由于多数慢性胃炎的基础病变都是炎性反应(充血、渗出)或萎缩,因此,将慢性胃炎分为慢性非萎缩性胃炎及慢性萎缩性胃炎是合理的,也有利于与病理诊断的统一。慢性非萎缩性胃炎内镜下(图 2-3)可见黏膜红斑、粗糙或出血点,可有水肿、充血、渗出等表现;慢性萎缩性胃炎内镜下(图 2-4)表现为黏膜红白相间,白相为主,皱襞变平、血管透见、伴有颗粒或结节状。根据木村·竹本分型,慢性萎缩性胃炎内镜下分期可分为闭合型(Closed Type)和开放型(Open Type)(图 2-5、图 2-6)。放大内镜结合色素染色或电子染色能清楚地显示胃黏膜微小结构,可指导活检部位,对胃炎的诊断和鉴别诊断及早期发现上皮内瘤变和肠化生具有参考价值。放大内镜下慢性萎缩性胃炎具有特征性改变,表现为胃小凹增宽、分布稀疏等。

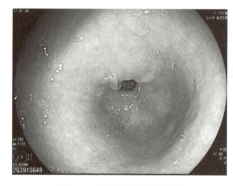 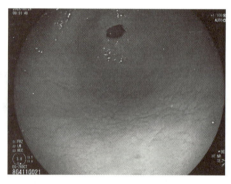

图 2-3　慢性非萎缩性胃炎　　图 2-4　慢性萎缩性胃炎

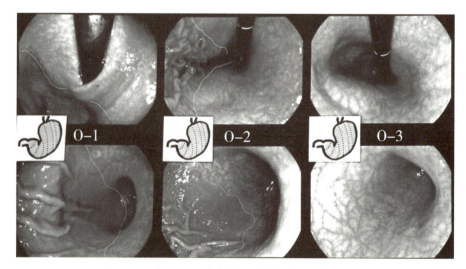

图 2-5　萎缩性胃炎内镜 C 型(木村·竹本分型)

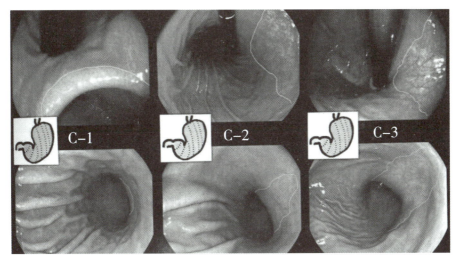

图2-6 萎缩性胃炎内镜O型(木村·竹本分型)

3.病理组织学检查 对慢性胃炎的诊断至关重要,应根据病变情况和需要进行活检。临床实践时可取2~3块,分别在胃窦、胃角和胃体部位活检;科学研究时则应参照新悉尼标准,在胃窦和胃体各取2块,胃角1块;可疑病灶处另外多取活组织检查。病理切片的观察应采用"直观模拟评分法",观察内容包括5项组织学变化和4个分级,5项组织学变化即Hp感染、活动性、炎症反应(淋巴细胞、浆细胞和单核细胞、粒细胞浸润)、萎缩(固有腺体减少)及肠化生;4个分级为无、轻度、中度和重度4级(0、+、++、++)。临床医师可结合病理结果和内镜所见做出病变范围与程度的判断。

4.实验室检查

(1)Hp检测:Hp感染是慢性胃炎最重要的病因,对慢性胃炎患者建议常规检测。以^{13}C或^{14}C尿素呼气试验为首选,是评估根除治疗后结果的最佳方法,目前已广泛应用,但需要避免抗菌药物、铋剂、抑酸药物的干扰。

(2)胃蛋白酶原(pepsinogen,PG)Ⅰ、Ⅱ以及胃泌素-17(gastrin-17,G-17)的检测:有助于慢性萎缩性胃炎的诊断。当出现萎缩时,血清PGⅠ和PGⅡ水平均下降,PGⅠ下降更显著,PGⅠ/PGⅡ比值随之降低。胃泌素-17是由胃窦部G细胞分泌,其分泌主要受胃内pH值、G细胞数量和进食的影响。PGⅠ、PGⅠ/PGⅡ比值降低,血清G-17水平升高,提示胃体萎缩为主;若PGⅠ及PGⅠ/PGⅡ比值正常,血清G-17水平降低,提示胃窦萎缩为主;全胃萎缩者,PG及G-17均降低。因此,PG和G-17的测定有助于萎缩的范围和程度的判断。

(3)血清抗壁细胞抗体、内因子抗体及维生素B_{12}水平测定:有助于诊断自身免疫性胃炎。最敏感的血清生物标志物是抗壁细胞抗体,但抗壁细胞抗体阳性并非自身免疫性胃炎的特异指标,也可出现在其他自身免疫疾病中。

(二)鉴别诊断

慢性胃炎患者可出现上腹部不适、疼痛、反酸、腹胀等消化不良症状,需要与消化性溃疡、胃癌、慢性胆囊炎、胆结石以及肝、胰腺疾病相鉴别。消化性溃疡常表现为上腹部疼痛,具有周期性、节律性的特点,常伴反酸;胃癌早期往往无明显症状,进展期可出现上腹部疼痛、呕吐、黑便,甚至呕血;胆囊结石患者常于餐后、夜间发生右上腹痛,涉及背部,呈发作性;胃镜、肝胆胰超声、腹部CT或磁共振、血液生化检查、肿瘤标志物等可帮助诊断和鉴别。对于出现食欲缺乏、体重减轻、贫血、呕血或黑便、黄疸等报警征象,尤其是45岁以上、新近出现症状或症状加重者应及时进行上述检查。

（三）并发症

1. 上消化道出血　慢性胃炎伴有胃黏膜糜烂时可以出现黑便,甚至呕血。

2. 胃癌　慢性胃炎,尤其是伴有 Hp 持续感染者,少数可逐渐出现萎缩、肠化生、异型增生,有一定的胃癌发生风险。胃体为主的萎缩性胃炎,尤其是程度严重者,胃癌及胃神经内分泌肿瘤的发生风险显著增加。

3. 消化性溃疡　胃窦为主的胃炎,常有较高的胃酸分泌水平,易发生十二指肠溃疡;胃体为主的胃炎,胃黏膜屏障功能下降,发生胃溃疡的可能增加。

三、治疗

治疗的目标是去除病因、缓解症状、改善胃黏膜组织学、提高生命质量、预防复发和并发症。

（一）生活方式干预

饮食习惯的改变和生活方式的调整是慢性胃炎治疗的重要部分,建议患者清淡饮食,避免刺激、粗糙食物,避免过多饮用咖啡、大量饮酒和长期吸烟。对于需要服用抗血小板药物、NSAID 的患者,是否停药应权衡获益和风险,酌情选择。

（二）药物治疗

应根据患者的病因、类型及临床表现进行个体化治疗。增加黏膜防御能力,促进损伤黏膜愈合是治疗基础。

1. 对因治疗

（1）Hp 阳性的慢性胃炎:根除 Hp 有利于胃黏膜的修复,显著改善胃黏膜炎性反应,阻止或延缓胃黏膜萎缩、肠化生的发生和发展,甚至有可能部分逆转萎缩。目前推荐根除治疗方案为含铋剂四联方案:质子泵抑制剂(PPI)+铋剂+2 种抗菌药物。需要注意的是,Hp 对克拉霉素、甲硝唑和左氧氟沙星的耐药率(包括多重耐药率)高,而对阿莫西林、四环素和呋喃唑酮的耐药率仍很低。我国多数地区为抗菌药物高耐药地区,推荐经验性铋剂四联治疗方案疗程为 14 d,除非当地的研究证实 10 d 治疗有效(根除率>90%)。

（2）伴胆汁反流的慢性胃炎:幽门括约肌功能不全导致胆汁反流入胃,削弱或破坏胃黏膜屏障功能,治疗可应用促动力药和/或有结合胆酸作用的胃黏膜保护剂。促动力药物如多潘立酮(10 mg/次,3 次/d),莫沙比利(5 mg/次,3 次/d),铝碳酸镁(1 g/次,3~4 次/d)可以结合胆汁酸,增强胃黏膜屏障,减轻或消除胆汁反流所致胃黏膜损伤。熊去氧胆酸可以降低胆汁内的其他胆汁酸,缓解胆汁酸对细胞的毒性,对胃黏膜起保护作用。

（3）药物相关性慢性胃炎:首先根据患者使用药物的治疗目的评估患者是否可停用相关药物。对于必须长期服用的患者应进行 Hp 检测,阳性者应根除治疗,并根据病情或症状严重程度加强抑酸和胃黏膜保护治疗。PPI 是预防和治疗 NSAID 相关消化道损伤的首选药物,优于 H_2 受体拮抗剂(H_2RA)和黏膜保护剂。常用的 PPI 有奥美拉唑、兰索拉唑、泮托拉唑、艾司奥美拉唑、雷贝拉唑、艾普拉唑等。应避免长期服用,并注意 PPI 的不良反应。

2. 对症治疗　以上腹部灼热感或上腹痛为主要症状者可根据病情或症状严重程度选用 PPI 或 H_2RA、抗酸剂、胃黏膜保护剂。胃黏膜保护剂具有中和胃酸、保护胃黏膜等作用,有利于黏膜损伤愈合,一般分为外源性(如硫糖铝、铝碳酸镁等)和内源性(如替普瑞酮、瑞巴派特片等),其中内源性黏膜保护剂作用更为广泛,可增加黏膜的防御功能,是慢性胃炎治疗的基础。以上腹饱胀、嗳气、早饱、恶心等为主要表现时,可选择促动力药物如莫沙必利、伊托必利等。与进食相关的中上腹部饱胀、食欲缺乏等可应用消化酶,如米曲菌胰酶片、复方阿嗪米特肠溶片、复方消化酶等。消化酶联合促动力药效果更为明显。伴焦虑、抑郁等精神心理因素、常规治疗无效和疗效差的患者可给予抗抑郁药物或抗焦虑药物,临床上常用的药物有三环类抗抑郁药如阿米替林以及选择性5-羟色胺再摄取抑制剂如帕罗西汀等。宜从小剂量开始,注意药物的不良反应。此类药物起效慢,应向患者耐心解释,提高其依从性。如焦虑、抑郁症状比较明显,应建议患者就诊精神卫生专科。

3.中医药及其他治疗 中医治疗胃炎有一定的效果,但须辨证施治,目前缺乏较高质量的临床研究证据;针灸治疗对慢性胃炎的症状改善有作用。

三、思考与讨论

慢性胃炎(chronic gastritis)是由各种病因引起的胃黏膜慢性炎症。根据新悉尼胃炎系统和我国2006年颁布的《中国慢性胃炎共识意见》标准,由内镜及病理学变化,将慢性胃炎分为非萎缩性胃炎及萎缩性胃炎两大基本类型和一些特殊类型胃炎。Hp感染是最常见的病因。其发病率一般随年龄的增长而增加,中老年人为主。胃镜及活检组织病理学检查是诊断及鉴别诊断的主要手段。

对于长期中上腹不适患者,排除器质性病变外,应关注是否存在幽门螺杆菌感染,如阳性需要与家属分餐,同时根据标准方案根除,停药1个月后复查^{14}C或^{13}C呼气试验。如果Hp根除失败,需要检测药物耐药性,调整根除方案,再次根除。45岁以上患者或有家族消化道肿瘤病史患者,应建议常规体检胃肠镜,排查消化道早癌,必要时行内镜黏膜下剥离术(ESD),做到早发现早治疗。对慢性胃炎合并焦虑抑郁状态患者,应耐心开导,必要时需给予抗焦虑抑郁治疗。

四、练习题

1.青霉素过敏患者应如何选择根除幽门螺杆菌方案?
2.内镜下萎缩性胃炎如何分型?

五、推荐阅读

[1]唐承薇,张澍田.内科学消化内科分册[M].北京:人民卫生出版社,2015.
[2]刘国伟.消化道常见病内镜诊断图谱[M].沈阳:辽宁科学技术出版社,2021.

(张腊梅 赵 晔 张英剑)

案例12 消化性溃疡

一、病历资料

(一)门诊接诊

1.主诉 反复上腹痛3年,再发伴黑便2d。

2.问诊重点 上腹痛及黑便均为消化系统常见症状,临床上一般将腹痛按起病缓急、病程长短分为急性腹痛及慢性腹痛。此病例中患者慢性发病,腹痛为主要症状,问诊时应注意病程中主要症状及伴随症状特点、疾病演变过程、诊治经过、治疗效果等。

3.问诊内容

(1)诱发因素:有无饮酒、暴饮暴食、长期服药等诱发因素。

(2)主要症状:慢性腹痛常见于腹腔脏器慢性炎症(慢性胃炎、十二指肠炎、慢性胆囊炎等)、消化道运动障碍(功能性消化不良、肠易激综合征等)、胃及十二指肠溃疡、腹腔脏器扭转或梗阻、脏器包膜的牵张、中毒与代谢障碍(铅中毒、尿毒症等)、肿瘤压迫与浸润。

(3)问诊过程中须询问:①腹痛的具体部位,一般腹痛部位即为病变所在部位,如胃、十二指肠和胰腺疾病疼痛多在中上腹,肝胆系统疾病疼痛多在右上腹,小肠疾病的疼痛多在脐周或脐部等。②腹痛的性质和程度,突发的中上腹剧烈、刀割样痛或烧灼样痛,多为胃、十二指肠溃疡穿孔;中上腹持续性隐痛多为慢性胃炎或胃、十二指肠溃疡;上腹部持续性钝痛或刀割样疼痛呈阵发性加剧,多为急性胰腺炎;持续性、广泛性剧烈腹痛伴腹肌紧张或板样强直,提示急性弥漫性腹膜炎。其中隐痛或钝痛多为内脏性疼痛,多由胃肠张力变化或轻度炎症引起,胀痛可能为实质脏器包膜牵张所致。③腹痛的发作时间,餐后疼痛常见于肝胆疾病、胃部肿瘤等;周期性、节律性上腹痛见于胃、十二指肠溃疡。④腹痛与体位的关系,某些体位可使腹痛加重或减轻。

(4)伴随症状:①伴发热、寒战提示有感染存在,多见于急性胆道感染、胆囊炎、肝脓肿等感染性疾病。②伴黄疸可能与肝胆胰疾病有关。③伴休克同时有贫血,可能是腹腔脏器破裂、消化道穿孔、绞窄性肠梗阻、肠扭转等;该患者同时伴有黑便,考虑存在消化道出血,原因多为消化性溃疡出血、胃肠道恶性肿瘤出血等。④伴呕吐、反酸,考虑食管、胃肠病变,比如胃肠道梗阻、胃及十二指肠溃疡或胃炎等。⑤伴腹泻,考虑消化吸收障碍或胃肠道炎症、溃疡或肿瘤。⑥伴血尿,如泌尿系结石等泌尿系疾病。

(5)诊治经过:用药否,用何种药、具体剂量、效果如何,以利于迅速选择药物。

(6)既往史:老年人大多有多种基础疾病,当出现一个症状或体征时,不能认为是某一种病所致,有可能是多种疾病逐步进展、恶化的结果,如患者既往有高血压、冠心病、类风湿性关节炎等疾病而长期口服抗血小板药物、非甾体抗炎药等,也可能出现腹痛,特别是心肌梗死有时亦可表现为腹痛症状。

(7)个人史:患者饮酒史、饮食习惯及工作环境等,有无重金属、毒物等接触史。

(8)家族史:须询问有无消化道肿瘤家族遗传倾向。

问诊结果

　　患者中年男性,3年前反复出现上腹部隐痛,以剑突下为著,无规律性,无后背及左肩放射,空腹及夜间疼痛加重,间断自行口服"泮托拉唑",腹痛症状可好转,未正规诊治。2 d前上述症状再次出现,性质及部位同前,同时出现解黑便,为黑色糊状便,200~300 g/次,1~2次/d,伴头晕、乏力症状,无晕厥、出冷汗、胸闷、胸痛、恶心、呕吐、发热症状,前来就诊,查粪常规潜血(++),血常规提示血红蛋白86 g/L,门诊以"消化道出血"收入院。发病来,神志清,精神欠佳,饮食、睡眠欠佳,大便如上,小便正常,体重无明显下降。

　　既往史:"高血压"病史6年,血压最高160/100 mmHg,规律口服降压药(缬沙坦胶囊80 mg/d)治疗,自诉血压控制尚可。"冠心病"病史3年,长期口服"阿司匹林肠溶片(100 mg/d)"。无慢性肝病、肾脏疾病、脑血管疾病病史。

　　个人史:吸烟20余年,每天10支,未戒烟;无嗜酒。

　　家族史:家族中无类似病例及消化道肿瘤病例。

---

4. 思维引导　患者反复发作上腹部疼痛,伴随黑便2 d,无后背及左肩部放射,无胸闷、胸痛症状,注意心电图、心肌酶等检查排除心源性可能;患者腹痛为慢性隐痛,部位集中于剑突下,行腹部彩超或影像学检查协助诊断是否存在胆囊炎、胰腺炎、腹部肿瘤等疾病;患者慢性、规律性腹痛,且有长期口服非甾体抗炎药(阿司匹林肠溶片)史,服用PPI类药物后腹痛可缓解,结合患者排黑便2 d,伴有粪常规潜血阳性,血红蛋白下降,考虑患者为消化性溃疡并出血可能性大,应在查体时注意

血压、脉搏、有无睑结膜苍白等判断贫血程度,确定腹痛部位,有无肌紧张及反跳痛等。

(二)体格检查

1. 重点检查内容及目的　患者消化性溃疡并出血的可能性大,应注意腹部压痛部位(有无肌紧张及反跳痛)、肠鸣音等,测血压、脉搏、尿量、睑结膜苍白等体征判断失血量。若肠鸣音活跃、血压持续下降,则考虑可能为活动性消化道出血可能;血压下降、脉搏增快、尿量减少、睑结膜苍白明显则考虑失血量大,消化道出血重。

体格检查结果

T 36.3 ℃,R 22 次/min,P 106 次/min,BP 102/64 mmHg

神志清,精神欠佳,全身未触及肿大淋巴结,皮肤及巩膜无黄染,睑结膜苍白,肺部听诊无明显异常,心界不大,心率 106 次/min,律齐,心音正常,腹软,剑突下轻压痛,无肌紧张及反跳痛,余腹部无压痛、反跳痛及肌紧张,未见明显胃肠型,未触及明显肿块,肝、脾肋下未及,移动性浊音阴性,双下肢无水肿,肠鸣音稍活跃,余查体正常。

---

2. 思维引导　经上述检查有心率增快、睑结膜苍白、剑突下压痛、肠鸣音稍活跃体征,结合患者解黑便、头晕、乏力症状,提示存在消化道出血(考虑上消化道出血);腹痛的患者不排除消化性溃疡、胆囊炎、胰腺炎、腹部肿瘤等疾病所致,进一步行实验室检查(胰腺炎组合、肿瘤标志物等)及胃肠镜、影像学检查,明确诊断。

(三)辅助检查

1. 主要内容及目的

(1)血常规:进一步判断贫血程度。

(2)胰腺炎组合:评估有无胰腺炎证据。

(3)肿瘤标志物:协助诊断肿瘤性疾病。

(4)心电图:明确是否有心肌缺血、心律失常等。

(5)^{13}C 或 ^{14}C 呼气试验(UBT):协助诊断有无幽门螺杆菌感染。

(6)胃肠镜检查:协助判断消化道出血原因。

(7)腹部影像学检查:协助判断是否存在胆囊炎、胰腺炎、腹部肿瘤等其他造成腹痛原因。

辅助检查结果

(1)血常规:WBC $9.55×10^9$/L,N% 74.5%,RBC $2.86×10^{12}$/L,Hb 86 g/L,PLT $320×10^9$/L。

(2)大便常规:潜血(++)。

(3)肝功能、胰腺炎组合大致正常。

(4)肿瘤标志物:CEA、CA199、CA25、AFP 结果在正常范围。

(5)心电图:窦性心动过速,心率 108 次/min。

(6)^{14}C 呼气试验(UBT):因患者 4 周内有应用 PPI 史,检测易出现假阴性,故未检测。

(7)胃镜:食管未见明显异常、幽门螺杆菌相关性胃炎、十二指肠球部溃疡(A1 期)。

(8)肠镜:所见结直肠大致正常。

(9)全腹 CT 检查:肝囊肿,余未见明显异常。

2.思维引导　根据该患者反复发作上腹部疼痛,伴随黑便、心率增快、睑结膜苍白,血常规提示血红蛋白下降,粪常规提示潜血(++),支持消化道出血,经胃肠镜检查支持十二指肠球部溃疡的诊断。患者腹痛为慢性隐痛,部位集中于剑突下,行腹部 CT 检查未见胆囊、胰腺病变及肿瘤征象,不考虑胆囊炎、胰腺炎、腹部肿瘤等病变。

患者慢性、规律性腹痛,空腹及夜间疼痛加重,且有长期口服非甾体抗炎药(阿司匹林肠溶片)史,服用 PPI 类药物后腹痛可缓解,结合胃镜下表现存在幽门螺杆菌现症感染、十二指肠球部溃疡(活动期),支持十二指肠球部溃疡并出血诊断。

(四)初步诊断

分析上述病史、查体、实验室检查结果,支持以下诊断。①急性上消化道出血:十二指肠球部溃疡(A1 期);②幽门螺杆菌相关性胃炎;③轻度贫血;④窦性心动过速;⑤高血压 2 级,很高危;⑥冠心病;⑦肝囊肿。

二、治疗经过

消化性溃疡治疗目标为:去除病因,控制症状,促进溃疡愈合、预防复发、防治并发症。

(一)寻找病因

1.检测幽门螺杆菌　^{13}C 或 ^{14}C 呼气试验(UBT)准确性高,易于操作,是非侵入性检测方法中的金标准。

2.其他可能的病因

(1)药物:长期服用非甾体抗炎药、糖皮质激素、氯吡格雷、双膦酸盐、西罗莫司等药物的病人易于发生消化性溃疡(peptic ulcer,PU),其中非甾体抗炎药是导致消化性溃疡最常见药物。

(2)其他:大量饮酒、长期吸烟、应激等是消化性溃疡的常见诱因。胃石症病人因胃石的长期机械摩擦刺激而产生胃溃疡。放疗可引起胃或十二指肠溃疡。与其他疾病合并发生,如促胃液素瘤、克罗恩病、肝硬化、慢性阻塞性肺疾病、休克、全身严重感染、急性心肌梗死、脑卒中等。少见的感染性疾病,如单纯疱疹病毒、结核、巨细胞病毒等感染累及胃或十二指肠可产生溃疡。

Hp 在消化性溃疡发病机制中的作用

(二)药物治疗

20 世纪 70 年代以后,治疗消化性溃疡药物治疗经历了 H$_2$ 受体拮抗剂、PPI 和根除 Hp 三次里程碑式的进展,使溃疡愈合率显著提高、并发症发生率显著降低,相应的外科手术明显减少。

1.抑制胃酸分泌

(1)H$_2$ 受体拮抗剂:是治疗 PU 的主要药物之一,疗效好,用药方便,价格适中,常用药物有法莫替丁、尼扎替丁、雷尼替丁(表 2-1),治疗胃溃疡(gastric ulcer,GU)和十二指肠溃疡(duodenal ulcer,DU)6 周愈合率分别为 80%~95% 和 90%~95%。

表 2-1　常用 H$_2$ 受体拮抗剂

通用药名		规格/mg	治疗剂量/mg	维持剂量/mg
Famotidine	法莫替丁	20	20,每日 2 次	20,每晚 1 次
Nizatidine	尼扎替丁	150	150,每日 2 次	150,每晚 1 次
Ranitidine	雷尼替丁	150	150,每日 2 次	150,每晚 1 次

（2）质子泵抑制剂（PPI）：是治疗消化性溃疡的首选药物（如表2-2），作用强且持续时间长，对一些难治性溃疡的疗效优于H_2受体拮抗剂，治疗典型的胃和十指肠溃疡4周的愈合率分别为80%~96%和90%~100%。值得注意的是，治疗GU时，应首先排除溃疡型胃癌的可能，因PPI治疗可减轻其症状，掩盖病情。此外，PPI可增强根除Hp抗生素的杀菌作用。

表2-2 常用各种PPI

通用药名		规格/（mg/片）	治疗剂量/mg	维持剂量/mg
Omeprazole	奥美拉唑	10,20	20,每日1次	20,每日1次
Lansoprazole	兰索拉唑	30	30,每日1次	30,每日1次
Pantoprazole	泮托拉唑	20	40,每日1次	20,每日1次
Rabeprazole	雷贝拉唑	10	20,每日1次	10,每日1次
Esomeprazole	埃索美拉唑	20,40	40,每日1次	20,每日1次
Ilaprazole	艾普拉唑	10	10,每日1次	10,每日1次

2. 根除Hp治疗 Hp阳性病人均应根除Hp，单独应用表2-3所列药物，均不能有效根除Hp，这些抗生素在酸性环境下不能正常发挥其抗菌作用，需要联合PPI抑制胃酸后，才能使其发挥作用。目前倡导的联合方案为含有铋剂的四联方案，即1种PPI+2种抗生素+1种铋剂，疗程10~14 d（常见组合见表2-4，排序不分先后）。由于各地抗生素耐药情况不同，抗生素及疗程的选择应视当地耐药情况而定。对有并发症和经常复发的PU病人，应追踪抗Hp的疗效，一般应在根治Hp停药至少4周后复检Hp（一般选择尿素呼气试验）以避免假阴性结果。

备注：因根除治疗抗生素中呋喃唑酮不良反应发生率高，2022年《第六次全国幽门螺杆菌感染处理共识报告（非根除治疗部分）》中将呋喃唑酮组合列为补救方案，并且推荐大剂量二联方案作为初次和再次治疗方案。

表2-3 具有杀灭和抑制Hp作用的常用药物

抗生素	克拉霉素、阿莫西林、甲硝唑、喹诺酮类抗生素、呋喃唑酮、四环素
PPI	埃索美拉唑、奥美拉唑、兰索拉唑、泮托拉唑、雷贝拉唑、艾普拉唑
铋剂	枸橼酸铋、果胶铋

表2-4 幽门螺杆菌根除四联方案中抗菌药物组合剂量、用法[a]和评价

方案	抗菌药物1	抗菌药物2	疗效[b]	费用	不良反应率
1	阿莫西林1000 mg、2次/d	克拉霉素500 mg、2次/d	C,B	中~高	低
2	阿莫西林1000 mg、2次/d	左氧氟沙星500 mg、1次/d 或200 mg、2次/d	C,B	低	中~高
3	阿莫西林1000 mg、2次/d	呋喃唑酮100 mg、2次/d	C,B	低	中~高
4	四环素500 mg、3~4次/d	甲硝唑400 mg、3~4次/d	C,B	低	中~高
5	四环素500 mg、3~4次/d	呋喃唑酮100 mg、2次/d	C,B	低~中	中
6	阿莫西林1000 mg、2次/d	甲硝唑400 mg、3~4次/d	C,B	低	中
7	阿莫西林1000 mg、2次/d	四环素500 mg、3~4次/d	C,B	低	中~高

注：[a]标准剂量质子泵抑制剂+标准剂量铋剂（2次/d，餐前半小时口服）+2种抗菌药物（餐后口服）。标准剂量质子泵抑制剂为艾司奥美拉唑20 mg、雷贝拉唑10 mg（或20 mg）、奥美拉唑20 mg、兰索拉唑30 mg、泮托拉唑40 mg、艾普拉唑5 mg，以上选一；标准剂量铋剂为枸橼酸铋钾220 mg（果胶铋标准剂量待确定）；[b]疗效按Graham分级：C级为85%~89%，B级为90%~94%。

3. 保护胃黏膜

（1）铋剂：这类药物分子量较大，在酸性溶液中呈胶体状，与溃疡基底面的蛋白形成蛋白-铋复合物，覆于溃疡表面，阻隔胃酸、胃蛋白酶对黏膜的侵袭损害，止痛效果较缓慢。铋剂可通过包裹 Hp 菌体，干扰 Hp 代谢，发挥杀菌作用，被推荐为根除 Hp 的四联药物治疗方案的主要组成之一。服药后常见舌苔和粪便变黑，由于肾为铋的主要排泄器官，故肾功能不良者应忌用铋剂。

（2）弱碱性抗酸剂：常用铝碳酸镁、磷酸铝、硫糖铝、氢氧化铝凝胶等，这些药物可中和胃酸，起效较快，可短暂缓解疼痛，但很难治愈溃疡，已不作为治疗 PU 的主要或单独药物。这类药物能促进前列腺素合成，增加黏膜血流量、刺激胃黏膜分泌 HCO_3^- 和黏液，因此可促进溃疡及糜烂黏膜的愈合。

4. PU 的治疗方案及疗程　为了达到溃疡愈合，抑酸药物的疗程通常为 4~6 周，一般推荐 DU 的 PPI 疗程为 4 周，GU 疗程为 6~8 周。根除 Hp 所需的 1~2 周疗程可重叠在 4~8 周的抑酸药物疗程内，也可在抑酸疗程结束后进行.

5. 维持治疗　GU 愈合后，大多数病人可以停药，但对溃疡多次复发，在去除常见诱因的同时，要进一步查找是否存在其他病因，并给予维持治疗，即较长时间服用维持剂量的抑酸药物（见表 2-1、表 2-2）；疗程因人而异，短者 3~6 个月，长者 1~2 年，或视具体病情延长用药时间。

（三）内镜治疗

内镜治疗根据溃疡出血病灶的内镜下特点选择治疗策略（表 2-5）。PU 出血的内镜下治疗，包括溃疡表面喷洒蛋白胶、出血部位注射 1∶10 000 肾上腺素、出血点钳夹和电凝止血术等，有时采取 2 种以上内镜治疗方法联合应用。结合 PPI 持续静脉滴注对 PU 活动性出血止血成功率达 95% 以上。

表 2-5　PU 出血的内镜特点与治疗策略

Forrest 分级	内镜特点	再出血率/%	治疗策略
Ⅰa	喷射样出血（活动性动脉出血）	90	PPI+胃镜下治疗，必要时血管介入治疗或手术
Ⅰb	活动性渗血（静脉性或微小动脉性）	55	PPI+胃镜下治疗，必要时血管介入治疗或手术
Ⅱa	裸露血管	50	PPI+胃镜下治疗
Ⅱb	附着血凝块	25~30	PPI，必要时胃镜下治疗
Ⅱc	黑色基底	10	PPI，必要时胃镜下治疗
Ⅲ	溃疡不伴血迹	<5	PPI

PU 合并幽门变形或狭窄引起梗阻，可首先选择内镜下治疗，常用方法是内镜下可变气囊扩张术，有的需要反复多次扩张，解除梗阻。

（四）并发症治疗

常见并发症的临床表现及治疗方案如下。

1. 出血　轻者表现为大便隐血阳性、黑便；严重者表现为呕血或暗红色血便，PU 病人的慢性腹痛在出血后常减轻。急诊胃镜可明确出血原因，同时行内镜下治疗，严重者血管介入或手术治疗。

2. 穿孔　当溃疡穿透胃、十二指肠壁，急性穿孔时，病人感剧烈腹痛，有腹膜炎体征。内镜、腹部 CT 等检查可协助诊断，部分患者需要进行急诊外科手术。

3. 幽门梗阻　临床症状有上腹胀痛，餐后加重，呕吐后腹痛可稍缓解，呕吐物可为宿食，查体可见胃型，多由 DU 或幽门管溃疡反复发作所致。内镜、消化道造影、腹部 CT 等检查可协助诊断，部分病例可经药物治疗后好转,严重者需要手术治疗。

4. 癌变　溃疡由良性演变为恶性的概率较低,GU 癌变率(<1%)较 DU 高,DU 一般不发生癌变。胃镜下活检有助于判断溃疡的良恶性。若癌变,排除手术禁忌证后可手术治疗。

三、思考与讨论 ▶▶▶

PU 指胃肠黏膜发生的炎性缺损,通常与胃液中的胃酸和胃蛋白酶对消化道黏膜的自身消化作用有关,病变穿透黏膜肌层或达更深层次。PU 是最常见的消化疾病之一,主要包括 GU 和 DU,此外亦可发生于食管下段、小肠、食管-胃吻合口、胃-空肠吻合口或附近肠襻及含有胃黏膜的 Meckel 憩室等。

本例患者反复发作上腹部疼痛,伴随黑便、心率增快、睑结膜苍白,血常规提示血红蛋白下降,粪常规提示潜血(++),支持消化道出血,经胃镜检查支持十二指肠球部溃疡活动性出血的诊断。行腹部 CT 检查排除胆囊炎、胰腺炎、腹部肿瘤等病变(图 2-7)。

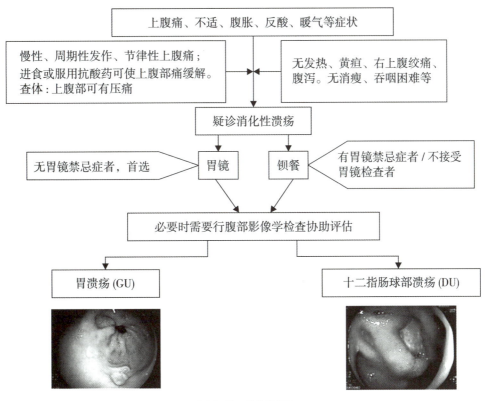

图 2-7　诊断思路

患者既往有冠心病史,有长期口服非甾体抗炎药(阿司匹林肠溶片)史,平时服用 PPI 类药物后腹痛可缓解,结合胃镜下表现存在幽门螺杆菌感染,考虑患者消化性溃疡原因与 Hp 感染及服用非甾体抗炎药有关。治疗原则中首要就是去除病因,其次是药物治疗,现内镜发展迅速,大部分消化性溃疡均可通过内科保守治疗治愈,其中部分并发症可内镜下治疗。

消化性溃疡治疗需要预防复发、防治并发症,治疗后需要复查胃镜及尿素呼气试验。

四、练习题 ▶▶▶

1. 消化性溃疡患者慢性腹痛症状突然减轻或消失提示什么?
2. 消化性溃疡需要外科手术治疗有哪几种情况?

五、推荐阅读

[1]于皆平,沈志祥,罗和生.实用消化病学[M].3版.北京:科学出版社,2016.

[2]中华医学会,中华医学会全科医学分会,中华医学会消化病学分会幽门螺杆菌学组.幽门螺杆菌感染基层诊疗指南(2019年)[J].中华全科医师杂志,2020,19(5):397-402.

[3]中华医学会消化病学分会幽门螺杆菌学组.第六次全国幽门螺杆菌感染处理共识报告(非根除治疗部分)[J].中华消化杂志,2022,42(5):289-303.

[4]中华医师协会内镜医师分会消化内镜专业委员会.急性非静脉曲张性上消化道出血诊治指南(2018年,杭州)[J].中华内科杂志,2019,58(3):173-180.

（刘晓敏　保　洁　刘　丹）

案例13　胃　癌

一、病历资料

（一）门诊接诊

1. 主诉　间断上腹部疼痛1年余,加重3d。

2. 问诊重点　上腹部疼痛是消化系统常见症状,患者问诊时应注意主要症状及伴随症状特点、疾病演变过程、诊治经过、治疗效果等。

3. 问诊内容

（1）诱发因素:有无进食辛辣刺激食物、饮酒、劳累等诱发因素。

（2）主要症状:上腹部疼痛常见于慢性胃炎、消化性溃疡、功能性消化不良、胃癌等,应询问疼痛的性质有何特点,疼痛的部位,是持续性还是阵发性,隐痛还是剧烈疼痛,有无放射痛,餐后加重还是空腹疼痛显著,疼痛如何缓解及诱发因素等。

（3）伴随症状:有无反酸、烧心、打嗝、腹胀、恶心、呕吐、黑便、消瘦等,若有反酸、烧心、打嗝、腹胀等症状,常见于慢性胃炎、功能性消化不良。如有恶心、呕吐,须注意急性胰腺炎、急性胆囊炎、幽门梗阻;如有黑便、消瘦,须警惕胃癌等消化道肿瘤。

（4）诊治经过:曾用何种药物治疗、具体剂量、效果如何,近2年是否做过胃镜检查。是否行幽门螺杆菌检测。

（5）既往史:既往有无慢性胃炎、胃溃疡、十二指肠溃疡病史,有无肝病病史,老年人需警惕有无心脏病病史,有无长期口服阿司匹林、氯吡格雷、激素、非甾体抗炎药等用药史。

（6）个人史:日常饮食是否规律,有无吸烟、饮酒史,有无焦虑、抑郁等。

（7）家族史:有无消化道肿瘤家族史。

问诊结果

患者老年男性,1年前无明显诱因出现剑突下疼痛,呈阵发性隐痛,饥饿时显著,餐后缓解,不伴反酸、烧心、打嗝、腹胀,无恶心、呕吐、黑便、消瘦等,不影响日常生活,未行诊治。3d前疼痛加重,伴反酸、恶心、头晕。至当地县医院行胃镜检查示:①慢性非萎缩性胃炎;②胃底恶性溃疡样变(建议做组织检查,进一步明确诊断)。日常以捕鱼为生,饮食及睡眠均不规律。未行幽门螺杆菌检测。近半年体重减轻约5kg。既往无肝病、慢性肾脏疾病、高血压、冠心病等。吸烟40余年,每天20支,未戒烟,无长期大量饮酒史,无消化道肿瘤家族史。为进一步明确诊断前来就诊。

4. 思维引导　患者老年男性,有上腹部疼痛,近期体重明显减轻,日常饮食及睡眠均不规律,长期吸烟史,须警惕胃癌等消化道肿瘤。且当地胃镜已提示胃底见溃疡样病变,疑似恶性。病理组织学为诊断肿瘤的"金标准",该患者首先须进一步行胃镜取活检进行病理组织学检查,明确胃溃疡性质。如诊断为胃癌,须评估疾病分期,属于早期胃癌还是进展期胃癌,有无肝、腹膜、淋巴结等远处转移,判断是内镜治疗适应证,还是行外科手术切除治疗。

(二)体格检查

1. 重点检查内容及目的　患者胃溃疡恶性可能性大,应注意有无慢性消化道出血及腹部体征。查体时注意有无眼睑结膜、甲床及口唇苍白等贫血貌,腹部是否可扪及肿块,有无压痛。腹膜有转移时可出现腹水,移动性浊音阳性。如肿瘤转移至肝可致肝大及黄疸。锁骨上淋巴结有无肿大,有远处淋巴结转移时或可触及左侧锁骨上窝肿大的淋巴结,质硬不活动(Virchow淋巴结)。

体格检查结果

T 36.0 ℃,R 16 次/min,P 65 次/min,BP 110/60 mmHg

神志清楚,自主体位,营养中等,眼睑结膜、甲床、口唇无苍白,皮肤、巩膜无黄染,浅表淋巴结不大。腹部平坦,无腹壁静脉曲张,无胃肠型,无蠕动波。腹部平坦、软,剑突下压痛,无反跳痛及肌紧张,无包块,肝、脾肋缘下未触及,移动性浊音阴性,肠鸣音3次/min,双下肢无水肿,余查体正常。

2. 思维引导　经上述检查无明显贫血貌,无浅表淋巴结肿大,剑突下压痛,无反跳痛及肌紧张,腹部未扪及肿块。肝、脾肋缘下未触及,移动性浊音阴性。须进一步行实验室检查(血常规、便常规+潜血、肿瘤标志物、肝功能、肾功能等)及胃镜、影像学检查,明确诊断及疾病分期。

(三)辅助检查

1. 主要内容及目的

(1)血常规、便常规+潜血:进一步证实有无消化道出血。

(2)肝功能、肾功能、电解质检查:是否有肝功能、肾功能的损害,电解质紊乱。

(3)肿瘤标志物检查:为疾病诊断提供佐证。

(4)胃镜检查取活检,行病理组织学检查明确胃底溃疡病变性质。

(5)胸部、全腹部平扫+增强CT影像学检查,协助明确病变性质、有无淋巴结和远处转移。

辅助检查结果

(1)血常规:WBC 5.35×10⁹/L,RBC 3.98×10¹²/L,MCV 95.07fl,Hb 123 g/L,PLT 253×10⁹/L。

(2)大便常规:大便潜血阴性。

（3）AFP、CEA、CA19-9、CA125 等肿瘤标志物正常，肝功能、肾功能、电解质正常；总蛋白 55.7 g/L。

（4）胸部、全腹部平扫+增强 CT：双肺上叶见多发囊状透亮影，右肺见高密度结节影，部分伴钙化，增强未见异常强化，左肺下叶见结节影，直径约 2 mm。胃底近贲门处壁不规则增厚，并可见溃疡形成，增强扫描强化明显。肝胃之间可见软组织结节影，强化较明显，前列腺见钙化影。诊断意见为胃底壁不规则增厚并溃疡形成，请结合临床及胃镜检查。肝胃之间肿大淋巴结、双肺局限性肺气肿，双肺多发结节，部分伴钙化，炎性考虑，建议动态观察。前列腺钙化灶。

（5）胃镜：胃底前壁可见 1 处巨大圆形溃疡，底部覆盖厚白苔，边缘水肿活检 4 块（图 2-8）。贲门下后壁可见 1 处 0-Ⅱc 型病变，边界清晰，直径约 1.0 cm×1.5 cm，活检 2 块。胃体小弯、胃角分别见 1 处溃疡，直径 0.5~0.8 cm，底部覆盖白苔，分别活检（图 2-9）；诊断结果为胃底溃疡，考虑癌，贲门早癌？胃多发溃疡。

活检部位：贲门 2 块，胃底前壁 4 块，胃体小弯 2 块，胃角 2 块。

病理诊断：（贲门活检）黏膜内腺癌，取材表浅，不除外更重病变，请结合临床。（胃底前壁活检）腺癌。（胃体小弯活检）黏膜慢性活动性炎伴肠化。（胃角活检）黏膜慢性活动性炎伴肠化。

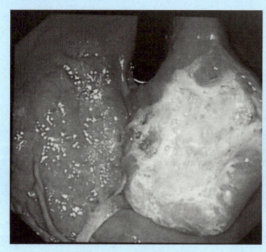
图 2-8　胃底恶性溃疡

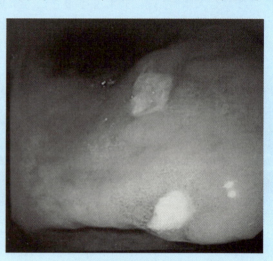
图 2-9　胃角溃疡

2. 思维引导　根据该患者老年男性，上腹部疼痛 1 年余，体重明显减轻及当地胃镜检查，高度怀疑胃癌。经进一步胃镜活检病理组织学检查明确胃癌诊断。胃镜和病理结果提示：贲门下后壁病灶为早期胃癌，胃底病灶为进展期胃癌。胸部、全腹部平扫+增强 CT 评估疾病分期，提示肝胃之间有肿大淋巴结，未见肝、腹膜、肺等远处转移。双肺虽有多发结节，但仔细阅片部分伴钙化，仍考虑炎性病变。该患者为进展期胃癌，已不属于内镜下治疗的适应证，提请胃肠外科会诊评估胃癌根治手术适应证，建议行外科手术切除加区域淋巴结清扫。

（四）初步诊断

分析上述病史、查体、实验室检查结果，支持以下诊断：①胃底溃疡型胃癌（腺癌）进展期；②早期贲门癌；③胃多发溃疡；④双肺多发结节。

二、治疗经过

1. 腹腔镜根治性全胃切除术　①术前讨论与准备；②腹腔镜根治性全胃切除术；③术后静脉补

液营养支持、抗感染、对症治疗;④术后病理肉眼所见:全胃切除术。

A(胃+网膜)送全胃及网膜切除标本一件,胃组织大小约 20.0 cm×15.0 cm×1.2 cm,小弯侧长约 13.0 cm,大弯侧长约 24.0 cm,上带食管一段,长约 1.2 cm,切缘周径约 3.5 cm 创面,黏膜表面灰白尚光滑。距上切缘约 1.0 cm,距下切缘约 12.0 cm,于胃底前壁黏膜面可见一大小约 5.5 cm×4.0 cm×1.2 cm 的隆起型肿物,肿物切面灰白质中界不清,肉眼观似侵及胃壁浆膜层;另距上切缘约 2.2 cm,距下切缘约 15.0 cm 于贲门黏膜面可见一面积约 0.3 cm×0.2 cm 的灰白区,上带网膜组织大小共约 1.8 cm×1.0 cm×0.3 cm,经仔细观察,未见明显质硬区及结节。

B(淋巴结)送检淋巴结样物数枚,直径 0.3 ~ 1.0 cm。

C(切缘)灰红组织一块,大小约 1.8 cm×1.0 cm×0.3 cm。

思维引导:胃癌诊断明确后,需评估临床分期,有无行胃癌根治手术适应证,该患者经胃肠外科会诊后考虑无远处转移,外科手术切除指征明确,无手术禁忌证,与患者及家属充分沟通后,转入胃肠外科行腹腔镜根治性全胃切除术,术中谨慎操作,术后注意避免并发症,预防血栓,患者术后恢复良好。

2. 术后辅助治疗 ①术后病理分期 $PT_4N_2M_0$;②术后辅助化疗:患者术后 3 周于当地医院行术后辅助化疗。

思维引导:胃癌根治术后,根据术后病理分期,确定是否行术后辅助化疗,降低复发风险。该患者术后病理分期 $PT_4N_2M_0$,有区域淋巴结转移,且存在脉管、神经侵犯,根据胃癌诊疗指南,须行术后辅助化疗,降低复发风险。

三、思考与讨论

患者老年男性,日常饮食及睡眠均不规律,长期吸烟史,近期出现有上腹部疼痛,消瘦,须警惕胃癌等消化道肿瘤。初次行胃镜检查即发现恶性溃疡性病变,后经病理组织学证实为胃腺癌。内镜下评估已为进展期,所幸未出现远处转移,有行根治性手术切除的机会。再经过术后辅助化疗,可降低复发率,提高 5 年生存率。胃癌早期无特征性临床症状,早期胃癌诊断主要依靠内镜筛查。中老年患者长期间断上腹部疼痛、消瘦均为报警症状,须高度怀疑并筛查消化道肿瘤。对高风险人群及有消化道症状患者应及早行胃镜筛查,提高早期胃癌检查率。

四、练习题

1. 胃癌高风险人群有哪些?
2. 胃癌内镜下治疗的适应证有哪些?
3. 幽门螺杆菌感染与胃癌有无关系?

五、推荐阅读

[1]陈灏珠,林果为,王吉耀.实用内科学[M].14 版.北京:人民卫生出版社,2013.
[2]中国胃癌筛查与早诊早治指南制定工作组.中国胃癌筛查与早诊早治指南(2022,北京)[J].中华肿瘤杂志,2022,44(7):634-666.

(孙 艳 刘 丹)

案例 14　胃食管反流病

一、病历资料

（一）门诊接诊

1. 主诉　咳嗽、咳痰伴胸闷、气短 3 个月。

2. 问诊重点　咳嗽、咳痰、胸闷、气短均为呼吸系统常见症状，患者慢性发病，问诊时应注意病程中，主要症状及伴随症状特点、疾病演变过程、诊治经过、治疗效果等。

3. 问诊内容

（1）诱发因素：有无着凉、感冒、劳累、进食、体位等诱发因素。

（2）主要症状：慢性咳嗽常见于胃食管反流病、慢性咽炎、咳嗽变异性哮喘、鼻后滴漏、慢性支气管炎、支气管扩张、肺脓肿、肺结核，同时应询问咳痰的性质有何特点，是黄痰还是白痰；有无季节性，慢性支气管炎多于冬春季发作，支气管哮喘多于夏季发作；发作的时间，若在夜间多见于胃食管反流病、心力衰竭、肺结核。患者病程 3 个月，病程较短，无明显演变过程。

（3）伴随症状：有无咯血，若有咯血表明有血管的破坏、侵蚀或有微血管瘤的形成，应考虑肺栓塞、支气管扩张、肺癌、肺结核、肺脓肿等；有无发热，发热提示呼吸道的感染；有无胸痛，胸痛提示可能为胃食管反流病或伴有肺炎、胸膜炎、气胸、肺栓塞等；如有反酸、烧心、腹胀、嗳气、呕吐，应考虑胃食管反流病、肝淤血、肝功能不全、肾衰竭、腹水等；有无意识障碍，如脑血管病、心血管病、肺性脑病等均可引起意识障碍。

（4）诊治经过：用药否，用何种药、具体剂量、效果如何，以利于迅速判断病情，作出初步诊断。

（5）既往史：年轻人多数无基础疾病。老年人大多有多种基础疾病，当出现一个症状或体征时，不能认为是某一种病所致，有可能是多种疾病逐步进展、恶化的结果，如患者既往有高血压、冠心病、心功能不全时可出现咳嗽、气短；如幼时患麻疹、百日咳等易患支气管扩张，可引起咳、痰、喘等症状。

（6）个人史：患者暴露于某种粉尘环境易患某些职业病，如硅沉着病。一些疾病与吸烟有很大关系，如慢性阻塞性肺病（chronic obstructive pulmonary disease，COPD）、肺癌、冠心病等。

（7）家族史：如支气管哮喘、肺纤维化等有家族遗传倾向。

问诊结果

　　患者年轻女性，34 岁。无高血压、冠心病、COPD 等，无麻疹、百日咳、鼻窦炎病史，无饮酒、吸烟史。患者 3 个月前开始出现咳嗽、咳痰，每天发作数次，每次持续 3～5 min，为少量白色泡沫痰，伴咽喉部不适及咽异物感，进食及夜间平卧后易出现咳嗽、咳痰，伴胸闷、气短，大便次数增多，4～5 次/d，为糊状便，偶有口苦、胃胀、嗳气。无发热、胸痛，无反酸、烧心，无腹痛、便秘。既往多次在呼吸科门诊就诊，行胸部 CT 未见明显异常，曾诊断支气管炎，口服止咳、化痰药物效果不佳来诊。

---

4. 思维引导　患者有反复咳嗽、咳痰、胸闷、气短病史，超过 3 个月，曾在呼吸科就诊行胸部 CT 未见明显异常，可以诊断为慢性咳嗽。支气管哮喘春夏季多发，青少年发病，与变应原接触易发，与

上述症状不符,待肺功能结果回报后明确是否合并有支气管哮喘。慢性咽炎多伴有咽部不适,有异物感,亦可引起慢性咳嗽,但无胸闷、气短,与上述症状不符。鼻后滴漏综合征表现为咳嗽、咳痰、鼻塞、鼻腔分泌物增多、频繁清嗓、鼻后滴漏感,与上述症状不符。

(二)体格检查

1.重点检查内容及目的　患者胃食管反流病的可能性大,此病一般无明显异常腹部体征,但患者呼吸道症状为主,亦应注意肺部体征。肺部是否有啰音,是湿啰音还是干啰音,哮鸣音提示有气道痉挛或阻塞。

体格检查结果

T 36.5 ℃,R 18 次/min,P 75 次/min,BP 110/70 mmHg

神志清,精神可,平静呼吸,口唇黏膜正常,颈静脉无怒张,肝颈静脉回流征阴性,气管居中,浅表淋巴结不大,胸廓对称,无桶状胸,肋间隙正常,呼吸运动正常,双肺呼吸音清,无喘鸣音,无胸膜摩擦音,心界不大,心率75 次/min,律齐,未闻及异常杂音,腹软,无压痛,肝、脾未及,移动性浊音阴性,双下肢无水肿,余查体正常。

(三)辅助检查

1. 主要内容及目的

(1)血常规进一步排除感染性疾病和是否贫血。

(2)肺功能有利于诊断、评估病情的严重程度及预后。

(3)胸部影像学排除慢性咳嗽以外的肺部疾病。

(4)心脏彩超检查心脏大小及心脏内部结构,间接测量评估肺动脉压,排除心源性咳嗽。

(5)喉镜判断咽喉部病变情况。

(6)胃镜。针对胃食管反流病(gastroesophageal reflux,GERD)的胃镜检查通常要注意几点:反流性食管炎(reflux esophagitis,RE)还是非糜烂性反流病(non-erosive reflux disease,NERD),是否合并 Barrett 食管(BE)、贲门松弛情况。用胃镜评估贲门松弛情况可采用胃食管阀瓣(gastroesophageal flap valve,GEFV)的概念,GEFV 是胃食管结合部胃底侧的阀瓣样肌性黏膜皱襞,呈180°的半环形结构,当胃内压升高时起到阀瓣作用,防止胃内容物反流入食管,它可评估 GERD 的可能性和程度。内镜下 GEFV 可分为四级。①Ⅰ级,胃小弯顶端正常而突出的皱襞,紧密包绕内镜镜身;②Ⅱ级,存在皱襞,但皱襞围绕镜身不紧密,呈间断开闭状态(通常与呼吸相关);③Ⅲ级,皱襞不明显且膈裂孔自由开放,有时可见微小滑动型食管裂孔疝;④Ⅳ级,皱襞消失,膈裂孔明显增大,可见明确的滑动型 HH,食管开放。GEFV 的分级与 RE 的级别呈正相关,见图 2-10。

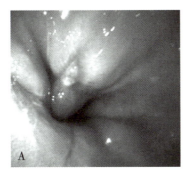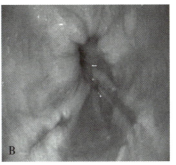

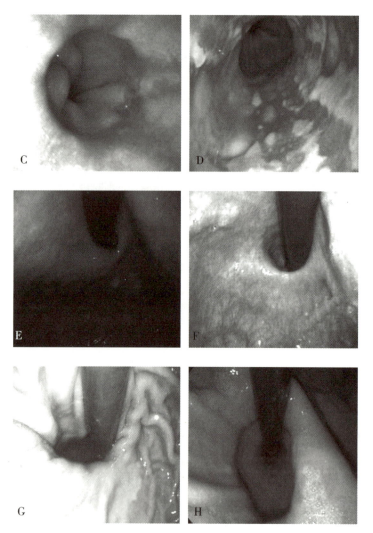

A. RE Ⅰ级；B. RE Ⅱ级；C. RE Ⅲ级；D. RE Ⅳ级；E. GEFV Ⅰ级；
F. GEFV Ⅱ级；G. GEFV Ⅲ级；H. GEFV Ⅳ级

图2-10　RE的内镜分级及胃食管阀瓣分级

（7）食管测压。CERD患者食管测压通常有以下两种发现：①食管胃结合部屏障功能障碍：如一过性下食管括约肌松弛（transient lower esophageal sphincter relaxation，TLESR）；食管下括约肌（lower esophageal sphincter，LES）闭合不良；解剖异常，食管裂孔疝（hiatus hernia，HH）。②食管体部廓清障碍。

（8）24 h食管MII-pH监测。在pH通道动态监测食管pH值变化的同时，阻抗通道可判断食团的性质和运动方向，从而判断反流的性质如固体、液体、气体还是混合性反流；酸反流（pH<4）、弱酸反流（4<pH<7），还是非酸反流（pH≥7），他是目前证实反流最好的方法之一。另外，24 h食管MII-pH监测可通过反流和症状相关指数判断症状是否与反流相关。

辅助检查结果

（1）血常规：WBC $6.2×10^9$/L，N% 58%，L% 33%，RBC $4.38×10^{12}$/L，Hb 130 g/L，PLT $283×10^9$/L。

（2）肺功能：肺通气功能正常，小气道功能降低。肺弥散功能正常，弥散量正常，肺泡弥散量正常。肺总量正常，残气量正常，功能残气量正常，肺活量正常，残气/肺总量正常。支气管激发试验可疑阳性，FEV_1 下降17%。

（3）胸部 CT：未见明显异常。

（4）心脏彩超：未见明显异常。

（5）喉镜：慢性咽喉炎。

（6）胃镜：食管正常，慢性浅表性胃炎，胃食管阀瓣Ⅰ级。

（7）食管测压：食管下括约肌压力（Lower esophageal sphincter pressure，LESP）低于正常，LESP 呼吸最小值2.3 mmHg（正常值4.8～32 mmHg），LESP 呼吸平均值8.8 mmHg（正常值13～43 mmHg）。

（8）24 h 食管 MII-pH 监测：DeMeester 评分8.7；弱酸反流次数35 次，咳嗽与反流相关概率是98.4%。结论为无病理性酸反流，弱酸反流次数多于正常，咳嗽与反流相关。

2. **思维引导** 根据该患者反复咳嗽、咳痰伴胸闷、气短3 个月。曾在呼吸科诊断慢性支气管炎，但对症药物治疗无效，胸部 CT 未见明显异常，可排除肺部器质性病变和慢性支气管炎；肺功能未见明显异常，排除支气管哮喘诊断；经心脏彩超排除心源性咳嗽。食管测压示食管下括约肌压力低于正常，24 h 食管 MII-pH 监测示弱酸反流次数多于正常，咳嗽与反流相关，两项均支持 GERD 诊断。对于 GERD 诊断可遵循以下路径。

从反酸、烧心、胸痛、吞咽困难、咳嗽、咳痰、胸闷、气短等症状着手，可循下述路径（图2-11）建立初步诊断。

（四）初步诊断

分析上述病史、查体、化验室检查结果，支持 GERD 诊断。

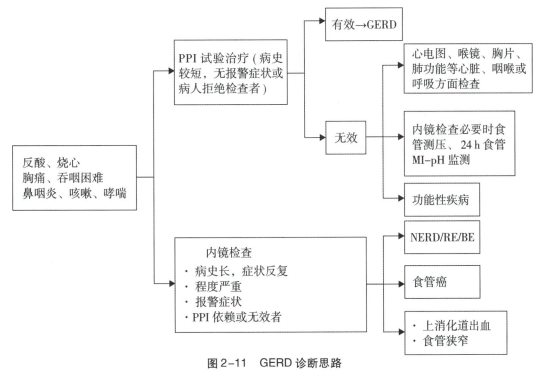

图2-11 GERD 诊断思路

PPI：质子泵抑制剂

报警症状：呕血、黑便、贫血、体重下降

二、治疗经过

GERD治疗目的是缓解症状,减少复发,提高生活质量,防治并发症。

GERD的综合治疗原则是采取个体化策略,包括一般治疗、药物治疗和微创抗反流治疗。要根据患者的病情,结合患者个人的需求,制订适合患者的治疗方案,三种治疗方法相互补充、相辅相成,构成了目前相对完整的抗反流治疗体系。

(一)一般治疗

主要是饮食和生活方式调理,它是预防和治疗GERD的基础,无论采取何种治疗方案,一般治疗应贯穿始终。一般治疗可单独用于缓解轻度、间断发作的GERD症状,也是中重度和难治性GERD药物治疗和微创抗反流术提高疗效并预防复发的重要辅助手段。患者教育:①避免进食后平卧、弯腰、坐矮凳和剧烈运动,睡前3 h内不宜进食,床头抬高30°;②减少或避免进食高脂肪、巧克力、咖啡、酒精、刺激性食物或饮料;③减轻体重,控制饮食、增加运动;④4周后复诊。

(二)药物治疗

GERD的直接损伤因素是胃酸、胃蛋白酶及胆汁等反流物,有效降低这些损伤因素是目前治疗本病的主要措施。

1. PPI抑酸作用强 疗效优于H_2受体拮抗剂(H_2-receptor antagonist,H_2RA)。

2. 促动力药(莫沙比利、西尼必利等) 可通过增加LES压力,改善食管蠕动功能,促进胃排空,从而达到减少胃内容物反流及减少其在食管的暴露时间。

3. 铝碳酸镁 可中和胃酸、结合胆盐,适合合并胆汁反流的GERD,另外,在治疗初期短期使用,可较早地缓解症状。

因GERD的反流形式不同,用药方案亦有不同,病理性酸反流者以抑酸治疗为主。弱酸和碱性反流增多者以中和胆汁和促动力药为主,混合性反流者因联合用药,包括抑酸、中和胆汁和促动力药。由于24 h食管MII-pH监测可提供科学的反流数据,故监测后再选择合适药物可提高疗效。

本章病例因没有病理性酸反流,反流形式为弱酸反流,故治疗方案为铝碳酸镁、西尼必利。用药4周后可能面临的问题:①症状缓解,完全停药;②停药后症状复发;③症状无缓解。GERD有复发倾向,为减少复发,应坚持对因治疗。对停药后很快复发且症状持续者、有食管并发症,或食管外症状者,可继续用药,针对反流形式给予抑酸、中和胆汁和促胃动力治疗,抑酸治疗时选择PPI或H_2RA,前者效果更优。维持治疗的剂量因患者而异,以调整至患者无症状之最低剂量为适宜剂量。对NERD患者也可考虑采用按需治疗,即有症状时用药,症状消失时停药。长期用药的患者须警惕和监视药物不良反应。

食管糜烂及溃疡经PPI治疗4~6周,愈合率可达95%,疗程结束时,大部分患者可不复查内镜。但若症状不缓解,或能缓解但停药又很快复发长期进行按需维持治疗,或以往黏膜活检报告有不典型增生时,应随访内镜。

(三)抗反流微创治疗

对症状持续时间长、反复发生、对PPI依赖或无效者,可考虑微创治疗。包括内镜下和腹腔镜下抗反流术。

1. 内镜治疗 内镜治疗是近年来GERD治疗的诊治进展之一,常用的内镜治疗方法如下。①内镜食管微量射频治疗:它的机制是主要通过热能灭活神经末梢和迷走神经受体、收缩胶原组织,增加LES厚度和收缩力,减少TLESR,起到缓解GERD的效果。并发症有食管穿孔、出血、纵隔炎、胸膜炎和肺炎等。②内镜贲门缩窄术,见图2-12,它的机制是贲门周围的黏膜套扎3~4 d后,因黏膜坏死脱落,套扎环亦随之脱落,创面会迅速收缩以缩小创面来促进愈合,最终导致贲门收缩,抗反流力增强,起到防止 GERD 的效果,并发症有食管穿孔、出血、狭窄。③MUSE 胃底折叠术,它的机制是将胃底与食管下段进行浆膜对浆膜的胃底折叠,以形成强有力的抗反流阀瓣并恢复 His 角而达到抗反流效果。并发症有胸痛、咽痛。④内镜抗反流黏膜切除术,见图 2-13,它的机制是对胃食管连接处上下共约 3 cm 范围内行内镜下黏膜切除,通常将贲门小弯侧的黏膜做新月形切除,而在大弯侧保留约 2 cm 宽的黏膜,术后瘢痕收缩,造成胃食管连接处狭窄,进而起到抗反流的作用。并发症有食管穿孔、出血、狭窄。

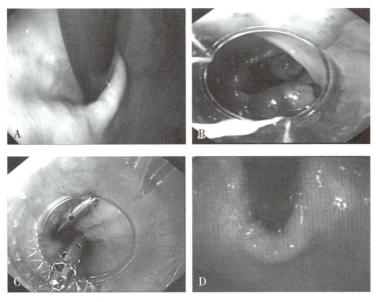

A. 术前,B、C. 套扎过程,D. 术后复查

图 2-12　贲门缩窄术示意图

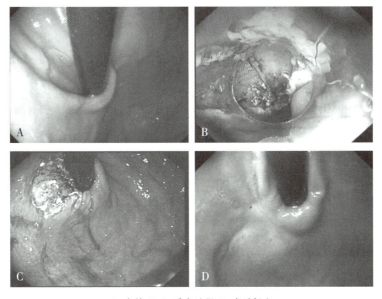

A. 术前,B、C. 手术过程,D. 术后复查

图 2-13　抗反流黏膜切除术示意图

内镜治疗适应证:①症状持续时间长、反复发生、对 PPI 依赖或无效的 GERD 患者;②GERD 合并不超过 2 cm HH 者。内镜治疗禁忌证:①重度食管炎;②食管狭窄或食管动力障碍性疾病,

如贲门失弛缓症、胡桃夹食管、弥漫性食管痉挛等;③重要脏器功能严重障碍,如心、肺、肝等;④食管静脉曲张者;⑤出血时间、凝血时间显著异常或有出血倾向者。患者经药物治疗失败后选择内镜下食管微量射频治疗。

2. 外科手术治疗　目前外科各种腹腔镜下抗反流手术是治疗 GERD 合并 HH 的最有效方法。标准的抗反流手术为 HH 修补联合胃底折叠术,它的机制是 HH 修补恢复了食管裂孔的抗反流功能,同时胃底折叠瓣包绕食管下段,形成位于贲门下方的胃内阀瓣,增加食管下段抗反流的能力来防止反流,但因胃底折叠改变了正常的解剖结构导致部分患者出现不同程度的吞咽困难、气顶综合征和腹泻等而影响此术式的广泛应用。

治疗效果

　　患者经药物治疗失败后选择内镜下食管微量射频治疗。术后当天咳嗽、咳痰、胸闷、气短均明显改善,胃胀、嗳气减轻。

三、思考与讨论

　　GERD 是由胃内容物反流入食管或以上部位,进入口腔(包括咽部)或肺引起的症状或并发症。根据内镜下表现分为 NERD、RE 和 BE 3 种状态。GERD 也可通过反流物直接刺激、神经或免疫机制导致食管外组织的损伤而出现食管外症状,主要涉及耳鼻咽喉、呼吸道、心脑血管、口腔等。

　　患者年轻女性,34 岁,无既往病史,无饮酒、吸烟史。患者的主诉为呼吸道症状包括咳嗽、咳痰伴胸闷、气短,病史超过 3 个月,首先应到呼吸科就诊排除感染和肺部疾病。因胸部 CT 未见明显异常,症状特点和肺功能检查结果亦不支持支气管哮喘诊断,此时应考虑慢性咳嗽诊断。GERD、慢性咽炎、咳嗽变异性哮喘、变应性咳嗽、慢性支气管炎、鼻后滴流综合征、嗜酸粒细胞性支气管炎是慢性咳嗽常见病因,呼吸科针对患者症状特点和实验室检查结果排除咳嗽变异性哮喘、变应性咳嗽、鼻后滴流综合征和嗜酸粒细胞性支气管炎而诊断为慢性支气管炎,并针对此病药物治疗但效果不佳,此时可排除慢性支气管炎。患者伴咽喉部不适及咽异物感,应注意慢性咽炎引起的咳嗽,但患者进食及夜间平卧后易出现咳嗽、咳痰,符合反流性咳嗽综合征的特点,与咽炎引起的咳嗽不同。同时患者伴有口苦、胃胀、嗳气,大便次数增多,4～5 次/d,为糊状便,提示患者胃肠功能异常,此时应高度关注 GERD 引起咳嗽的可能。胃镜发现 GERD 的证据概率不高,仅为 30%～40%,此患者胃镜亦是如此,没有阳性发现,此时须进行食管测压和 24 h 食管 MII-pH 监测以确诊 GERD。对于以食管外表现为主的 GERD 患者,临床医生应全面掌握 GERD 与其他系统疾病的鉴别特点,具备多学科思维,切不可将疾病病因局限在自身专业,以免造成疾病的误诊误治。

四、练习题

　　1. GERD 的临床症状分型,各有什么特点?
　　2. 慢性咳嗽常见于哪些疾病,反流性咳嗽综合征有什么特点?

五、推荐阅读

[1]季锋,汪忠镐.胃食管反流病诊疗进展[J].河南医学研究,2023,32(20):3832-3836.
[2]汪忠镐,季锋.胃食管反流病[M].郑州:河南省科学技术出版社,2021.

(季　峰　刘　丹)

案例 15　肠易激综合征

肠易激综合征(irritable bowel syndrome,IBS)是一种表现为慢性或复发性腹痛、腹泻、排便习惯和大便性状异常但又缺乏胃肠道结构或生化异常的综合征。IBS 在世界范围内普遍存在,症状反复发作,迁延不愈,是一个重大的公共卫生问题。

一、病历资料

(一)门诊接诊

1. 主诉　反复腹痛伴大便习惯改变 3 年。

2. 问诊重点　腹痛伴大便习惯改变均为消化系统常见症状,患者慢性发病,问诊时应注意 3 年病程中,主要症状及伴随症状特点、疾病演变过程、诊治经过、治疗效果等。

3. 问诊内容

(1)诱发因素:有无受凉、进食、情绪、外伤、剧烈运动、溃疡史、暴饮暴食、饮酒等诱因,以及胆石症、蛔虫病史等既往史。

(2)主要症状:①起病和病程,IBS 为反复发作的慢性疾病,病程多在 6 周以上,病程小于 6 周的腹泻应与感染性腹泻鉴别。②症状的特点,有典型的腹痛伴大便习惯、性状改变,且便后腹痛可缓解。IBS 患者临床症状差异较大,罗马Ⅳ根据粪便性状分成四个亚型。便秘型(IBS-C):块状/硬便>25%,且稀/水样便<25%;腹泻型(IBS-D):稀/水样便>25%,且块状/硬便<25%;混合型(IBS-M)稀/水样便>25%,且块状/硬便>25%;不定型(IBS-U)排便习惯改变未达到 IBS-C、D、M 型的要求。粪便性状反映了肠道运输时间。

(3)伴随症状:有无发热,若有发热应考虑感染性腹泻或溃疡性结肠炎。有无便血、贫血、消瘦,若有应考虑溃疡性结肠炎或结肠癌。有无反酸、烧心、胃肠、嗳气、口苦,若有提示上消化道功能异常影响结肠运输功能。

(4)诊治经过:是否行炎症指标、胃肠镜、腹部影像学等相关检查,既往是否用药,药物种类、剂量、用药时间、疗效等。

(5)既往史:有无用药史,特别是非甾体抗炎药和抗菌药物,自身免疫疾病,腹部放射治疗史等,与其他慢性腹泻鉴别;有无反复发作的肛瘘,肛周脓肿等肛周疾病、肠梗阻、腹部包块病史,与克罗恩病相鉴别;有无糖尿病、结核感染、细菌感染、病毒性肝炎、恶性肿瘤病史等与治疗策略相关;有无腹部手术、阑尾手术切除史、肠道切除病史等。

(6)个人史:有无吸烟史、饮酒史,明确 IBS 危险因素;有无近期旅游史。

> **问诊结果**
>
> 　　患者青年男性,慢性病程。3 年前反复出现晨起及餐后腹痛,每周发作 1～2 次,每次发作 2～3 d,疼痛常位于脐周或左下腹部,疼痛在排便后可缓解。疼痛发作时常伴有糊状粪便和次数增多,严重时每日 5～6 次糊状便,其他时间大便正常。粪便中无脓血及黏液,不伴体重下降及夜间疼痛。无发热,无口腔溃疡,无关节、皮肤、肛周病变等。为进一步诊治入院。自发病来,神志清,精神睡眠可,饮食可,小便正常,大便如上述,体重无明显下降。既往体健,个人史、家族史等无特殊。

4.思维引导　该患者为青年男性,以反复腹痛伴大便习惯改变3年就诊。多次化验血常规、血生化、粪便常规及乳糜泻血清血检查均未发现异常,结肠镜检查未见异常。既往外院考虑IBS诊断,经对症治疗后症状缓解。患者症状反复发作,一方面与IBS疾病特点相关,IBS是反复发作的慢性疾病。另一方面,与该患者治疗依从性差,未控制相关危险因素和规律用药相关。

(二)体格检查

1.重点检查内容及目的　全身查体:除生命体征外,应测量并记录患者的身高、体重、计算体重指数(BMI),有条件的单位还须进行人体成分分析;注意有无贫血貌、结膜苍白等;需要与溃疡性结肠炎鉴别时,应仔细检查患者的口腔、皮肤黏膜、四肢关节有无溃疡、皮疹、活动度等改变;需要与克罗恩病鉴别时,还须进行肛周检查,注意有无肛瘘、肛周脓肿、溃疡等。腹部查体:按照视、听、叩、触的顺序进行详细的体格检查,注意腹部平坦/凹陷/膨隆,有无腹肌紧张、压痛、反跳痛,有无腹部包块,肝脾肋缘下是否触及,肠鸣音是否消失/活跃/亢进,有无移动性浊音等。

体格检查结果

T 36.5 ℃,R 18 次/min,P 74 次/min,BP 125/70 mmHg,BMI 23.3 kg/m^2(身高 167 cm,体重 65 kg)

神志清,精神可;体型正常,面容正常;双肺呼吸音清,无明显干、湿啰音,无胸膜摩擦音;剑突下见心脏搏动,心界不大,心率74 次/min,律齐,未闻及心脏杂音及额外心音;腹平坦,无胃肠型、蠕动波,腹软,无压痛、反跳痛,肝、脾肋缘下未触及,Murphy 征阴性,肠鸣音5 次/min,移动性浊音阴性;口腔、皮肤黏膜、四肢关节、肛周无异常。

2.思维引导　全身查体中,患者BMI属于正常范围,没有因为腹泻引起消瘦。腹部查体无特殊,须进一步行实验室、影像学、内镜等检查明确。

(三)辅助检查

1.主要内容及目的

(1)血常规、尿常规、粪便常规+潜血、肝功能、肾功能、葡萄糖、电解质、凝血功能等常规检查:评估基本情况、营养状态,有无高凝状态等。

(2)甲状腺功能、食物不耐受/过敏、抗中性粒细胞胞浆抗体(anti-neutrophil cytoplasmic zntibodies,ANCA)等与慢性腹泻鉴别。

(3)粪便细菌培养×3 次、粪便寄生虫、T-spot、艰难梭菌(C. diff)或 PCR 检测、病毒全套+EBV/CMV 病毒定量、G 试验和 GM 试验等进行细菌、结核分枝杆菌、病毒、真菌等感染筛查。

(4)腹部 CT 排除肿瘤或其他腹部病变等。

(5)结肠镜检查评估肠道情况,鉴别其他肠道疾病。

辅助检查结果

(1)血常规:WBC 6.4×10^9/L、N% 58.8%、RBC 4.26×10^{12}/L、HGB 132 g/L、PLT 397×10^9/L。

(2)大便常规:未见 RBC、WBC,OB 阴性;余生化,凝血,传染病等无异常。

(3)甲状腺功能、食物过敏/不耐受、ANCA 均无异常。

(4)粪便细菌培养×3 次、寄生虫等均无异常,TORCH 病毒定性、EBV-DNA、CMV-DNA 定量均无异常,T-spot 阴性、C. diff 毒素测定阴性、G/GM 试验无异常。

---

(5)全腹 CT：平扫未见异常。

(6)结肠镜：未见异常（图2-14）。

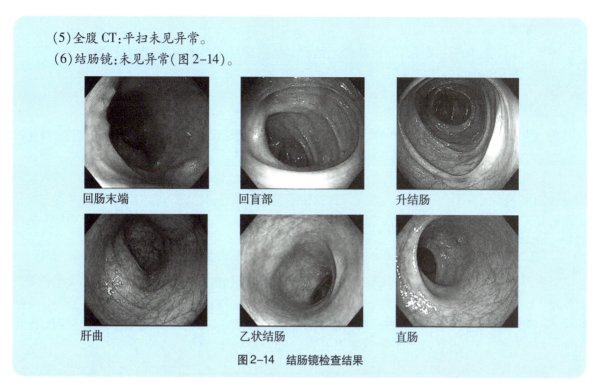

| 回肠末端 | 回盲部 | 升结肠 |
| 肝曲 | 乙状结肠 | 直肠 |

图2-14 结肠镜检查结果

2.**思维引导** 通过病史询问和上述检查，基本可除外急性感染性肠炎、阿米巴肠病、肠道血吸虫病、其他（肠结核、抗菌药物相关性肠炎、缺血性结肠炎、放射性肠炎、嗜酸粒细胞性肠炎、过敏性紫癜、肠白塞病等）、UC 合并 C. diff、CMV 或 EBV 感染、溃疡性结肠炎、克罗恩病、结直肠肿瘤、吸收不良综合征。在排除其他疾病的基础上，可按下列路径诊断，见图2-15。

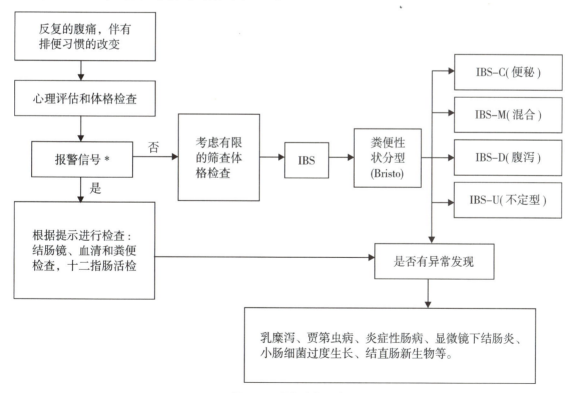

图2-15 IBS 诊断思路

*报警信号：便血、贫血、消瘦、有结肠癌家族史等

(四)初步诊断

根据上述病史、粪便性状、无明显报警症状,血清学检查、影像学及结肠镜检查均无阳性发现,所以可以初步诊断为IBS-D。

二、治疗经过

因IBS分不同的亚型,所以其治疗方案并不统一。诊断出IBS后,需进一步确定亚型再制订个性化综合治疗方案,方案包括精神心理行为干预、饮食调节和药物治疗。

1.心理治疗   IBS是公认的一种身心疾病,患者的临床症状、症状类型和严重程度均受心理因素影响,所以要重视心理治疗。肠易激综合征是一种慢性病,病程较长,具有反复发作的特点,医生应通过充分的沟通提高患者的信任度,让患者建立克服疾病的信心;通过认知疗法纠正患者对疾病的错误认识,从而减轻或消除心理障碍和躯体症状。

2.饮食调整   避免易引起胃肠不适的食物,减少饮食量,培养合理规律的饮食习惯。

3.药物治疗   采用针对症状的个体化治疗方案,多采取联合药物治疗。一般来说,IBS-D的治疗主要是选用一些特定的抗生素,如利福昔明。对于IBS-C,容积性泻剂和渗透性泻药通常是第一选择。根据IBS-M患者的具体症状,选择治疗便秘或腹泻的药物。IBS-D、IBS-C和IBS-M均会出现腹痛症状,治疗腹痛一般选择解痉药,如抗胆碱能药物(双环胺)或钙通道阻滞剂(奥替铵)来解除肠道痉挛。

治疗效果

该患者口服匹维溴铵、双歧杆菌后,症状改善:大便次数1~2次/d,大便成形,腹痛缓解。

三、思考与讨论

IBS虽然病史较长,也会反复发作,但预后一般较好。应明确诱发因素,并设法予以去除,指导患者建立良好的饮食、生活习惯,调整饮食结构,避免进食诱发症状的食物,告知患者IBS的性质,解除其顾虑,对伴有明显焦虑、失眠者可适当给予镇静药物。IBS虽预后良好,但是很多其他疾病易与其混淆,导致治疗延误,所以遇到相应症状的患者应积极进行相关检查以排除其他疾病。

四、练习题

1.IBS有哪些临床表现?

2.IBS如何分型?

五、推荐阅读

[1]中华医学会消化病学分会胃肠功能性疾病协作组,中华医学会消化病学分会胃肠动力学组.2020年中国肠易激综合征专家共识意见[J].中华消化杂志,2020,40(12):803-818.

FGIDs分类、诊断与治疗

(季峰 刘丹)

案例 16 慢性病毒性肝炎

一、病历资料

(一)门诊接诊

1. **主诉** 腹胀伴食欲缺乏、乏力5年余,加重10余天。

2. **问诊重点** 腹胀、食欲缺乏、乏力是非特异性临床表现,多见于消化系统疾病,该患者慢性病程,有乙肝病史,考虑慢性病毒性肝炎可能性大,问诊时注意患者的主要症状及伴随症状特点、疾病演变过程、诊治经过、治疗效果等。

知识点:慢性病毒性肝炎临床表现

慢性病毒性肝炎可表现为:①乏力、全身不适;②食欲缺乏、恶心、厌油腻、腹胀等;③肝区不适或疼痛;④肝、脾大;⑤黄疸;⑥面色晦暗、肝掌、蜘蛛痣等。

值得注意的是,慢性乙型、丙型病毒性肝炎可无任何症状,因此早期很难发现。另外,慢性丙型病毒性肝炎可发生肝外表现,如类风湿性关节炎、干燥性结膜角膜炎、扁平苔藓、肾小球肾炎、混合型冷球蛋白血症、B细胞淋巴瘤和迟发性皮肤卟啉症等。

---

3. **问诊内容**

(1)诱发因素:有药物、饮酒及特殊饮食等诱发因素。

(2)主要症状:①腹胀的位置、发作的频率、持续时间、严重程度、诱发和缓解因素等。若为上腹胀,主要考虑上消化道疾病,如食管、胃、十二指肠、肝胆胰、上段小肠及横结肠等疾病。②有无贫血、呕吐、呕血、黑粪、便血、消瘦、发热等伴随症状,这些症状提示可能存在器质性疾病。

(3)伴随症状:有无贫血、呕吐、呕血、黑粪、便血、消瘦、发热、黄疸、皮疹等伴随症状。

(4)诊治经过:用药否,用何种药,具体剂量、效果如何,以利于迅速选择药物。

(5)既往史:既往有无慢性消化系统疾病史或全身性疾病史,有无肝、胆道及胰腺等慢性疾病史。除消化系统本身疾病以外,其他系统疾病也可出现腹胀,如慢性心功能不全、系统性红斑狼疮和硬皮病等;既往是否有输血及献血史。

(6)个人史:患者饮酒史、用药、饮食习惯及工作环境等,有无重金属、毒物等接触史。

(7)家族史:有无肝炎、肝硬化病史,有无乳糜泻、乳糖不耐受及消化道肿瘤的家族史。

问诊结果

患者中年男性。患者于5年余前无明确诱因出现上腹部胀满不适,伴食欲缺乏,周身乏力。到当地卫生院就诊,化验乙肝五项提示:乙肝表面抗原阳性,乙肝e抗原阳性,乙肝核心体阳性。诊断为"慢性乙型病毒性肝炎",间断服用"护肝片"等药物治疗,病情不愈。近10余天来,患者饮酒后出现上腹部胀满不适症状加重,伴乏力、食欲缺乏,无腹痛、腹泻,无恶心、呕吐等,自行口服"护肝片"治疗,症状无减轻,为求诊治,门诊以"慢性乙型病毒性肝炎"收入院,发病来,神志清,精神欠佳,饮食、睡眠欠佳,大便正常,小便可,体重稍下降。既往史:偶有饮酒,否认特殊药物应用史,否认高血压、糖尿病及心脏病史。否认乙肝家族史。

知识点:慢性病毒性肝炎的主要传播途径

血液、体液传播:血液中的 HBV 含量很高,微量的病毒进入人体即可造成感染,如输血、注射、手术、针刺、血液透析等均可传播。

母婴传播:母婴传播主要发生在围产期,多为在分娩时接触 HBV 阳性母亲的血液和体液而传播,系婴儿因破损的皮肤、黏膜接触母血、羊水或阴道分泌物而感染。分娩后传播主要由于母婴密切接触所导致。

性接触传播:无防护的性接触可以传播 HBV,特别是有多个性伴侣者,其感染 HBV 的危险性增高。

日常生活接触传播:主要通过隐蔽的胃肠道外传播途径,如共用剃须刀、牙刷等导致皮肤、黏膜微小破损暴露于带有 HBV 的微量血液及体液等,是家庭内传播的主要途径。

---

4. 思维引导　患者腹胀伴乏力、食欲缺乏 5 年余,近 10 d 加重,无腹痛、腹泻,无呕血、黑便,无发热、皮疹等,全血细胞计数、电解质、葡萄糖、消化道肿瘤标记物、肝功能和血沉等正常可排除大多数炎症性或肿瘤性疾病,必要时测定钙和磷浓度、肾功能、甲状腺功能、空腹早晨皮质醇水平。注意肝炎相关病毒学及免疫学检测,包括抗核抗体、抗 Sel-70 抗体、抗神经元细胞核抗体等,以评估可能的肝病、风湿性疾病(如系统性硬化病)和副肿瘤性内脏神经病。注意腹部 X 线平片可及时发现肠梗阻或假性梗阻;对比灌肠造影检查能发现结肠或远端小肠梗阻;小肠气钡双重造影能评估部分胃出口梗阻或小肠梗阻。胃镜和结肠镜检查有助于胃肠道器质性疾病的识别,并对可疑病灶进行活组织检查。并可评估患者是否存在食管、胃底静脉曲张以及程度如何。腹部超声或 CT 检查对腹胀的原因可提供有用的信息。

(二)体格检查

1. 重点检查内容及目的　患者慢性肝炎的可能性大,要注意全身营养和神志状态,有无营养不良、贫血、黄疸、浅表淋巴结肿大等,判断肝损伤的严重程度及有无肝性脑病发生,注意有无黄色瘤、蜘蛛痣、肝掌,判断有无肝硬化或肝癌,注意皮肤和黏膜有无出血倾向及皮肤抓痕,判断肝脏合成情况,注意腹部有无包块,压痛及叩击痛,排查肿瘤性病变,有无移动性浊音,有无肠鸣音消失或亢进等。此外,直肠指检、心、肺、神经系统检查也不容忽视。

体格检查结果

T 36.7 ℃,R 19 次/min,P 80 次/min,BP 130/75 mmHg

神志清,精神欠佳,面色晦暗,皮肤巩膜无明显黄染,颈静脉无怒张,肝颈静脉回流征阴性,气管居中,浅表淋巴结不大,胸廓对称,双肺呼吸音清,未闻及明显干、湿啰音,无胸膜摩擦音,剑突下见心脏搏动,心界不大,心率80 次/min,律齐,未闻及病理杂音,腹部稍膨隆,无压痛,肝、脾肋下未及,移动性浊音阴性,双下肢未见明显水肿,查体正常。

---

2. 思维引导　经上述检查患者有精神欠佳,面色晦暗,腹部稍膨隆,无明显腹部压痛、反跳痛及肌紧张,Murphy 征阴性等,结合患者既往有乙肝病史,近期有饮酒史,提示慢性乙型病毒性肝炎;腹

胀伴食欲缺乏、乏力的患者须除外消化道疾病、肝硬化及肝癌等疾病,进一步行实验室检查(消化道肿瘤标志物、呼气试验)、胃肠镜检查及腹部影像学检查,明确诊断。

(三)辅助检查

1. 主要内容及目的

(1)血常规、尿常规及粪常规:进一步判断有无贫血、寄生虫感染等。

(2)凝血功能、肝功能、血氨及乙肝病毒DNA定量:进一步判断肝损伤程度。

(3)血管炎、免疫球蛋白、自免肝及抗核抗体谱:进一步判断有无自身免疫性肝病及风湿免疫疾病等疾病。

(4)血脂、血糖:评估有无代谢综合征。

(5)肿瘤标志物:协助诊断有无肿瘤性疾病。

(6)心电图:明确是否有心肌缺血、心律失常等。

(7)胃肠镜检查:协助判断有无消化道病变。

(8)腹部影像学检查:协助判断是否存在胆道疾病、肝硬化、腹部肿瘤等。

(9)肝穿刺活检:明确肝脏炎症和纤维化程度。

辅助检查结果

(1)血常规、粪常规及尿常规:在正常范围。

(2)凝血功能、血氨、肝功能:血凝及血氨结果在正常范围,TBIL 19 μmol/L,DBIL 11 μmol/L,ALT 82 U/L,AST 65 U/L。

(3)乙肝五项提示:乙肝表面抗原阳性,乙肝e抗原阳性,乙肝核心体阳性;乙肝病毒DNA大于正常范围;甲肝、戊肝及丙肝抗体均阴;EB病毒及巨细胞病毒均阴性;血管炎定量、自免肝全套、抗核抗体谱均阴性。

(4)血脂、血糖:总胆固醇(TC)3.6 mmol/L、甘油三酯(TG)1.9 mmol/L、空腹血糖5.9 mmol/L。

(5)肿瘤标志物:CEA、CA199、CA25、AFP结果在正常范围。

(6)心电图:窦性心律,心率60次/min。

(7)胃镜检查提示慢性浅表性胃炎;肠镜检查未见明显异常。

(8)腹部血管彩超未见明显异常;腹部磁共振平扫+MRCP检查提示肝回声稍增粗,未见明显胆道梗阻,余未见明显异常。

---

2. 思维引导

根据该患者存在腹胀,伴乏力、食欲减退,查体精神欠佳,面色晦暗,既往有乙肝小三阳病史,经目前化验及检查结果提示肝功能轻度异常;患者甲、丙、戊肝抗体均阴,EB病毒及巨细胞病毒均阴,自免肝相关指标均阴,暂不考虑除乙肝外其他病毒性及自身免疫相关肝病。心脏彩超及心电图大致正常,腹部血管彩超正常,除外循环障碍所致肝病。腹部彩超及磁共振检查未见胆道梗阻、胆胰病变、肝硬化及肿瘤征象,不考虑胆总管结石、胆囊炎、腹部肿瘤等病变;因肝活检组织学是明确肝损伤原因的重要方法,但因其有创及取材的局限,不作为临床常规诊断方法。

(四)初步诊断

分析上述病史、查体、实验室检查结果,确诊慢性乙型病毒性肝炎后,应完善其诊断内容。

二、治疗经过

（一）慢性乙型病毒性肝炎

1. 抗病毒治疗适应证 血清 HBV DNA 阳性、ALT 持续异常（>ULN）且排除其他原因所致者；对于血清 HBV DNA 阳性的代偿期乙型肝炎肝硬化患者和 HBsAg 阳性失代偿期乙型肝炎肝硬化患者；血清 HBV DNA 阳性、ALT 正常，有下列情况之一者建议抗病毒治疗：①肝活组织穿刺检查提示显著炎症和/或纤维化（G≥2 和/或 S≥2）。②有乙型肝炎肝硬化或乙型肝炎肝癌家族史且年龄>30 岁。③ALT 持续正常、年龄>30 岁者，建议行肝纤维化无创诊断技术检查或肝组织学检查，发现存在明显肝脏炎症或纤维化。④HBV 相关肝外表现（如 HBV 相关性肾小球肾炎等）。

抗乙肝治疗的目标：最大限度地长期抑制 HBV 复制，减轻肝细胞炎症坏死及肝脏纤维组织增生，延缓和减少肝功能衰竭、肝硬化失代偿、肝细胞癌和其他并发症的发生，改善患者生命质量，延长其生存时间。对于部分适合条件的患者，应追求临床治愈。

临床治愈（或功能性治愈）：停止治疗后仍保持 HBsAg 阴性（伴或不伴抗-HBs 出现）、HBV DNA 检测不到、肝生物化学指标正常。但因患者肝细胞核内 cccDNA 未被清除，因此存在 HBV 再激活和发生肝细胞癌的风险。

2. 慢性乙型病毒性肝炎抗病毒治疗方案

（1）核苷（酸）类似物（nucletide analogues，NAs）：核苷（酸）类似物作用于 HBV 的聚合酶区，抑制病毒复制。本类药物口服方便、抗病毒活性较强、直接毒副作用很少，但是长期治疗可产生耐药、停药后可有复发。

恩替卡韦：剂量为 0.5 mg，每日 1 次口服。抗病毒活性高、耐药发生率很低。本药需要空腹服用。大量研究数据显示，采用恩替卡韦治疗可强效抑制病毒复制，改善肝脏炎症，安全性较好，长期治疗可改善乙型肝炎肝硬化患者的组织学病变，显著降低肝化并发症和肝细胞癌的发生率，降低肝脏相关和全因病死率。

替诺福韦酯（TDF）：剂量为 300 mg，每日 1 次口服。抗病毒活性很高、耐药发生率很低。对初治和拉米夫定、恩替卡韦、替比夫定耐药变异者均有效，其肾毒性低于阿德福韦酯。

替比夫定（telbivudine）：剂量为 600 mg，每日 1 次口服。抗病毒活性较强，耐药发生率中等。极个别病例可发生神经肌肉并发症，应避免与聚乙二醇干扰素联合应用。

阿德福韦酯（adefovir dipivoxil）：剂量为每日 10 mg，每日 1 次口服。有一定肾毒性，应定期监测血清肌酐、血磷及骨密度。本药对初治和已发生拉米夫定、恩替卡韦、替比夫定耐药变异者均有效。

拉米夫定（lamivudine）：剂量为每日 100 mg，每日 1 次口服。其抗病毒作用较强，安全性良好，但耐药发生率很高。

1）NAs 的选择：初治患者应首选强效低耐药药物（恩替卡韦、TDF、TAF）治疗。不建议 ADV 和拉米夫定用于 HBV 感染者的抗病毒治疗。正在应用非首选药物治疗的患者，建议换用强效低耐药药物，以进一步降低耐药风险。应用 ADV 者，建议换用恩替卡韦、TDF 或 TAF；应用拉米夫定或替比夫定者，建议换用 TDF、TAF 或恩替卡韦；曾有拉米夫定或替比夫定耐药者，换用 TDF 或 TAF；曾有 ADV 耐药者换用恩替卡韦、TDF 或 TAF；联合 ADV 和拉米夫定/替比夫定治疗者，换用 TDF 或 TAF。

2）NAs 耐药的预防和处理：初始治疗患者强调选择强效低耐药药物，推荐恩替卡韦、TDF、TAF。治疗中定期检测 HBV DNA 定量，以便及时发现病毒学突破，并尽早给予挽救治疗。对于 NAs 发生耐药者，改用 IFNα 类联合治疗的应答率较低。

3）NAs 治疗的监测：生物化学指标主要有 ALT、AST、胆红素、白蛋白等；病毒学和血清学标志物主要有 HBV DNA 定量和 HBsAg、HBeAg、抗-HBe；根据病情需要，检测血常规、血清肌酐水平、血磷水平、肾小管功能等;肝脏无创纤维化检测如肝脏硬度值测定;当恩替卡韦和 TDF 用于肌酐清除率<50 mL/min 患者时均需调整剂量;TAF 用于肌酐清除率<15 mL/min 且未接受透析的患者时无推荐剂量;其余情况均无需调整剂量。

4)密切关注患者治疗依从性问题:包括用药剂量、使用方法、是否有漏用药物或自行停药等情况,确保患者已经了解随意停药可能导致的风险,提高患者依从性。

(2)干扰素类有一定的直接抗病毒作用,但主要是通过调节机体免疫功能从而发挥抗病毒疗效。我国已批准 PegIFNα 和 IFNα 用于治疗。

1)PegIFNα 抗病毒疗效的预测因素:HBV DNA<2×108 IU/mL,ALT 高水平(2 ~ 10×ULN)或肝组织炎症坏死 G2 以上,A 或 B 基因型,基线低 HBsAg 水平(<25 000 IU/mL),基线核心抗体定量检测(qAnti-HBc)定量高水平,基线信号转导及转录激活蛋白 4(Signal transducer and activator of transcription,STAT4)为 rs7574865,是提示 IFN 疗效较好的预测指标。Peg-IFN-α 治疗 12 周时的 HBV DNA 水平、HBsAg 定量及其动态变化,可用于预测 IFN 疗效。

2)PegIFNα 的不良反应及其处理:①流感样症候群。发热、头痛、肌痛和乏力等,可在睡前注射 IFNα 或用药时服用非甾体抗炎药。②骨髓抑制。中性粒细胞计数≤0.75×10^9/L 和(或)血小板计数<50×10^9/L,应降低 IFN 剂量;1 ~ 2 周后复查,如恢复则增加至原量。中性粒细胞计数≤0.5×10^9/L 和(或)血小板计数<25×10^9/L,则应暂停使用 IFN。对中性粒细胞计数明显降低者,可试用粒细胞集落刺激因子(Granulocyte colony stimulating factor,G-CSF)或粒细胞巨噬细胞集落刺激因子(Granulocyte macrophage colony stimulating factor,GM-CSF)治疗。③精神异常。抑郁、妄想、重度焦虑等。应及时停用 IFN,必要时会同精神心理方面的专科医师进一步诊治。④自身免疫病。部分患者可出现自身抗体,仅少部分患者出现甲状腺疾病、糖尿病、血小板计数减少、银屑病、白斑病、类风湿关节炎和系统性红斑狼疮样综合征等,应请相关科室医师会诊共同诊治,严重者应停药。⑤其他少见的不良反应。视网膜病变、间质性肺炎、听力下降、肾脏损伤、心血管并发症等,应停止干扰素治疗。

3)PegIFNα 治疗的禁忌证:①绝对禁忌证。妊娠或短期内有妊娠计划、精神病史(具有精神分裂症或严重抑郁症等病史)、未能控制的癫痫、失代偿期肝硬化、未控制的自身免疫病、严重感染、视网膜疾病、心力衰竭、慢性阻塞性肺病等基础疾病。②相对禁忌证。甲状腺疾病,既往抑郁症史,未控制的糖尿病、高血压、心脏病。

(二)慢性丙型病毒性肝炎

1.抗病毒治疗指征　只有血清 HCV RNA 阳性的丙型肝炎患者才需要抗病毒治疗。单纯抗-HCV 阳性而 HCV RNA 阴性者,可判断为既往 HCV 感染者,不需要抗病毒治疗。目前在我国聚乙二醇化干扰素(PEG-IFN)联合利巴韦林是治疗慢性丙型肝炎的标准方案,而口服小分子直接抗病毒药物能够大大提高疗效、缩短疗程、减少不良反应。欧美等国家已经批准上市了多种,其 3 ~ 6 个月疗程的病毒清除率均为 95% 左右。

2.抗丙肝治疗的目的　清除或持续抑制体内的 HCV,以改善或减轻肝损害、阻止进展为肝硬化、肝功能衰竭或 PHC,并提高患者的生活质量。

3.慢性丙型肝炎治疗方案

(1)对于 HCV 基因 1 型,可选用下列方案之一。①艾尔巴韦/格拉瑞韦:每片复合片剂含艾尔巴韦 50 mg 和格拉瑞韦 100 mg,1 片,1 次/d,治疗基因 1 型初治以及聚乙二醇干扰素 α 联合利巴韦林(pegylated IFN-α and ribavirin,PR)经治患者,疗程 12 周。但是针对基因 1a 型,在既往抗病毒治疗过程中失败的患者,需要联合 RBV,并且疗程延长至 16 周。②来迪派韦/索磷布韦:每片复合片剂含索磷布韦 400 mg 和来迪派韦 90 mg,1 片,1 次/d,可用于成人以及大于 12 岁的青少年患者。无肝硬化及代偿期肝硬化患者疗程12周,初治的无肝硬化患者也可以疗程8周。失代偿期肝硬化患者,应联合RBV疗程12周;或者,如有RBV禁忌或不耐受,则不使用RBV,但疗程延长至24周。③依米他韦联合索磷布韦:依米他韦联合索磷布韦,一项Ⅱ期临床试验纳入129例初治和经治无肝硬化的基因1型患者,其中18.6%为经治患者。④达诺瑞韦联合拉维达韦:达诺瑞韦100 mg,1片,2次/d,加上利托那韦100 mg,1片,2次/d,联合拉维达韦200 mg,1片,1次/d。

(2)对于HCV基因2型,可选择索磷布韦/来迪派韦400 mg/90 mg,1次/d,疗程12周。

(3)对于HCV基因3型,可选择上述泛基因型药物。

(4)对于HCV基因4型,可选用下列方案之一。①艾尔巴韦/格拉瑞韦:艾尔巴韦/格拉瑞韦1片,1次/d,治疗基因4型初治以及PR经治患者,疗程12周。但是在抗病毒治疗过程中失败的患者,需要联合RBV,并且疗程延长至16周。②来迪派韦/索磷布韦:来迪派韦/索磷布韦1片,1次/d,可用于成人以及大于12岁的青少年初治患者,无肝硬化或者代偿期肝硬化,疗程12周。经治患者不建议使用此方案。

(5)对于HCV基因5型,可选择来迪派韦/索磷布韦1片,1次/d,无肝硬化或者代偿期肝硬化,疗程12周。经治患者不建议使用此方案。

(6)对于经治患者的再次治疗。经过规范抗病毒治疗,仍有一些患者不能获得SVR,这些患者定义为经治患者。经治患者分为两大类,PRS经治和DAAs经治。PRS经治定义为既往经过规范的PR抗病毒治疗,或者PR联合索磷布韦治疗,或者索磷布韦联合RBV治疗,但是治疗失败。DAAs经治定义为既往经过规范的DAAs抗病毒治疗,但是治疗失败,包括含NS5A抑制剂的DAAs经治和不含NS5A抑制剂的DAAs经治。

无肝硬化或代偿期肝硬化、包含蛋白酶抑制剂或NS5A方案治疗失败的DAAs经治患者,可以给予索磷布韦/维帕他韦/伏西瑞韦联合治疗12周。HCV基因1、2型DAAs经治失败的患者,可给予索磷布韦/维帕他韦联合RBV治疗,疗程24周。非常难治DAAs经治患者(包含蛋白酶抑制剂或NS5A方案失败2次,有NS5A RAS),可予索磷布韦/维帕他韦/伏西瑞韦,同时加用RBV(<75 kg者1 000 mg/d;≥75 kg者1 200 mg/d)治疗12周或16周。失代偿期肝硬化、包含蛋白酶抑制剂或NS5A方案治疗失败患者禁用蛋白酶抑制剂,应再次予索磷布韦/维帕他韦,同时加用RBV(<75 kg者1 000 mg/d;≥75 kg者1 200 mg/d)治疗24周。

4. 对接受抗病毒治疗患者的随访监测

(1)治疗前监测项目:治疗前应检测肝功能、肾功能、血常规、甲状腺功能、血糖及尿常规。开始治疗后的第1个月应每周检查1次血常规,以后每个月检查1次直至6个月,然后每3个月检查1次。

(2)生化学检测:治疗期间每个月检查ALT,治疗结束后6个月内每2个月检测1次。即使患者HCV未能清除,也应定期复查ALT。

(3)病毒学检查:治疗3个月时测定HCV RNA;在治疗结束时及结束后6个月也应检测HCV RNA。

(4)不良反应的监测:所有患者在治疗过程中每6个月、治疗结束后每3~6个月检测甲状腺功能,如治疗前就已存在甲状腺功能异常,则应每月检查甲状腺功能。对于老年患者,治疗前应做心电图检查和心功能判断。应定期评估精神状态,尤其是对表现有明显抑郁症和有自杀倾向的患者,应停药并密切防护。

(三)乙肝和丙型肝炎的预防

1. 疫苗预防学　接种乙肝疫苗是预防HBV感染的最有效方法。乙肝疫苗的接种对象首先是新生儿,其次为婴幼儿和高危人群。乙肝疫苗全程接种共3针,按照0、1、6个月程序。对HBsAg阳性母亲的新生儿,应在出生后24 h内尽早注射乙肝免疫球蛋白(HBIG),最好在出生后12 h,剂量应≥100 IU,同时在不同的部位接种10 g重组酵母乙肝疫苗,可显著阻断母婴传播。目前尚无丙型肝炎疫苗。

2. 切断传播途径

(1)严格执行《中华人民共和国献血法》:推行无偿献血通过检测 HBsAg、血清抗 HCV、丙氨酸氨基转移酶(ALT),严格筛选献血员。应发展 HCV 抗原的检测方法,提高对窗口期感染者的检出率。

(2)大力推广安全注射:医务人员应按照医院感染管理中标准防护的原则,在接触人的血液、体液、分泌物、排泄物时均应戴手套,严格防止医源性传播。服务行业中的理发、刮脸、修脚、穿刺和文身等用具也应严格消毒,注意个人卫生,不共用剃须刀和牙具等用品。

(3)避免不安全的性行为:对性活跃期人群应进行正确的性教育,避免多个性伴和无防护的性行为。

三、思考与讨论

病毒性肝炎是指由病毒所引起的肝脏感染性疾病,病理学上以急性肝细胞坏死、变性和炎症反应为特点。病毒性肝炎病程持续半年以上者即为慢性病毒性肝炎。导致肝炎慢性化的因素:感染的病原类型、治疗不当、营养不良、同时又患其他传染病、饮酒、服用对肝有损害的药物,以及免疫因素等。病毒性肝炎可分为甲、乙、丙、丁、戊5种类型,各型之间无交叉免疫,可同时或先后感染,混合感染或重叠感染,使症状加重,甲型和戊型病毒性肝炎以粪口传播为主,常见发热、黄疸,呈急性经过,罕见迁延成慢性;乙型和丙型病毒性肝炎,多经输血或血制品以及密切接触传播,易迁延发展成慢性,甚至肝硬化。临床上需要进行抗病毒治疗的主要是慢性乙型肝炎(chronic hepatitis B)和慢性丙型肝炎(chronic hepatitis C)。

慢性病毒性肝炎诊断思路见图2-16。

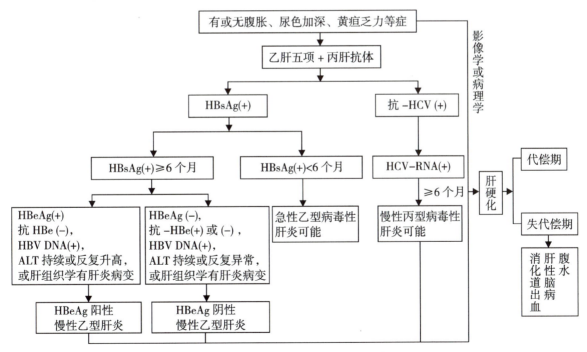

图2-16 慢性病毒性肝炎诊断思路

患者腹胀伴乏力、食欲缺乏,既往有乙肝病史,近期有饮酒诱因,查体存在精神欠佳,面色晦暗,腹部稍膨隆,肝功能存在轻度异常,乙肝病毒 DNA 定量偏高,结合患者症状及相关检查,考虑患者慢性乙型病毒性肝炎诊断成立,治疗上给予保肝、抗病毒治疗,加强患者健康教育,避免不良习惯,戒烟戒酒,避免劳累,规律口服药物治疗。

四、练习题

1. 简述慢性病毒性肝炎的临床表现。
2. 简述慢性乙型病毒性肝炎抗病毒治疗的最终目标。

五、推荐阅读

[1]ODENWALD MA,PAUL S. Viralhepatitis:past,present,and future[J]. World J Gastroenterol,2022,28(14):1405-1429.

[2]葛均波,徐永健,王辰,等. 内科学(第九版)[M]. 北京:人民卫生出版社,2018.

[3]中华医学会,中华医学会杂志社,中华医学会全科医学分会,等. 慢性乙型肝炎基层诊疗指南(实践版·2020)[J]. 中华全科医师杂志,2021,20(3):281-289.

[4]中华医学会感染病学分会,中华医学会肝病学分会. 慢性乙型肝炎防治指南(2019年版)[J]. 临床肝胆病杂志,2019,35(12):2648-2669.

(祁 舟 保 洁 杨荟玉)

案例 17 药物性肝损伤

一、病历资料

(一)门诊接诊

1. 主诉 发现皮肤巩膜黄染1周余。

2. 问诊重点 黄疸是多种疾病的一种症状和体征,多见于肝、胆道、胰腺以及血液系统疾病,该患者急性起病,黄疸为主要症状,问诊时注意患者的主要症状及伴随症状特点、疾病演变过程、诊治经过、治疗效果等。

3. 问诊内容

(1)诱发因素:有药物、饮酒及特殊饮食等诱发因素。

(2)主要症状:①确定是否存在黄疸(真性黄疸还是假性黄疸),特别应与皮肤苍黄、球结膜下脂肪及高胡萝卜素血症相鉴别,详细询问患者尿色的变化(溶血性黄疸时尿色呈酱油色或茶色,肝细胞性黄疸尿色呈黄色,阻塞性黄疸尿色呈深黄色)及便色的变化。②询问黄疸是急起还是缓起,是否为群体发病,是否有外出旅游史、服用某些药物史,是否有长期酗酒或肝病史。③询问黄疸出现的时间与波动情况(以区别肝细胞性与阻塞性黄疸),询问黄疸对全身的影响(肝细胞性黄疸的深度与肝功能损害程度成正比,先天性胆红素代谢障碍全身状况较好)。

(3)伴随症状:有无发热、寒战、腹痛、消化道症状(食欲缺乏、厌油腻、恶心、呕吐等)。

(4)诊治经过:用药否,用何种药、具体剂量、效果如何,以利于迅速选择药物。

（5）既往史：青年人通常无基础疾病，老年人大多合并多种基础疾病，当出现一个症状或体征时，不能认为是某一种病所致，有可能是多种疾病逐步进展、恶化的结果，如患者既往有糖尿病、冠心病、类风湿性关节炎等疾病而长期口服二甲双胍、他汀类及非甾体抗炎药等。

（6）个人史：患者饮酒史、饮食习惯及工作环境等，有无重金属、毒物等接触史。

（7）家族史：有无代谢相关家族遗传倾向，如先天性非溶血性黄疸。

问诊结果

患者青年女性。1周余前，患者发现皮肤、巩膜黄染，尿色如浓茶样，伴口干、皮肤瘙痒，无腹痛、腹胀，无恶心、呕吐等不适，症状持续不缓解，为求进一步诊疗，前来就诊，查肝功能示：TBIL 409.9 μmol/L，DBIL 301.8 μmol/L，ALT 584 U/L，AST 378 U/L，ALP 218 U/L，门诊以"肝损伤"收入院，发病来，神志清，精神欠佳，饮食、睡眠欠佳，大便正常，小便色黄，体重稍下降。既往史：2周前因脱发服用何首乌，否认其他药物应用史及饮酒史，否认高血压、糖尿病及心脏病史。家族中无类似病例。

4. **思维引导**　患者皮肤、巩膜黄染，伴尿黄、皮肤瘙痒1周余，无腹痛、腹胀，无大便陶土样改变，无发热、皮疹等，注意心电图、心脏彩超等检查排除循环系统障碍可能；注意尿常规、血常规及三溶试验排除血液系统疾病，注意 HAV、HBV、HCV、HEV、CMV、EBV 或 HSV 感染指标以排除病毒性肝损伤可能；注意全套自身抗体、自身免疫性肝病抗体指标，排查自身免疫性肝病；患者行腹部彩超或影像学检查协助诊断是否存在胆总管结石、胆道肿瘤、胰腺肿瘤及壶腹部肿瘤等疾病；患者近期有何首乌应用史，因其具有一定肝毒性，用药与肝损伤有一定的时间关系，排除其他可解释的疾病，考虑患者为药物性肝损伤可能性大，应在查体时注意皮肤、巩膜黄染程度，有无蜘蛛痣、肝掌等慢性肝病表现，有无腹部压痛、反跳痛及肌紧张，Murphy征是否阳性等。

（二）体格检查

1. **重点检查内容及目的**　患者药物性肝损伤的可能性大，要注意全身营养和神志状态，皮肤、巩膜黄疸深度，判断肝损伤的严重程度及有无肝性脑病发生，注意有无黄色瘤、蜘蛛痣、肝掌，判断有无慢性肝病病史，注意皮肤和黏膜有无出血倾向及皮肤抓痕，判断肝脏合成情况，注意腹部有无胆囊肿大，腹部有无包块、压痛及叩击痛，排查有无胆系感染及肿瘤性病变。

体格检查结果

T 36.5 ℃，R 20 次/min，P 100 次/min，BP 110/70 mmHg

神志清，精神欠佳，皮肤巩膜黄染，颈静脉无怒张，肝颈静脉回流征阴性，气管居中，浅表淋巴结不大，胸廓对称，双肺呼吸音清，未闻及明显干、湿啰音，无胸膜摩擦音，剑突下见心脏搏动，心界不大，心率100次/min，律齐，未闻及病理杂音，腹软，无压痛反跳痛，肝、脾肋下未及，移动性浊音阴性，双下肢未见明显水肿，余查体正常。

2. **思维引导**　经上述检查患者有精神欠佳、心率增快、皮肤巩膜黄染，无明显腹部压痛、反跳痛及肌紧张，Murphy征阴性等，结合患者近期有发现皮肤巩膜黄染及尿黄，提示存在肝损伤；黄疸的患者不排除自身免疫性肝病、病毒性肝炎、代谢相关肝病及胆道梗阻等疾病所致，进一步行实验室检查（全套自身抗体、自身免疫性肝病抗体、嗜肝及非嗜肝病毒抗体、肿瘤标志物等）及腹部血管彩超、腹部影像学检查，明确诊断。

（三）辅助检查

1. 主要内容及目的

（1）血常规及CRP：进一步判断有无感染性疾病。

（2）凝血功能、肝功能、血氨：进一步判断肝损伤程度及药物性肝损伤的类型。

（3）病毒性肝炎相关指标、自免肝及抗核抗体谱：进一步判断有无病毒性肝炎、自身免疫性肝病等疾病。

（4）血脂、血糖：评估有无代谢综合征。

（5）肿瘤标志物：协助诊断有无肿瘤。

（6）心电图：明确是否有心肌缺血、心律失常等。

（7）胃肠镜检查：协助判断有无消化道病变。

（8）腹部影像学检查：协助判断是否存在胆总管结石、布-加综合征、胆囊炎、胰腺炎、腹部肿瘤等其他造成肝损伤原因。

（9）肝穿刺活检：明确肝损伤的确切病因及肝损伤程度。

辅助检查结果

（1）血常规：WBC 5.21×10^9/L，N% 63.3%，RBC 4.62×10^{12}/L，Hb 131 g/L，PLT 240×10^9/L；CRP在正常范围。

（2）凝血功能、血氨、肝功能：凝血功能及血氨结果在正常范围，TBIL 409.9 μmol/L，DBIL 301.8 μmol/L，ALT 584 U/L，AST 378 U/L。

（3）嗜肝及非嗜肝病毒性肝炎、自免肝、抗核抗体谱阴性。

（4）血脂、血糖：TC 3.8 mmol/L、TG 0.9 mmol/L、空腹血糖 5.6 mmol/L。

（5）肿瘤标志物：CEA、CA199、CA25、AFP结果均在正常范围。

（6）心电图：心脏彩超示窦性心律，心率67次/min；心脏舒张功能正常。

（7）腹部彩超、腹部磁共振平扫+MRCP检查：肝回声稍增粗，未见明显胆道梗阻，余未见明显异常。

---

2. 思维引导　根据该患者存在皮肤、巩膜黄染，伴小便发黄，查体精神欠佳，肝功能提示转氨酶及胆红素明显升高，经目前化验及检查结果提示肝功能异常。患者病毒性肝炎指标、自免肝相关指标均阴，暂不考虑病毒性及自身免疫相关肝病。心脏彩超及心电图大致正常，腹部血管彩超正常，除外循环障碍所致肝损伤。腹部彩超及磁共振检查未见胆梗阻、胆胰病变、肝硬化及肿瘤征象，不考虑胆总管结石、胆囊炎、腹部肿瘤等病变；因肝活检组织学是明确肝损伤原因的重要方法，但因其有创及取材的局限，不作为临床常规诊断方法。

知识点：药物性肝损伤诊断标准

药物性肝损伤（drug-induced liver injury，DILI）诊断是排除性诊断，主要根据用药史、停用药物后的恢复情况、再用药时的反应、实验室有肝细胞损伤及胆汁淤积的证据和除外其他肝损伤的病因来确定诊断。

符合以下任意1项，定义为临床显著DILI：①两次检查血清AST或ALT>5×ULN，或ALP>2×ULN（如果基线值异常，则为治疗前基线值）；②TBIL>2.5 mg/dL，同时AST、ALT或ALP水平升高；③国际标准化比值（INR）>1.5，同时AST、ALT或ALP升高。

（四）初步诊断

初步诊断:何首乌所致急性混合性肝损伤。

二、治疗经过

DILI的治疗原则是停用和防止再使用导致肝损伤的相关药物,早期清除和排泄体内的药物,尽可能避免使用药理作用或化学结构相同、相似的药物,其次对已有的肝损伤或肝衰竭的患者进行对症支持治疗。

1. 停药　停药是治疗药物性肝损害最重要的措施。临床怀疑药物导致肝脏损害,及时停药,大部分患者可在停药后自行缓解。药物引起肝损害时,应充分权衡停药引起原发病进展和继续用药导致肝损伤加重的风险,可换用其他类型药物针对原发病治疗。

2. 清除药物　对于误服大量肝损伤性药物,可以通过催吐、洗胃、导泻、灌肠等方法清除胃肠道残留的药物。对于已经入血的药物,可通过利尿、血液透析、血液灌注等方法加速体内药物的排泄。

3. 药物治疗　应根据DILI的临床类型选用适当的药物治疗。轻中度肝细胞损伤型和混合型DILI,炎症较轻者可试用水飞蓟素,炎症较重者可试用甘草酸制剂(如甘草酸二铵或甘草酸单铵半胱氨酸复合制剂),其他常用药物包括精氨酸谷氨酸注射液和双环醇;胆汁淤积型DILI可选用熊去氧胆酸,但其减轻肝损伤严重程度的有效性尚未得到证实,有报道腺苷蛋氨酸(SAMe)治疗胆汁淤积型DILI有效。

4. 肝移植　对于出现肝性脑病、严重凝血障碍的急性肝衰竭(acute liver failure,ALF)/亚急性肝衰竭(subacute liver failure,SALF)及失代偿肝硬化的患者,可以考虑肝移植。

三、思考与讨论

药物性因素可引起多种类型的肝损伤,所涉及的药物、植物、保健品添加剂等种类繁多,其发生机制复杂,同一种药物在不同的机体上可表现出不同的病理损伤。因此,在使用已明确可导致肝损伤的药物过程中,早期、动态进行肝功能检测是尤为重要的。

初次接诊肝损伤患者时,若发现有可疑伤肝药物应用史,在一定的潜伏期后出现了肝损伤,并可初步排除其他任何原因引起的肝损伤,临床上即应考虑存在DILI的可能,但此时往往难以立即确诊。进一步前瞻性考察停药后肝生化指标的变化趋势,并通过实验室、影像乃至组织病理学等辅助检查充分排除其他原因引起的肝损伤,才能基本确认是由药物引起的肝损伤。

在可疑药物治疗过程中出现以下任何一项者,须立即停用可疑药物:①血清ALT或AST>8 ULN;②ALT或AST>5 ULN,持续2周;③ALT或AST>3 ULN,并且TBIL>2 ULN或INR>1.5;④ALT或AST>3 ULN,伴逐渐加重的疲劳、恶心、呕吐、右上腹疼痛或压痛、发热、皮疹和/或嗜酸性粒细胞增多(>5%)。对于血清氨基转移酶升高达到ULN 2~5倍的无症状者,建议48~72 h复查ALT、AST、ALP、TBIL,以确定是否异常。初始每周复查2~3次,如果异常肝生化指标稳定或下降,则可改为1~2周1次,直至恢复正常。

诊断路径,见图2-17。

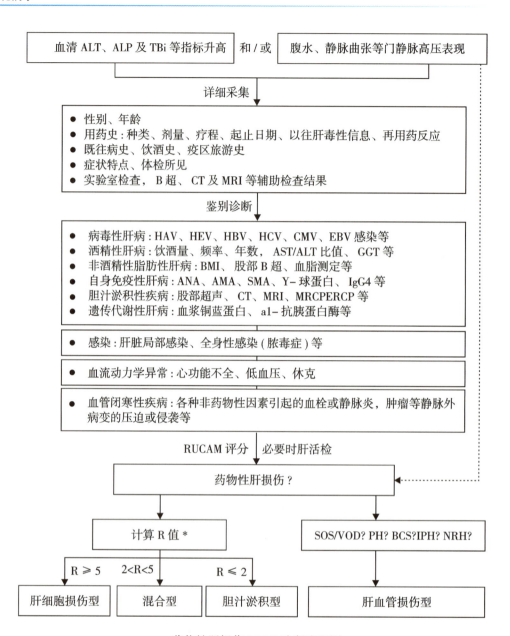

药物性肝损伤 (DILI) 诊断流程图

BCS: 巴德－基亚里综合征；IPH: 特发性门静脉高压症；NRH: 结节性再生性增生；PH: 紫性肝病；SOS/VOD: 肝窦阻塞综合征 / 肝小静脉闭塞病。*R=(ALT 实测值 /ULN)/(ALP 实测值 /ULN)。

图 2-17　药物性肝损伤诊断流程图

四、练习题

1. 简述药物性肝损伤的定义。

2. 简述药物性肝损害的处理原则。

五、推荐阅读

[1] 中华医学会,中华医学会杂志社,中华医学会消化病学分会,等. 药物性肝损伤基层诊疗指南 (2019 年)[J]. 中华全科医师杂志,2020,19(10):868-875.

[2] FONTANA RJ,LIOU I,REUBEN A,et al. AASLD Practice Guidance on Drug,Herbal and Dietary Supplement Induced Liver Injury[J]. Hepatology,2022,12(5),746-751.

[3] DEVARBHAVI H,AITHAL G,TREEPRASERTSUK S,et al. Drug-induced liver injury:Asia Pacific Association of Study of Liver consensus guidelines[J]. Hepatol Int,2021,15(2),258-282.

（祁　舟　保　洁　杨荟玉）

案例18　非酒精性脂肪性肝病

一、病历资料

（一）门诊接诊

1. 主诉　反复上腹部胀痛半年。

2. 问诊重点　上腹痛为消化系统常见症状,临床上一般将腹痛按起病缓急、病程长短分为急性腹痛及慢性腹痛。此病例中患者慢性发病,腹痛为主要症状,问诊时应注意病程中主要症状及伴随症状特点、疾病演变过程、诊治经过、治疗效果等。

3. 问诊内容

（1）诱发因素:有无饮酒、暴饮暴食、长期服药等诱发因素。

（2）主要症状:慢性腹痛常见于腹腔脏器慢性炎症(慢性胃炎、十二指肠炎、慢性胆囊炎、脂肪肝等)、消化道运动障碍(功能性消化不良、肠易激综合征等)、胃及十二指肠溃疡、腹腔脏器扭转或梗阻、脏器包膜的牵张、中毒与代谢障碍(铅中毒、尿毒症等)、肿瘤压迫与浸润。

（3）问诊过程中询问的重点:①腹痛的具体部位,一般腹痛部位即为病变所在部位,如胃、十二指肠和胰腺疾病疼痛多在中上腹,肝胆系统疾病疼痛多在右上腹,小肠疾病的疼痛多在脐周或脐部等。②腹痛的性质和程度,突发的中上腹剧烈、刀割样痛或烧灼样痛,多为胃、十二指肠溃疡穿孔;中上腹持续性隐痛多为慢性胃炎或胃、十二指肠溃疡;上腹部持续性钝痛或刀割样疼痛呈阵发性加剧多为急性胰腺炎;持续性、广泛性剧烈腹痛伴腹肌紧张或板样强直,提示急性弥漫性腹膜炎。其中隐痛或钝痛多为内脏性疼痛,多由胃肠张力变化或轻度炎症引起,胀痛可能为实质脏器包膜牵张所致。③腹痛的发作时间,餐后疼痛常见于肝胆疾病、胃部肿瘤等;周期性、节律性上腹痛见于胃、十二指肠溃疡。④腹痛与体位的关系,某些体位可使腹痛加重或减轻。

（4）伴随症状:①伴发热、寒战提示有炎症存在,多见于急性胆道感染、胆囊炎、肝脓肿等感染性疾病。②伴黄疸可能与肝胆胰疾病有关。③伴休克同时有贫血可能是腹腔脏器破裂、消化道穿孔、绞窄性肠梗阻、肠扭转等;该患者同时伴有黑便,考虑存在消化道出血,原因多为消化性溃疡出血、胃肠道恶性肿瘤出血等。④伴呕吐、反酸考虑食管、胃肠病变,如胃肠道梗阻、胃及十二指肠溃疡或胃炎等。⑤伴腹泻考虑消化吸收障碍或胃肠道炎症、溃疡或肿瘤。⑥伴血尿考虑泌尿系结石等泌尿系疾病。

（5）诊治经过:用药否,用何种药,具体剂量、效果如何,以利于迅速选择药物。

（6）既往史:老年人大多有多种基础疾病,当出现一个症状或体征时,不能认为是某一种病所致,有可能是多种疾病逐步进展、恶化的结果,如患者既往有高血压、冠心病、类风湿性关节炎等疾病长期口服抗血小板药物、非甾体抗炎药等,也可能出现腹痛,特别是心肌梗死有时亦可出现腹痛症状。

(7)个人史:患者饮酒史、饮食习惯及工作环境等,有无重金属、毒物等接触史。

(8)家族史:询问有无消化道肿瘤家族遗传倾向。

问诊结果

患者女性,年龄52岁,半年前反复出现上腹部胀痛,以右上腹为著,无规律性,无后背及左肩放射,可自行缓解,与进食及体位变化无关,口服"抑酸、护胃"药物治疗无明显效果,偶伴腹胀、恶心。无胸闷、胸痛、呕血、黑便、发热症状,为治疗,前来就诊。发病来,神志清,精神欠佳,饮食、睡眠可,大便正常,小便正常,体重无明显下降。

既往史:否认高血压、心脏病、糖尿病、慢性肝病、肾病、脑血管疾病病史。

个人史:无吸烟、饮酒史,否认长期用药史,否认毒物接触史。

家族史:家族中无类似病例及消化道肿瘤、肝炎病例。

4.思维引导 患者反复发作右上腹胀痛,无后背及左肩部放射,无胸闷、胸痛症状,注意心电图、心肌酶等检查排除心源性可能;患者腹痛为慢性胀痛,部位集中于右上腹部,考虑肝胆疾病可能性大,行腹部彩超或影像学检查协助诊断是否存在肝炎、胆囊炎、胰腺炎、十二指肠病变、肿瘤等疾病;患者慢性、无规律性腹痛,偶有腹胀、恶心,考虑消化道病变可能性大,应在查体时注意有无Murphy征、巩膜有无黄染等体征,确定腹痛部位,有无反跳痛及肌紧张等。

(二)体格检查

1.重点检查内容及目的 患者腹痛部位位于右上腹,考虑肝胆疾病可能性大,但不能完全除外十二指肠病变及其他疾病可能,查体须注意Murphy征、巩膜黄染、肝区叩击痛、胃肠蠕动波等。

体格检查结果

T 36.5 ℃,R 16 次/min,P 76 次/min,BP 130/82 mmHg,BMI 29.5 kg/m²

神志清,精神尚可,全身未触及肿大淋巴结,皮肤及巩膜无黄染,睑结膜无苍白,肺部听诊无明显异常,心界不大,心率76次/min,律齐,心音正常,腹软,右上腹轻压痛,无反跳痛及肌紧张,Murphy征阴性,余腹部无压痛、反跳痛及肌紧张,未见明显胃肠型,未触及明显肿块,肝区叩击痛阳性,肝、脾肋下未及,移动性浊音阴性,双下肢无水肿,肠鸣音正常,余查体正常。

2.思维引导 经上述检查有右上腹部压痛、肝区叩击痛阳性体征,BMI值超标,考虑肝胆系统疾病可能性大,但胃肠道疾病仍不能完全除外,进一步行实验室检查(肝功能、血脂、血糖、肿瘤标志物、病毒性肝炎、自免肝、抗核抗体谱等)及胃肠镜、腹部影像学检查,明确诊断。

(三)辅助检查

1.主要内容及目的

(1)血常规及CRP:进一步判断有无感染性疾病。

(2)肝功能、病毒性肝炎、自免肝及抗核抗体谱:进一步判断有无肝脏疾病。

(3)血脂、血糖:评估有无代谢综合征证据。

(4)肿瘤标志物:协助诊断有无肿瘤。

(5)心电图:明确是否有心肌缺血、心律失常等。

(6)胃肠镜检查:协助判断有无消化道病变。

（7）腹部影像学检查:协助判断是否存在脂肪肝、肝硬化、胆囊炎、胰腺炎、腹部肿瘤等其他造成腹痛原因。

辅助检查结果

（1）血常规:WBC $5.55×10^9$/L, N% 66.3%, RBC $4.51×10^{12}$/L, Hb 130 g/L, PLT $220×10^9$/L;CRP 在正常范围。

（2）肝功能:ALT 62 U/L、AST 54 U/L。

（3）病毒性肝炎、自免肝、抗核抗体谱均阴性。

（4）血脂、血糖:TC 5.0 mmol/L、TG 3.5 mmol/L、低密度脂蛋白胆固醇(LDL-C)3.3 mmol/L、高密度脂蛋白胆固醇(HDL-C)1.6 mmol/L;空腹血糖5.9 mmol/L。

（5）肿瘤标志物:CEA、CA199、CA25、AFP 结果在正常范围。

（6）心电图:窦性心率,心率 76 次/min。

（7）胃镜:食管未见明显异常、慢性非萎缩性胃炎。

（8）肠镜:所见结直肠大致正常。

（9）^{14}C 呼气试验(UBT):阴性。

（10）腹部彩超及全腹 CT 检查:脂肪肝,余未见明显异常。

2.思维引导 根据该患者反复发作右上腹部胀痛,查体肝区叩击痛阳性,BMI 值超标,TG 升高,经目前化验及检查结果提示脂肪肝、肝功能异常、高脂血症。患者腹痛为慢性隐痛,部位集中于右上腹部,行腹部 CT 检查未见胆囊、胰腺病变、肝硬化及肿瘤征象,不考虑胆囊炎、胰腺炎、腹部肿瘤等病变;胃肠镜检查未见消化性溃疡、胃肠肿瘤征象。患者慢性、无规律性腹痛,与进食及体位变化无关,口服"抑酸、护胃"药物治疗无明显效果,偶伴腹胀、恶心,目前检查支持脂肪肝、肝功能异常、高脂血症诊断。因肝活检组织学是诊断脂肪性肝病的重要方法,但因其有创及取材的局限,不作为临床常规诊断方法。

通过超声或 CT 发现脂肪肝后,应通过详细病史询问及系列检查,完成下列诊断步骤。

（1）排除过量饮酒(该患者无饮酒史)、病毒性肝炎、药物性肝病、全胃肠外营养、肝豆状核变性和自身免疫性肝病等可导致脂肪肝的特定疾病。

（2）了解非酒精性脂肪性肝病(non-alcoholic fatty liver disease, NAFLD)的疾病谱类型:单纯性脂肪肝、非酒精性脂肪性肝炎(non-alcoholic steatohepatitis,NASH)、脂肪性肝纤维化、肝硬化甚至肝癌。该患者 BMI 29.5 kg/m^2,否认饮酒史,化验提示肝转氨酶升高、LDL-C 及 TG 升高,检查排除其他可导致脂肪肝的特定疾病。

（3）是否合并代谢综合征。

知识点一:NAFLD 诊断标准

凡具备下列第①~⑤项和第⑥或第⑦项中任何一项者即可诊断为 NAFLD。①有易患因素:肥胖、2 型糖尿病、高脂血症等;②无饮酒史或饮酒折合乙醇量男性每周<140 g,女性每周<70 g;③除外病毒性肝炎、药物性肝病、全胃肠外营养、肝豆状核变性和自身免疫性肝病等可导致脂肪肝的特定疾病;④除原发疾病的临床表现外,可有乏力、肝区隐痛、肝大、脾大等症状及体征;⑤血清转氨酶或 γ-GT、转铁蛋白升高;⑥符合脂肪性肝病的影像学诊断标准;⑦肝组织学改变符合脂肪性肝病的病理学诊断标准。

符合以下条件5项中3项即可诊断为代谢综合征。①空腹血糖（FPG）≥5.6 mmol/L（或已诊断为2型糖尿病）；②血压≥130/85 mmHg（或已诊断为高血压病）；③TG≥1.7 mmol/L（或已诊断为高甘油三酯血症）；④男性：HDL-C<1.03 mmol/L；女性：HDL-C<1.29 mmol/L（或接受药物治疗以降低HDL-C）；⑤肥胖症：男性腰围≥90 cm；女性腰围≥80 cm和/或BMI>25 kg/m^2。

（四）初步诊断

初步诊断：①NAFLD伴代谢综合征；②肝功能Child分级，肝功能Child A级。

二、治疗经过

NAFLD的治疗目的：减轻肝脏本身的危害，降低2型糖尿病、高血压、心脑血管疾病等相关并发症的风险。

1.病因治疗 针对病因的治疗，如治疗糖尿病、高脂血症，对多数单纯性脂肪性肝病和NASH有效。生活方式的改变，如健康饮食、体育运动，在NAFLD的治疗中至关重要。对于肥胖的NAFLD患者，减重3%~5%可改善肝脂肪变，减重7%~10%能够改善肝酶学和组织学的异常。

2.药物治疗 主要用于治疗代谢综合征及预防NAFLD的进展。单纯性脂肪性肝病一般无须药物治疗，通过改变生活方式即可。对于NASH特别是合并进展性肝纤维化病人，使用维生素E、甘草酸制剂、多烯磷脂酰胆碱等，可减轻脂质过氧化。伴有血脂高的NAFLD可在综合治疗的基础上应用降血脂药物，但需要检测肝功能，必要时联合用保肝药。治疗药物主要包括胰岛素增敏药物、抗氧化损失药物、调脂药物及肝细胞保护药物等。

3.其他治疗 对改变生活方式和药物治疗无反应者，可通过减重手术治疗NASH伴有严重代谢综合征患者，也可行粪菌移植。

本病例治疗方案

复方甘草酸苷片　3片/次　3次/d　口服
非诺贝特片　　　0.1 g/次　3次/d　口服

1.患者健康教育

（1）控制饮食：热量摄入1000~1200 kcal/d，饮食中总脂肪量控制在总热量的30%以下。

（2）增加运动：每日行走10 000步或其他活动，如游泳、骑车和力量锻炼，减肥过程中应使体重平稳下降（0.5~1.0 kg/周），注意监测体重及肝功能。

（3）注意纠正营养失衡，禁酒，不宜乱服药，在服降血脂药物期间应遵医嘱定期复查肝功能。

2.随访计划　2周后复查肝功能，调整药物；6个月后评估饮食控制及减重效果，如果无效考虑增加其他药物或方法。

三、思考与讨论

NAFLD 是一种与胰岛素抵抗和遗传易感性密切相关的获得性代谢应激性肝损伤,指除外酒精和其他明确的肝损害因素所致的,以弥漫性肝细胞大泡性脂肪变为主要特征的临床病理综合征,包括非酒精性脂肪肝(non-alcoholic fatty liver,NAFL)也称单纯性脂肪肝,以及由其演变的 NASH、脂肪性肝纤维化、肝硬化甚至肝癌。NAFLD 现已成为西方国家和我国最常见的肝脏疾病。

参照图 2-18,根据该患者反复发作右上腹部胀痛,偶伴腹胀、恶心,查体肝区叩击痛阳性,患者腹痛与进食及体位变化无关,口服"抑酸、护胃"药物治疗无明显效果,该患者 BMI 29.5kg/m²,BMI 值超标,否认饮酒史,目前化验及检查结果支持脂肪肝、肝功能异常、高脂血症诊断,可排除其他可导致脂肪肝的特定疾病。因肝活检组织学是诊断脂肪性肝病的重要方法,但因其有创及取材的局限,不作为临床常规诊断方法。NAFLD 的治疗目的是减轻肝脏本身的危害,降低 2 型糖尿病、高血压、心脑血管疾病等相关并发症的风险。治疗原则中首要就是针对病因治疗,如治疗糖尿病、高脂血症,其次是药物治疗,对改变生活方式和药物治疗无反应者,可通过减重手术治疗。NASH 伴有严重代谢综合征患者,也可行粪菌移植。

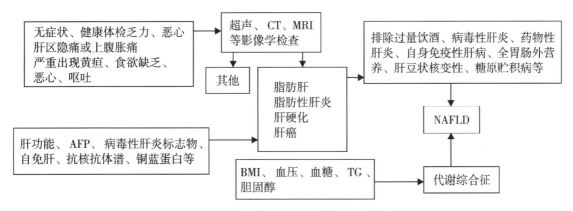

图 2-18　非酒精性脂肪性肝病诊断思路

四、练习题

1.代谢综合征诊断标准是什么?
2.脂肪性肝病的治疗原则是什么?

五、推荐阅读

[1]于皆平,沈志祥,罗和生.实用消化病学[M].3 版.北京:科学出版社,2016.

[2]中华医学会肝病学分会.代谢相关(非酒精性)脂肪性肝病防治指南(2024 年版)[J].中华肝脏病杂志.2024,32(5):418-434.

[3]中国研究型医院学会肝病专业委员会,中国医师协会脂肪性肝病专家委员会,中华医学会肝病学分会脂肪肝与酒精性肝病学组,等.中国脂肪性肝病诊疗规范化的专家建议(2019 年修订版)[J].中华肝脏病杂志.2019,27(10):748-753.

（刘晓敏　保　洁）

案例 19　酒精性肝病

一、病历资料

（一）门诊接诊

1. 主诉　间断腹胀、乏力、食欲缺乏 7 月余。

2. 问诊重点　腹胀、食欲缺乏为消化系统常见症状,此病例中患者慢性发病,腹胀、食欲缺乏、乏力为主要症状,问诊时应注意病程中,主要症状及伴随症状特点、疾病演变过程、诊治经过、治疗效果等。

3. 问诊内容

（1）诱发因素:有无饮酒、暴饮暴食、长期服药等诱发因素。

（2）主要症状:腹胀、乏力、食欲缺乏可见于消化道慢性炎症(慢性胃炎、十二指肠炎、慢性胆囊炎等)、消化道运动障碍、胃及十二指肠溃疡、慢性心功能不全、肾功能不全等。

（3）伴随症状:①伴腹痛、恶心、呕吐、发热、寒战提示有炎症存在,多见于肝、胆、胰腺系统疾病;②伴休克同时有贫血可能是腹腔脏器破裂、消化道穿孔、绞窄性肠梗阻、肠扭转等;③伴呕吐、反酸考虑食管、胃肠病变,比如肠道梗阻、胃及十二指肠溃疡或胃炎等;④伴腹泻考虑消化吸收障碍或胃肠道炎症、溃疡或肿瘤;⑤与饮食的关系(如小麦、奶制品、果糖、纤维素、不吸收的糖类)、排便习惯、是否存在支持其他功能性胃肠病的症状。

（4）诊治经过:用药否,用何种药、具体剂量、效果如何,以利于迅速选择药物。

（5）既往史:老年人大多有多种基础疾病,当出现一个症状或体征时,不能认为是某一种病所致,有可能是多种疾病逐步进展、恶化的结果,如患者既往有冠心病、慢性肾病等疾病也可能出现腹胀、食欲缺乏、乏力,特别是心力衰竭、肾衰竭时。

（6）个人史:患者饮酒史、饮食习惯及工作环境等,有无重金属、毒物等接触史。

（7）家族史:询问有无消化道肿瘤家族遗传倾向。

问诊结果

患者男性,年龄42岁,7个月余前间断出现腹胀、乏力、食欲缺乏,食欲进行性下降,伴有出汗、手震颤,情绪变化不定,无头痛、头晕、胸闷、胸痛、呕血、黑便、发热、腹痛、腹泻、恶心、呕吐、反酸、胃灼热,为治疗前来就诊。发病来,神志清,精神欠佳,饮食差,睡眠差,大便少,小便正常,体重无明显下降。

既往史:否认高血压、心脏病、糖尿病、慢性肝病、肾病、脑血管疾病病史。

个人史:有吸烟史20余年,20 支/d;饮酒史20余年,饮50～52度白酒约250 mL/d,否认长期用药史,否认毒物接触史。

家族史:家族中无类似病例及消化道肿瘤、肝炎病例。

---

4. 思维引导　患者腹胀、乏力、食欲缺乏,注意有无肝颈静脉回流征,心脏查体、肾查体等排查心源性、肾源性可能;患者出汗、手震颤,无心慌、头痛、头晕症状,注意观察有无突眼、心律失常等排查有无甲状腺疾病等。患者嗜酒20余年,有消化道症状,须注意有无肝病相关体征。

（二）体格检查

1.重点检查内容及目的　需注意有无肝颈静脉回流征、心脏查体、肾查体、肝查体、皮肤及巩膜有无黄染等。

体格检查结果

T 36.4 ℃，R 22 次/min，P 96 次/min，BP 136/84 mmHg，BMI 24.5 kg/m²

神志清，精神差，全身未触及肿大淋巴结，皮肤及巩膜无黄染，睑结膜无苍白，肺部听诊无明显异常，肝颈静脉回流征阴性，心界不大，心率96 次/min，律齐，心音正常，腹软、膨隆，Murphy征阴性，腹部无压痛、反跳痛及肌紧张，未见明显胃肠型，未触及明显肿块，肝区叩击痛阳性，肝、脾肋下未及，肾区叩击痛阴性，移动性浊音阴性，双下肢无水肿，肠鸣音正常，余查体正常。

2.思维引导　经上述检查有肝区叩击痛阳性体征、心率增快，有嗜酒史，考虑肝胆系统疾病可能性大，但胃肠道疾病仍不能完全除外，进一步行实验室检查（肝功能、血脂、血糖、肿瘤标志物、病毒性肝炎、自免肝、抗核抗体谱等）及胃肠镜、腹部影像学检查，明确诊断。

（三）辅助检查

1.主要内容及目的

（1）血常规及CRP：进一步判断有无感染性疾病。

（2）肝功能、病毒性肝炎、自免肝及抗核抗体谱：进一步判断有无肝脏疾病。

（3）血脂、血糖：评估有无代谢综合征证据。

（4）肿瘤标志物：协助诊断有无肿瘤。

（5）脑利尿钠肽（BNP）、甲状腺功能、肾功能：判断有无心力衰竭、甲亢、肾衰竭。

（6）心电图：明确是否有心肌缺血、心律失常等。

（7）胃肠镜检查：协助判断有无消化道病变。

（8）腹部影像学检查：协助判断是否存在脂肪肝、肝硬化、胆囊炎、胰腺炎、腹部肿瘤等其他造成腹痛原因。

辅助检查结果

（1）血常规：WBC $5.23×10^9$/L，N% 64.3%，RBC $5.21×10^{12}$/L，Hb 145 g/L，PLT $300×10^9$/L；CRP 在正常范围。

（2）肝功能：ALT 84 U/L、AST 64 U/L、AST>ALT，γ-GT 246 U/L。

（3）病毒性肝炎、自免肝、抗核抗体谱均阴性。

（4）血脂、血糖：TC 4.5 mmol/L、TG 2.3 mmol/L、LDL-C 3.0 mmol/L、HDL-C 1.6 mmol/L；空腹血糖5.6 mmol/L。

（5）肿瘤标志物：CEA、CA199、CA25、AFP 结果均在正常范围。

（6）心电图：窦性心律，心率96 次/min。

（7）胃镜：食管未见明显异常、慢性非萎缩性胃炎。

（8）肠镜：所见结直肠大致正常。

（9）^{14}C 呼气试验（UBT）：阴性。

（10）腹部彩超及全腹CT 检查：脂肪肝，余未见明显异常。

---

2. 思维引导   根据该患者腹胀、乏力、食欲缺乏,伴有出汗、手震颤,查体肝区叩击痛阳性、心率增快,有嗜酒史,经目前化验及检查结果提示脂肪肝、肝功能异常、高脂血症。行腹部 CT 检查未见胆囊、胰腺病变、肝硬化及肿瘤征象,不考虑胆囊炎、胰腺炎、腹部肿瘤等病变;胃肠镜检查未见消化性溃疡、胃肠肿瘤征象。肝活检组织学是诊断诊断脂肪性肝病的重要方法,但因其有创及取材的局限,不作为临床常规诊断方法。本例患者嗜酒 20 余年,现出现腹胀、食欲缺乏、乏力等症状,综合化验及检查结果,可以建立酒精性肝病的诊断。

（四）初步诊断

本章病例诊断:①酒精性肝病(alcoholic liver disease,ALD)/酒精性肝硬化,酒精性肝炎;②肝功能 Child 分级,肝功能 Child A 级。

我国现有的酒精性肝
病诊断标准

二、治疗经过 ▶▶▶

1. 病人教育   戒酒是治疗 ALD 的主要治疗措施,戒酒能显著改善各个阶段病人的组织学改变和提高生存率,并可减轻门静脉压力及减缓向肝硬化发展的进程。戒酒过程中应注意戒断综合征。

知识点:酒精戒断综合征

酒精戒断综合征,是指对酒精已形成躯体依赖,因疾病或某些原因突然停止饮酒或减少饮酒量后出现震颤、幻觉、意识障碍、肌肉抽搐、自主神经功能紊乱等一系列神经精神症状,严重可导致死亡。苯二氮䓬类药物是急性酒精戒断综合征的首选,能减轻戒断症状和减少癫痫和/或谵妄发作的危险,但需要注意的是药物不良反应及适应人群。

---

2. 营养支持   长期嗜酒者,酒精取代了食物所提供的热量,故蛋白质和维生素摄入不足而引起营养不良。所以酒精性肝病病人需要良好的营养支持,在戒酒的基础上应给予高热量、高蛋白、低脂饮食,并补充多种维生素(如维生素 B、维生素 C、维生素 K 及叶酸)。

3. 药物治疗   ①多烯磷脂酰胆碱可稳定肝窦内皮细胞膜和肝细胞膜,降低脂质过氧化,减轻肝细胞脂肪变性及其伴随的炎症和纤维化;②美他多辛可加快乙醇代谢;N-乙酰半胱氨酸能补充细胞内谷胱甘肽,具有抗氧化作用;③糖皮质激素用于治疗酒精性肝病尚有争论,但对重症酒精性肝炎可缓解症状,改善生化指标;④其他药物,如 S-腺苷蛋氨酸、甘草酸制剂也有一定疗效。

酒精戒断症状严重者,除了对症处理外,可考虑应用纳洛酮等镇静剂。

4. 肝移植   严重酒精性肝硬化病人可考虑肝移植,但要求病人肝移植前戒酒 3~6 个月,并且无严重的其他脏器的酒精性损害。

本病例治疗方案

多烯磷脂酰胆碱   228 mg/次   1 次/d   口服
谷胱甘肽片   0.2 g/次   3 次/d   口服
叶酸片   5 mg/次   3 次/d   口服
维生素 C 片   0.1 g/次   3 次/d   口服

患者健康教育:严格戒酒;高热量、高蛋白、低脂饮食;充分休息、适当活动;2 周后复查肝功能。

三、思考与讨论

ALD 是由于大量饮酒所致的肝脏疾病。其疾病谱包括酒精肝炎、酒精性脂肪肝、酒精性肝纤维化和肝硬化,可发展至肝癌。严重嗜酒可诱发广泛干细胞坏死,甚至肝衰竭。ALD 在欧美国家多见,近年我国的发病率也有上升,部分地区患病率可达到 4%~6%。

参照图 2-19,患者腹胀、食欲缺乏、乏力,伴出汗、手震颤,查体肝区叩击痛阳性、心率增快,有嗜酒史,经目前化验及检查结果提示脂肪肝、肝功能异常。患者嗜酒 20 余年,综合化验及检查结果,可以建立酒精性肝病的诊断。治疗原则中首要就是戒酒,其次是药物治疗,必要时采取强制手段。

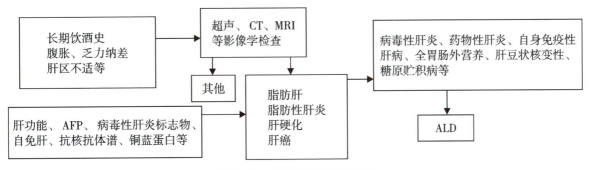

图 2-19　酒精性肝病诊断思路

四、练习题

1.酒精性脂肪性肝病诊断标准?

2.酒精性肝病的疾病谱类型?

五、推荐阅读

[1]于皆平,沈志祥,罗和生.实用消化病学[M].3 版,北京:科学出版社,2016.

[2]中华医学会肝病学分会脂肪肝和酒精性肝病学组,中国医师协会脂肪性肝病专家委员会.酒精性肝病防治指南(2018 年更新版)[J].实用肝脏病杂志.2018,21(2):170-176.

[3]中国研究型医院学会肝病专业委员会,中国医师协会脂肪性肝病专家委员会,中华医学会肝病学分会脂肪肝与酒精性肝病学组,等.中国脂肪性肝病诊疗规范化的专家建议(2019 年修订版)[J].中华肝脏病杂志.2019,27(10):748-753.

(刘晓敏　保　洁　杨荟玉)

案例 20　肝硬化

一、病历资料

(一)门诊接诊

1.主诉　腹胀、食欲缺乏、乏力 2 月余。

2.问诊重点　腹胀、食欲缺乏为消化系统常见症状,而乏力是一种非特异性症状,可见于全身各系统疾病。问诊时应注意询问初期症状及发病起始时间,发病前有无诱因,病程中的主要症状、伴随症状及其特点,疾病的演变过程、诊治经过和治疗效果等。

3.问诊内容

(1)诱发因素:有无劳累、受凉等诱发因素。

(2)主要症状:腹胀、食欲缺乏为消化系统常见症状,可见于多种胃肠道疾病、肝胆疾病、胰腺疾病和全身性疾病。应询问腹胀发作时间与程度、与进食的关系,有无缓解或加重的因素。患者食欲缺乏,应询问进食量减少的可能原因,有无食欲下降、厌食、厌油腻,进食后腹胀是否加重,或出现腹痛及其他不适;并询问进食量减少的程度、病程中有无体重下降及下降速度,有无贫血、营养不良、精神不振等。同时该患者乏力,应询问有无心血管、呼吸及其他系统的症状。

(3)伴随症状:有无腹痛、恶心、呕吐、反酸、烧心、腹泻、便秘、肛门停止排气排便等消化系统疾病的常见症状及其他系统疾病的常见症状。

(4)诊治经过:何时何地行何种检查检验及其结果、疾病诊断名称、用药史,包括药名、用法用量、用药时间和治疗效果,可判断是否规范用药,为诊断提供线索。

(5)既往史:腹胀、食欲缺乏常见于消化系统疾病,也可能是其他系统疾病的消化道症状,尤其是老年患者,因此应详细询问既往疾病史及用药治疗史。药物可能是某些肝和胃肠疾病的独立致病因素,如损肝药物土三七、伤肝伤胃药物非甾体抗炎药等。询问旅居史,如血吸虫性肝硬化患者通常有血吸虫疫水接触史。有腹部手术史者可能有发生粘连性肠梗阻风险,有输血史者应排除有无丙肝或其他传染病。

(6)个人史:询问吸烟史、饮酒史,包括平均饮酒量、饮酒方式、饮酒时间等。

(7)家族史:有无家族遗传性疾病。

问诊结果

患者老年女性,2个月前无明显诱因出现腹胀,为全腹部,呈持续性,随病程逐渐加重,进食后加重,伴食欲缺乏、厌油腻饮食、乏力,进食量减少1/3～1/2,体重无明显下降,无恶心、呕吐,无腹痛、腹泻、便秘,无肛门停止排气排便等消化系统症状,无咳嗽、咳痰,心慌、胸痛、胸闷等其他系统症状。1个月前于当地诊所就诊,未行检查,考虑消化不良,口服健胃消食片,每天3次,每次2片,用药1周未见好转后停药。既往体健,否认肝炎、结核病史,无吸烟、饮酒史,无血吸虫疫水接触史,无手术及输血史。

4.思维引导　该患者2个月前无明显诱因出现全腹持续性腹胀,进食后尤甚,伴食欲缺乏、厌油腻饮食、乏力,进食量减少1/3～1/2,体重无下降,无其他伴随症状,初步考虑胃肠道疾病、肝胆疾病、胰腺疾病可能性大,但症状缺乏特异性,其他系统疾病尚不能排除,故查体应全面,并重点行腹部查体。患者厌油腻,应特别注意肝胆疾病的排查,包括有无皮肤巩膜黄染、Murphy征是否阳性等。此外,患者进食量减少1/3～1/2,体重无下降,应注意有无双下肢或全身水肿,有无腹水所致的腹围增加、蛙状腹和移动性浊音,以及营养状况和精神状态、有无贫血貌等。

(二)体格检查

1.重点检查内容及目的　患者消化系统疾病可能性大,应重视腹部体征。有无皮肤巩膜黄染、双下肢或全身水肿,有无蛙状腹、腹部压痛、Murphy征,移动性浊音是否阳性,有无肝、脾大,肠鸣音是否正常。

体格检查结果

T 36.3 ℃,R 20 次/min,P 92 次/min,BP 105/72 mmHg,BMI 20.12 kg/m²

神志清,精神可,营养差,皮肤巩膜无黄染,无贫血貌,无蜘蛛痣和肝掌,全身淋巴结未触及肿大。双肺呼吸音清,未闻及干、湿啰音。心率 92 次/min,律齐,心脏各瓣膜听诊区未闻及病理性杂音。腹部膨隆,可见蛙状腹,未见明显腹壁静脉曲张,未见胃肠型及蠕动波。腹部触诊柔软,无压痛、反跳痛及肌紧张。肝、脾肋下未触及。Murphy 征阴性。移动性浊音阳性。肠鸣音减弱,3 次/min。双下肢轻度水肿。

2. 思维引导 查体发现患者腹部膨隆,蛙状腹,移动性浊音阳性,提示存在腹水。双下肢水肿考虑低蛋白血症可能,肾功能不全等其他病因尚不能完全排除。腹胀、食欲缺乏、厌油腻、乏力 2 个月患者,查体发现腹水、低蛋白血症可能,结合症状和查体,目前初步考虑肝硬化可能性大,进一步行实验室检查(血常规、肝功能、肾功能、血电解质等)及影像学检查,明确诊断。

(三)辅助检查

1. 主要内容及目的

(1)血常规、ESR、CRP:明确有无感染、贫血或血细胞三系减少。

(2)大便常规、尿常规:大小便是否正常,大便隐血是否阳性。

(3)肝功能、肾功能、电解质、凝血功能:有无肝功能、肾功能损害,电解质紊乱,凝血功能障碍。

(4)血肿瘤标志物、血氨:联合影像学检查,用于排除消化系统肿瘤,以及警惕肝性脑病的发生。

(5)影像学检查:包括肝胆胰脾超声、腹水超声探查、门静脉系+肝静脉+下腔静脉肝血管超声或腹部 CT 检查可了解腹部脏器及血供情况,如有无肝硬化、胆结石、胰腺炎,以及有无肿瘤等占位性病变。

(6)病因排查:若肝功能异常,或影像学检查发现肝硬化,需要进一步明确病因检查,包括传染病和嗜肝病毒检查、自免肝抗体与其他自身抗体检查包括核周型抗中性粒细胞抗体 pANCA 和抗去唾液酸糖蛋白受体 ASGPRAb,以排查有无 HBV、HCV、EBV、CMV 感染及自身免疫性肝病。若已排除乙肝肝硬化、丙肝肝硬化、自身免疫性肝病、药物性肝损害、酒精性肝病、非酒精性脂肪性肝病、寄生虫感染、循环障碍如右心衰竭、布-加综合征所致肝硬化,需要进一步检查以排除罕见病因如遗传、代谢性疾病所致肝硬化和隐源性肝硬化,必要时行肝穿刺活组织检查进行病因诊断。

(7)胃镜:排除有无上消化道疾病,初诊肝硬化患者须排查有无食管胃底静脉曲张。

辅助检查结果

(1)血常规:WBC 3.89×10⁹/L,N% 43.7%,L% 42.1%,RBC 3.19×10¹²/L,Hb 117 g/L,PLT 74×10⁹/L;CRP 126 mg/L;ESR 110 mm/h。

(2)大便常规正常,大便隐血阴性;尿常规正常。

(3)肝功能:ALT 359 U/L,AST 593 U/L,GGT 233 U/L,ALP 258 U/L,白蛋白 28.2 g/L,TBIL 91.2 μmol/L,DBIL 63.7 μmol/L,IBIL 27.5 μmol/L,总胆汁酸 164.4 μmol/L,胆碱酯酶 3146 U/L;肾功能正常;电解质正常;凝血功能,凝血酶原时间 13.8 s,凝血酶原活动度79%,国际标准化比值 1.23,活化部分凝血活酶时间 33.5 s,纤维蛋白原测定 2.21 g/L,凝血酶时间 21.10 s,D-二聚体时间 3.89 mg/L,纤维蛋白原降解产物 10.13 mg/L。

(4)血肿瘤标志物:正常,血氨正常。

(5)腹部 CT:肝硬化、脾大、门静脉高压、盆腹水。

（6）传染病检查阴性，EBV IgG（−），EBV IgM（−），CMV IgG（−），CMV IgM（−）；自免肝抗体，抗核抗体 ANA 1∶320、抗平滑肌抗体 ASMA（+），抗线粒体抗体 AMA（−），pANCA（−），ASGPRAb（−）。

（7）心电图，正常范围心电图；心脏超声，左房增大、二尖瓣少量反流，左室舒张功能下降，EF 66%。

（8）超声引导下肝穿刺活组织检查：（肝组织）肝小叶结构紊乱，汇管区小胆管增生伴慢性炎症细胞浸润，增生的纤维组织分隔肝小叶致假小叶形成，符合结节性肝硬化；免疫组化，CK7（小胆管+），CK19（小胆管+），MUM−1（浆细胞+），CD38（浆细胞+），CD10（毛细胆管+），CD34（血管+），IgG4（−）；特殊染色，Masson（+），网状纤维（+），D−PAS（少量细胞+），铜染色（−），普鲁士蓝（+）。

（9）胃镜：慢性浅表性胃炎伴胆汁反流。

2. 思维引导　肝硬化是由一种或多种原因引起的、以肝组织弥漫性纤维化、再生结节和假小叶形成为组织学特征的慢性进行性肝病，可分为代偿期和失代偿期。代偿期肝硬化症状轻，缺乏特异性，乏力、食欲减退出现较早。失代偿期肝硬化以肝功能减退和门静脉高压为特征。肝功能减退表现如下：①全身症状，如营养差、消瘦乏力、精神不振、肝病面容等；②消化道症状，如食欲缺乏、厌食、进食后上腹饱胀不适、恶心呕吐、油腻饮食后易腹泻，因腹水或胃肠积气而终日腹胀不适等；③出血倾向与贫血，如鼻出血、牙龈出血、皮肤紫癜、消化道出血等；④内分泌紊乱，如肝掌、蜘蛛痣、男性性欲减退、女性月经不调、闭经、不孕、皮肤色素沉着、水钠潴留、腹水、尿量减少、水肿等。门静脉高压症表现如下，①脾大，可发展为脾亢、血三系减少；②门体侧支循环的建立与开放，主要包括食管胃底静脉、腹壁静脉曲张、痔静脉扩张；③腹水是肝硬化最突出的临床表现。肝硬化的诊断应结合病史、临床表现、实验室检查和影像学检查综合判断，肝脏穿刺活组织检查是肝硬化诊断的"金标准"。该患者老年女性，2 个月前无明显诱因出现全腹持续性腹胀，随病程逐渐加重，进食后加重，伴食欲缺乏、厌油腻、乏力。查体：腹部膨隆，蛙状腹，移动性浊音阳性，双下肢轻度水肿。根据临床表现，首先考虑失代偿期肝硬化、腹水、低蛋白血症可能性大，抽血化验、腹部 CT 和肝穿刺活组织检查支持该诊断。

肝硬化的诊断还涉及并发症的排查，包括有无上消化道出血、感染、肝性脑病（最严重并发症）、肝肺综合征（三联征包括严重肝病、肺血管扩张、低氧血症）、肝肾综合征、原发性肝癌（多表现为短期内肝迅速增大、持续性肝区疼痛、肝肿块、血性腹水）、电解质和酸碱平衡紊乱（常见低钠血症、低钾低氯性碱中毒，可诱发肝性脑病）。此外，还应涉及病因诊断，如病毒性肝炎、酒精性肝病、药物性肝损害、非酒精性脂肪性肝病、自身免疫性肝病、血吸虫病、胆汁淤积、循环障碍、工业毒物和代谢障碍等所致肝硬化。

（四）初步诊断

分析上述病史、查体、实验室化验、影像学检查及肝穿刺活组织检查结果，诊断为：①自身免疫性肝炎，失代偿期肝硬化；②慢性浅表性胃炎伴胆汁反流。

二、治疗经过

1. 治疗用药

（1）激素：甲泼尼龙琥珀酸钠针每天 1 次，每次 40 mg，静脉滴注，连用 3 d 后改为泼尼松片，每天 40 mg，口服。

（2）辅以补钙：碳酸钙 D_3 片，每天 1 片，口服。

（3）骨化三醇胶丸：每天 3 次，每次 1 粒，口服。

（4）抗炎保肝：异丙草酸镁针每天 1 次，每次 0.2 g，静脉滴注。

（5）丁二磺酸腺苷蛋氨酸针每天 1 次，每次 1.5 g，静脉滴注。

（6）促肝细胞生长素注射液每天 1 次，每次 120 μg，静脉滴注。

（7）营养支持：10% 葡萄糖注射液每天 500 mL，静脉滴注。

（8）复方氨基酸注射液：每天 250 mL，静脉滴注。

（9）多种维生素：每天 1 支，静脉滴注。

（10）升血小板：人白介素-11 注射液每天 1 次，每次 1600W IU，皮下注射。

（11）纠正低蛋白血症、补充凝血因子：输注冰冻血浆每次 400 mL，隔天 1 次；辅以苯海拉明注射液每次 20 mg 肌内注射，抗过敏，氯化钠注射液 250 mL 冲管。

（12）纠正低蛋白血症：人血白蛋白注射液 每天 20 g，静脉输注，辅以氯化钠注射液 250 mL 冲管。

（13）利尿：呋塞米片每天 40 mg，口服；螺内酯片每天 100 mg，口服。

（14）补钾：氯化钾颗粒每次 1 g，按需服用。

（15）抑酸护胃：艾普拉唑钠针每天 1 次，每次 10 mg，静脉滴注。

2. 思维引导 确诊肝硬化后应及早开始综合治疗，重视病因治疗，抗炎抗肝纤维化，积极防治并发症，并随访评估病情变化。

（1）对因治疗：自身免疫性肝炎的治疗以激素和/或免疫抑制剂为主。

（2）抗炎抗肝纤维化：可选择还原型谷胱甘肽、甘草酸制剂、多烯磷脂酸胆碱、腺苷蛋氨酸、双环醇或水飞蓟素类等药物。

（3）防治并发症。①腹水：腹水是肝硬化的常见并发症之一。一线治疗，限盐摄入，4 ~ 6 g/d，合理应用利尿剂螺内酯与呋塞米等。二线治疗，合理使用缩血管活性药物与其他利尿剂，如特利加压素、盐酸米多君或托伐普坦，补充人血白蛋白、腹腔穿刺置管大量放腹水与经颈静脉肝内门静脉分流术（TIPS）。三线治疗，腹水浓缩回输、肾脏替代治疗与肝移植。顽固性腹水建议利尿药、输注白蛋白与缩血管活性药物联合应用。②消化道出血：肝硬化患者出现消化道出血的主要原因涉及食管胃底静脉曲张破裂出血、门静脉高压性胃病或门静脉高压性肠病。急性期应禁食禁水，合理补液，给予生长抑素及其类似物、垂体后叶素或特利加压素降低门脉压，使用质子泵抑制剂，提高胃液 pH，有助于止血，应用三代头孢菌素或喹诺酮类抗菌药物，必要时输注红细胞、冰冻血浆和血小板，补充维生素 K_1。食管胃底静脉曲张破裂出血者，经药物治疗疗效欠佳时可行急诊内镜下套扎和硬化剂注射。急性出血停止后，首选内镜联合药物进行二级预防，常用药物为非选择性 β 受体阻滞剂或卡维地洛，优于 TIPS 或外科治疗。③感染：可出现多部位多种病原体的感染，最常见的是腹腔革兰氏阴性杆菌感染。一旦发现感染尽早完善病原学检查，立即开始经验性抗感染治疗，并根据病原学检查结果尽快转化为目标性抗感染治疗。严重感染与脓毒症者应积极抗感染并输注大量人血白蛋白，低血压时可给予去甲肾上腺素联合血管加压素。④肝性脑病、肝肾综合征、肝性骨病等其他并发症。

（4）营养支持：营养不良者，按体重每天能量摄入 30 ~ 35 kcal/kg，每天蛋白质摄入 1.2 ~ 1.5 g/kg，并首选植物蛋白，可静脉补充多种维生素和微量元素。建议少量多餐，每天 4 ~ 6 餐，避免长时间饥饿状态。

治疗效果

（1）症状：腹胀、食欲缺乏明显改善，进食量较前增加。

（2）查体：腹部平坦，触软，无压痛、反跳痛及肌紧张。移动性浊音阴性。双下肢无水肿。

（3）辅助检查：肝功能恢复正常范围，低蛋白血症得以纠正，凝血功能正常。

三、思考与讨论

该患者诊断为自身免疫性肝炎、失代偿期肝硬化,诊断依据:①66岁女性患者,2个月前无明显诱因出现腹胀,进食后尤甚,伴食欲缺乏、厌油腻、乏力。②查体发现腹部稍膨隆,蛙状腹,移动性浊音阳性,双下肢轻度水肿。③辅助检查血常规示血小板减少,肝功能异常,低蛋白血症,凝血功能障碍,腹部CT示肝硬化、脾大、门静脉高压、腹水,肝穿刺活组织检查证实肝硬化,自免肝抗体结果示抗核抗体1:320高滴度阳性支持诊断、抗平滑肌抗体(+)。④病因诊断排除了酒精性肝病、病毒性肝炎、其他自身免疫性肝病如原发性胆汁肝硬化(PBC)与原发性硬化性胆管炎(PSC)、非酒精性脂肪性肝病、药物性肝损害、血吸虫病、胆汁淤积、循环障碍、工业毒物和代谢障碍等所致肝硬化。此外,肝硬化的诊断还包括并发症的排查,有无上消化道出血、感染、肝性脑病(最严重并发症)、肝肺综合征(三联征包括严重肝病、肺血管扩张、低氧血症)、肝肾综合征、原发性肝癌(多表现为短期内肝迅速增大、持续性肝区疼痛、肝脏肿块、血性腹水)、电解质和酸碱平衡紊乱(常见低钠血症、低钾低氯性碱中毒,可诱发肝性脑病)。该患者无上述并发症。

该自身免疫性肝炎,失代偿期肝硬化患者的治疗包括:病因治疗,以激素治疗为主,辅以补钙。给予静脉滴注异丙草酸镁、丁二磺酸腺苷蛋氨酸与促肝细胞生长素以抗炎保肝、促肝细胞生长;并给予营养支持、限制盐摄入,合理应用螺内酯、呋塞米等利尿剂治疗腹水,静脉输注人血白蛋白纠正低蛋白血症治疗腹水;还给予皮下注射人白介素-11注射液升血小板,输注冰冻血浆纠正低蛋白血症、补充凝血因子等对症支持治疗。患者病情明显好转后,出院口服药物继续治疗,并进行随访,随访中监测患者病情变化。

四、练习题

1. 肝硬化的临床表现有哪些?
2. 肝硬化的病因和并发症包括哪些?
3. 肝硬化的治疗方法有哪些?

五、推荐阅读

[1]陈灏珠,林果为,王吉耀.实用内科[M].14版.北京:人民卫生出版社,2013.
[2]中华医学会肝病学分会.肝硬化诊治指南(2019年)[J].临床肝胆病杂志,2019,27(11),846-865.

（王　佩　贺德志）

案例21　肝性脑病

一、病历资料

(一)门诊接诊

1. **主诉(代)**　腹胀、皮肤巩膜黄染2月,意识错乱3d。
2. **问诊重点**　腹胀为消化系统常见症状,皮肤巩膜黄染多见于肝胆疾病和胆道梗阻,而肝胆疾病患者出现意识错乱首先应考虑肝性脑病的诊断,但其他系统疾病尚不能排除,如精神性疾病和脑血管疾病。意识错乱患者,若不能正确回答问题,应询问知悉病情的家属,问诊重点包括初期症状及发病起始时间,发病前有无诱因,病程中的主要症状、伴随症状及其特点,疾病的演变过程、诊治经过和治疗效果等。

3. 问诊内容

(1)诱发因素:有无疲劳、感染、出血等诱发因素。

(2)主要症状:腹胀、皮肤巩膜黄染多见于肝胆疾病和胆道梗阻,在严重肝病基础上出现意识错乱,多考虑肝性脑病。问诊腹胀的特点,包括腹胀部位、程度、发作时间、与进食的关系,有无缓解或加重的因素。向患者家属询问意识错乱的表现、发生时间,有无诱因、缓解或加重因素。

(3)伴随症状:有无乏力、食欲缺乏、厌油腻、恶心、呕吐、腹泻等。牙龈出血、皮肤紫癜提示出血倾向,呕血、黑便提示上消化道出血,发热须排除感染。

(4)诊治经过:包括检查检验项目的名称、时间、地点和结果,疾病诊断名称、治疗用药名称、用法用量、疗程及疗效,有助于后续诊断和治疗。

(5)既往史:既往疾病史如有无病毒性肝炎、消化道出血病史,手术及输血病史,用药史,工业毒物接触史。

(6)个人史:询问饮酒史,计算平均饮酒量。

(7)家族史:有无家族遗传性疾病。

问诊结果

56 岁男性患者,务农,2 个月前劳累后出现腹胀,皮肤巩膜黄染,于当地医院行腹部超声检查发现肝硬化、腹水,给予护肝、退黄、利尿及腹腔穿刺置管放腹水治疗,明显好转后出院。出院后口服利尿剂(螺内酯片每天 100 mg,呋塞米片每天 40 mg),未监测血电解质。3 d 前无明显诱因出现意识错乱、大喊大叫、胡言乱语、步态不稳,睡眠时间倒错、昼睡夜醒,伴食欲缺乏,进食量明显减少。既往体建,否认呕血、便血史,无工业毒物接触史,饮酒史 10 余年,每日饮酒量约 54 g。

---

4. 思维引导
该患者在肝硬化基础上发生意识错乱、睡眠障碍,首先考虑肝性脑病可能性大,但其他系统疾病包括精神性疾病和脑血管疾病尚不能排除。肝性脑病是由急、慢性肝功能严重障碍或各种门静脉-体循环分流异常引起的,以代谢紊乱为基础,从认知功能正常、意识完整到昏迷的不同轻重程度的神经精神异常综合征。根据意识障碍程度、神经系统表现和脑电图改变,可分为四期。一期即前驱期的临床表现为轻度性格改变和行为异常,如欣快激动或淡漠少言,衣冠不整或随地便溺,应答尚准确,但吐词不清且缓慢,可有扑翼样震颤,脑电图多正常。二期即昏迷前期的临床表现为意识错乱、睡眠障碍、行为失常,定向力和理解力均障碍,多有睡眠时间倒错,昼睡夜醒,甚至幻觉、恐惧、狂躁,肌张力升高、腱反射亢进、踝阵挛、Babinski 征阳性,锥体束征阳性,脑电图有特征性异常。三期即昏睡期表现为昏睡和精神错乱,大部分时间呈昏睡状态,可唤醒,醒时可应答,但常有神志不清和幻觉,扑翼样震颤仍可引出,肌张力增高,锥体束征阳性,脑电图有异常波形。四期即昏迷期表现为神志完全丧失,不能唤醒。其中浅昏迷对疼痛刺激和不适体位仍有反应,肌张力和腱反射亢进;而深昏迷各种反射均消失,肌张力降低,瞳孔常散大,可出现阵发性惊厥、踝阵挛和换气过度,扑翼样震颤不能引出,脑电图明显异常。该患者符合肝性脑病二期昏迷前期表现。

此外,与肝性脑病相鉴别的疾病主要如下。①精神障碍性疾病:当肝性脑病主要表现为精神症状如性格改变或行为异常、失眠时,易被误诊为精神障碍。②颅内病变:肝性脑病须与脑部肿瘤、颅内感染、癫痫、脑梗死、蛛网膜下腔、硬膜外和脑内出血等颅内病变相鉴别,可根据神经系统定位体征和脑膜刺激征,结合 CT 或 MRI、腰穿、动脉造影、脑电图、病毒学检测等检查检验可做出正确诊断。③其他代谢性脑病:需要与肝性脑病相鉴别的代谢性疾病,主要涉及肺性脑病、肾性脑病、酮症酸中毒、低血糖症和低钠血症等,通过原发疾病和化验结果可鉴别。④中毒性脑病:主要包括酒精性脑病、急性中毒、戒断综合征、重金属脑病、精神药物或水杨酸盐药物的毒性反应,追询相关病史、做相应毒理学检测可明确诊断。⑤韦尼克脑病:该病多见于严重酒精性肝病、维生素 B_1 缺乏,补充维生素 B_1 后可明显好转。⑥肝性脊髓病:多发生在肝硬化的基础上,以皮质脊髓侧束对称性脱髓鞘为特征,表现为肢体缓慢进行性对称性痉挛性瘫痪、肌力减退、肌张力增高、痉挛性强直、腱反射亢进,病理反射阳性,可有血氨升高。⑦获得性肝脑病变:该病是慢性肝病引起的一种少见且多不可逆的锥体外综合征。⑧肝硬化相关帕金森病等疾病。

（二）体格检查

1. 重点检查内容及目的   该患者肝硬化、肝性脑病可能性大,体格检查若发现肝病面容,肝掌、蜘蛛痣,腹壁静脉曲张等,提示存在慢性肝病、肝硬化可能;有蛙状腹、移动性浊音,提示存在腹水;有双下肢水肿,提示出现低蛋白血症可能。应注意有无扑翼样震颤、生理反射是否存在、病理反射是否可引出,以辅助诊断及鉴别诊断。

体格检查结果

T 36.9 ℃,R 15 次/min,P 70 次/min,BP 114/86 mmHg

神志模糊,肝病面容,表情淡漠,查体不合作。皮肤、巩膜黄染,有肝掌,无蜘蛛痣,全身浅表淋巴结未触及肿大。双侧瞳孔等大同圆,对光反射灵敏。双肺呼吸音清,未闻及干、湿啰音。心率 70 次/min,律齐,心脏各瓣膜听诊区未闻及病理性杂音。腹部膨隆,可见蛙状腹,未见明显腹壁静脉曲张,未见胃肠型及蠕动波。腹部柔软,无拒压及痛苦面容。肝、脾肋下未触及。Murphy 征阴性。移动性浊音阳性。肠鸣音减弱,3 次/min。双下肢轻度水肿。扑翼样震颤可引出。肌张力升高,腱反射亢进。踝阵挛,Babinski 征阳性,锥体束征阳性。

---

2. 思维引导   56 岁男性患者,肝硬化基础上出现意识错乱、大喊大叫、胡言乱语、步态不稳、睡眠时间倒错、昼睡夜醒,查体扑翼样震颤可引出,肌张力升高,腱反射亢进,踝阵挛,Babinski 征阳性,锥体束征阳性,支持肝硬化肝性脑病诊断。腹部膨隆,蛙状腹,移动性浊音阳性,提示腹水可能。双下肢轻度水肿,提示低蛋白血症可能。还需要一些实验室检验如血氨和影像学检查结果,方可明确诊断。

（三）辅助检查

1. 主要内容及目的

（1）血常规、ESR、CRP:明确有无血细胞三系减少及感染。

（2）大便常规、尿常规:大、小便是否正常,大便隐血是否阳性,评估有无消化道出血。

（3）肝功能、肾功能、凝血功能:评估肝功能,了解有无肾功能损害、电解质紊乱、凝血功能异常。

（4）血氨:血氨升高对肝性脑病有较高的诊断价值,但血氨的升高水平与肝性脑病的严重程度不完全一致,且血氨正常亦不能排除肝性脑病。

（5）AFP:结合影像学检查,评估有无肝癌。

（6）腹部 CT 检查:了解腹部脏器及血供情况,如有无肝硬化、胆道结石、胰腺炎等,以及有无肿瘤等占位性病变。

（7）肝硬化查因，包括传染病检查和嗜肝病毒检查，自免肝抗体检查，排查有无 HBV、HCV、EBV、CMV 感染及自身免疫性肝病。若已排除乙肝肝硬化、丙肝肝硬化、自身免疫性肝病、药物性肝损害、酒精性肝病、非酒精性脂肪性肝病所致肝硬化，需进一步检查排除罕见病因所致肝硬化，必要时仍肝穿刺活组织检查。

（8）脑 MRI+MRA：有助于肝性脑病的诊断和鉴别诊断。

辅助检查结果

（1）血常规：WBC 9.42×10⁹/L，N% 65.2%，L% 13.1%，RBC 2.82×10¹²/L，Hb 105 g/L，PLT 256×10⁹/L；ESR 90 mm/h；CRP 16.61 mg/L；血小板压积（PCT）0.115 ng/mL。

（2）大便常规正常，大便隐血阴性；尿常规正常。

（3）肝功能：ALT 41 U/L，AST 79 U/L，GGT 62 U/L，ALP 89 U/L，白蛋白 24.6 g/L，TBIL 71.2 μmol/L，DBIL 42.6 μmol/L，IBIL 28.6 μmol/L，总胆汁酸 164.4 μmol/L，胆碱酯酶 3146 U/L；肾功正常；电解质正常；凝血功能示凝血酶原时间 16.20 s，凝血酶原活动度 56%，凝血酶时间 18.6 s，部分活化凝血活酶时间 34.8 s，INR 1.48，纤维蛋白原测定 1.86 g/L，D-二聚体 1.33 mg/L，纤维蛋白原降解产物 12.73 mg/L。

（4）血氨：89.3 μmol/L。

（5）AFP：1.60 ng/mL。

（6）传染病检查阴性，EBV IgG（－），EBV IgM（－），CMV IgG（－），CMV IgM（－），自免肝抗体阴性。

（7）腹部 CT：肝硬化、脾大、门静脉高压、腹水。

（8）腹部血管超声：门静脉、肝静脉、下腔静脉未见明显异常。

（9）腹水超声：（平卧位）下腹腔肠间隙可见不规则液性暗区，深约 92 mm，腹水。

（10）脑部 MRI+MRA：老年性脑萎缩，双侧基底节区异常信号；脑动脉硬化性改变。

---

2. 思维引导　该患者符合肝性脑病的诊断依据主要包括：①有引起肝性脑病的基础疾病，严重肝病和/或广泛门体侧支循环分流，该患者有明显肝硬化及严重并发症。②有临床可识别的神经精神症状和体征，该患者表现为意识错乱，胡言乱语，步态不稳，睡眠时间倒错，昼睡夜醒，查体扑翼样震颤可引出，肌张力升高，腱反射亢进，踝阵挛，Babinski 征阳性，锥体束征阳性。③排除导致神经精神异常的其他疾病，排查代谢性脑病、中毒性脑病、精神和神经系统疾病等，通过该患者原发病、临床表现及检验检查可排除上述疾病。④特别注意排查肝性脑病的诱因包括感染、上消化道出血、大量放腹水、不适当利尿等，该患者存在不适当利尿，无密切监测血电解质是否平衡等情况。⑤血氨升高。

该患者酒精性肝硬化的诊断也较明确，饮酒史 5 年以上，每日饮酒量超 40 g，并排除了病毒性肝硬化、自身免疫性肝硬化、药物性肝硬化、非酒精性脂肪性肝病相关性肝硬化等。肝性脑病属于酒精性肝硬化最严重的并发症，一旦出现意味着肝硬化处于失代偿期。该患者目前无感染、上消化道出血、肝癌等肝硬化的其他并发症。

（四）诊断

分析上述病史、查体、实验室检验和影像学检查结果，作出如下诊断：①肝性脑病；②失代偿期酒精性肝硬化。

二、治疗经过

1. 治疗用药

（1）护肝退黄：舒肝宁注射液，每天 1 次，每次 10 mL，静脉滴注。

（2）异丙草酸镁针：每天 1 次，每次 0.2 g，静脉滴注。

（3）丁二磺酸腺苷蛋氨酸针：每天 1 次，每次 1.5 g，静脉滴注。

（4）熊去氧胆酸胶囊：每天 3 次，每次 250 mg，口服。

（5）降血氨醒脑：门冬氨酸鸟氨酸针，每天 1 次，每次 20 mL，静脉滴注。

（6）支链氨基酸：每天 1 次，每次 250 mL，静脉滴注。

（7）乳果糖口服液：每天 3 次，每次 15 mL，口服。

（8）利福昔明片：每天 3 次，每次 0.2 g，口服。

（9）白醋 60 mL+温开水 40 mL：每天 4 次，保留灌肠。

（10）改善脑功能：奥拉西坦针，每日 4 g 静脉滴注。

（11）营养支持：10% 葡萄糖注射液，每日 2 次，每次 250 mL，静脉滴注。

（12）结构脂肪乳注射液：每日 2 次，每次 250 mL，静脉滴注。

（13）六合氨基酸针：每日 1 次，每次 21.1 g，静脉滴注。

（14）多种微量元素注射液：每日 1 次，每次 40 mL，静脉滴注。

（15）纠正低蛋白血症：人血白蛋白注射液，每天 20 g，静脉滴注。

（16）利尿：呋塞米片，每天 40 mg，口服。

（17）螺内酯片，每天 80 mg，口服。

（18）抑酸护胃、缓解腹胀：罗沙替丁醋酸酯针，每天 2 次，每次 75 mL，静脉滴注。

（19）丙氨酰谷氨酰胺注射液：每天 1 次，每次 10 g，静脉滴注。

（20）复方阿嗪米特肠溶片：每天 3 次，每次 2 片，口服。

（21）枸橼酸莫沙必利分散片：每天 3 次，每次 1 片，口服。

2. 思维引导　肝性脑病是肝硬化最严重的并发症，是终末期肝病主要的死亡原因之一，早识别、早治疗是改善预后的关键。治疗原则是及时尽早去除诱因，尽快将急性神经精神异常恢复到基线状态，做好一级预防及二级预防。

（1）一般治疗。①去除诱因：肝性脑病的诱因主要包括感染、消化道出血、大量放腹水、过度利尿导致的容量不足性碱中毒和电解质紊乱等。②调整营养结构，早期营养支持：目前认为，每日理想的能量摄入为 35～40 kcal/kg，鼓励少食多餐。限制蛋白饮食，但持续性或复发性肝性脑病患者可每日摄入 30～40 g 植物蛋白，因植物蛋白含硫氨基酸的蛋氨酸和半胱氨酸少，不易诱发肝性脑病。③慎用镇静药物：氟马西尼、溴隐亭、左旋多巴和乙酰胆碱酯酶抑制剂理论上均可行，但是溴隐亭、左旋多巴治疗肝性脑病的证据较少，一般不推荐使用。④纠正水、电解质和酸碱平衡紊乱。⑤止血和清除肠道内积血。⑥其他：吸氧纠正缺氧，静脉滴注高渗糖纠正低血糖，控制感染等。

（2）降血氨：减少氨的生成和吸收，促进体内氨的代谢。口服乳果糖、拉克替醇，口服抗生素如利福昔明、甲硝唑等，口服不产尿素酶的有益菌如乳酸杆菌、双歧杆菌。静脉滴注 L-鸟氨酸-L-门冬氨酸、鸟氨酸 α-酮戊二酸促进体内鸟氨酸、尿素循环降血氨，精氨酸促进尿素循环降血氨，谷氨酸与氨形成谷氨酰胺降血氨。

（3）醒脑：拮抗假性神经递质，拮抗 γ-氨基丁酸/苯二氮䓬复合受体支链氨基酸，竞争性抑制芳香族氨基酸，减少假性神经递质的形成，还可改善氮平衡。Ⅲ～Ⅳ期肝性脑病患者的催醒首选氟马西尼。

（4）其他治疗：减少门体分流、人工肝、肝移植等。

（5）对症支持治疗：保护脑细胞功能、防治脑水肿、保持呼吸道通畅等。

治疗效果

（1）症状：腹胀改善，皮肤巩膜黄染消退，胡言乱语、大喊大叫得以纠正。

（2）查体：意识清楚，能够正确回答问题，腹部平坦，腹软，无压痛、反跳痛及肌紧张。移动性浊音阴性。生理反射存在，病理反射未引出。

（3）辅助检查：血氨降至正常，肝功能基本恢复正常，电解质正常。

三、思考与讨论

该患者为 56 岁男性，饮酒史 10 余年，每日饮酒量约 54 g。2 个月前劳累后出现腹胀，皮肤巩膜黄染，于当地医院腹部超声检查发现肝硬化、腹水，给予护肝、退黄、利尿及腹腔穿刺放腹水治疗，明显好转后出院，出院后自行口服利尿剂螺内酯片 100 mg 及呋塞米片 40 mg，未监测血电解质。3 d 前无明显诱因出现意识错乱，大喊大叫、胡言乱语，步态不稳，睡眠时间倒错，伴食欲缺乏，进食量明显减少。查体：扑翼样震颤可引出，肌张力升高，腱反射亢进，踝阵挛，Babinski 征阳性，锥体束征阳性，支持肝硬化肝性脑病诊断。腹部膨隆，蛙状腹，移动性浊音阳性，提示腹水可能，双下肢轻度水肿，提示低蛋白血症可能。辅助检查发现肝功能异常、血氨升高，腹部 CT 示肝硬化、脾大、门静脉高压、腹水，脑部 MRI+MRA：老年性脑萎缩，双侧基底节区异常信号；脑动脉硬化性改变；根据病史、临床表现和辅助检查，排除颅内病变、精神疾病、代谢性脑病、中毒性脑病等疾病后，诊断为肝性脑病，诊断依据包括：①有引起肝性脑病的基础疾病，严重肝病和/或广泛门体侧支循环分流，该患者有明显肝硬化及严重并发症；②有临床可识别的神经精神症状和体征，该患者表现为意识错乱，胡言乱语，步态不稳，睡眠时间倒错，昼睡夜醒，查体扑翼样震颤可引出，肌张力升高，腱反射亢进，踝阵挛，Babinski 征阳性，锥体束征阳性；③排除其他导致神经精神异常的疾病，如代谢性脑病、中毒性脑病、精神疾病和神经系统疾病包括颅内出血、颅内感染及颅内占位，通过该患者的临床表现及检验检查结果可排除上述疾病；④特别注意寻找引起肝性脑病的诱因，如感染、上消化道出血、大量放腹水、不适当利尿等，该患者存在不适当利尿，无密切监测血电解质是否平衡等情况；⑤血氨升高。另患者肝硬化失代偿期诊断明确，经病因和并发症排查后，诊断为酒精性肝硬化失代偿期。

患者在酒精性肝硬化失代偿期的基础上，发生肝硬化最严重的并发症肝性脑病，病情较重，应住院治疗。治疗主要包括：去除诱因，维持电解质及酸碱平衡，适当利尿，静脉输注人血白蛋白，改善低蛋白血症；较重要的是降血氨，包括口服乳果糖、白醋灌肠、口服利福昔明抗生素，静脉滴注门冬氨酸鸟氨酸针。此外，静脉滴注支链氨基酸减少假性神经递质的形成，静脉滴注奥拉西坦改善脑功能。镇静剂的使用应慎重。经上述治疗后，患者病情好转出院。终末期肝病的最佳治疗为肝移植，该患者于半年后最终行肝移植。

四、练习题

1. 简述肝性脑病的诊断标准。
2. 肝性脑病的临床表现有哪些？
3. 肝性脑病的治疗方法有哪些？

五、推荐阅读

[1]陈灏珠,林果为,王吉耀.实用内科[M].14 版.北京:人民卫生出版社,2013.

[2]中华医学会肝病学分会.肝硬化肝性脑病诊疗指南(2018版)[J].临床肝胆病杂志,2018,34(10):2076-2089.

（王　佩　贺德志）

案例 22　原发性肝癌

一、病历资料

（一）门诊接诊

1. 主诉　发现肝占位性病变 10 d。

2. 问诊重点　肝占位为消化系统疾病中常见的影像学检查结果,通常和患者的既往长期慢性肝脏疾病病史相关,问诊时应注意询问既往是否存在长期慢性肝炎病史,病因是否清楚,病程中的主要症状及体征,诊疗经过,治疗效果,是否按时复查等。

3. 问诊内容

（1）诱发因素:有无病毒性肝炎病史、长期食用或饮用被黄曲霉素污染的食物或水源、长期大量饮酒史、非酒精性脂肪性肝炎、其他原因引起的肝硬化以及有肝癌家族史,尤其是年龄>40 岁的男性。

（2）主要症状:肝区疼痛、乏力、食欲缺乏、消瘦是原发性肝癌最具特征性的临床症状。

1）肝区疼痛:最常见,间歇持续性,钝痛或胀痛,由癌迅速生长使肝包膜绷紧所致。肿瘤侵犯膈肌,疼痛可放射至右肩或右背。向右后生长的肿瘤可致右腰疼痛。突然发生剧烈腹痛和腹膜刺激征提示癌结节包膜下出血或向腹腔破溃。

2）消化道症状:胃纳减退、消化不良、恶心、呕吐和腹泻等,因缺乏性特异性而易被忽视。

3）乏力、消瘦、全身衰弱。晚期少数病人可呈恶病质状。

4）发热:一般为低热,偶达 39 ℃以上,呈持续或午后低热或弛张型高热。发热与癌肿坏死产物吸收有关。癌肿压迫或侵犯胆管可并发胆道感染。

5）转移灶症状:肿瘤转移之处有相应症状,有时成为发现肝癌的初现症状。如转移至肺可引起咳嗽咯血,胸膜转移可引起胸痛和血性胸腔积液。癌栓栓塞肺动脉可引起肺梗死,可突然发生严重呼吸困难和胸痛。癌栓阻塞下腔静脉,可出现下肢严重水肿,甚至血压下降;阻塞肝静脉可出现Budd-Chiari 综合征,亦可出现下肢水肿。转移至骨可引起局部疼痛,或病理性骨折。转移到脊柱或压迫脊髓神经可引起局部疼痛和截瘫等。颅内转移可出现相应的定位症状和体征,颅内高压亦可导致脑疝而突然死亡。

（3）体征:如肝大、脾大、腹水、黄疸、肝区血管杂音、肝区摩擦音及一些转移灶相应体征。

1）肝大:进行性肝大为最常见的特征性体征之一。肝质地坚硬,表面及边缘不规则,常呈结节状,少数肿瘤深埋于肝实质内者则肝表面光滑,伴或不伴明显压痛。肝右叶膈面癌肿可使右侧膈肌明显抬高。

2）脾大:多见于合并肝硬化与门静脉高压病例。门静脉或脾静脉内癌栓或肝癌压迫门静脉或脾静脉也能引起充血性脾大。

3）腹水:草黄色或血性,多因合并肝硬化、门静脉高压、门静脉或肝静脉癌栓所致。向肝表面浸润的癌肿局部破溃糜烂或肝脏凝血机能障碍可致血性腹水。

4）黄疸：当癌肿广泛浸润可引起肝细胞性黄疸；当侵犯肝内胆管或肝门淋巴结肿大压迫胆道时，可出现阻塞黄疸。有时肿瘤坏死组织和血块脱落入胆道引起胆道阻塞可出现梗阻黄疸。

5）肝区血管杂音：由于肿瘤压迫肝内大血管或肿瘤本身血管丰富所产生。

6）肝区摩擦音：于肝区表面偶可闻及，提示肝包膜为肿瘤所侵犯。

7）转移灶相应体征：原发性肝癌多通过血行转移，可有锁骨上淋巴结肿大，胸膜淋巴可出现胸腔积液或血胸。骨转移可见骨骼表面向外突出，有时可出现病理性骨折。脊髓转移压迫脊髓神经可表现截瘫，颅内转移可出现偏瘫等神经病理性体征。

（4）诊疗经过：既往病因是否诊断明确，是否合并肝硬化，转氨酶是否升高，是否出现肝硬化并发症，如上消化道出血、肝性脑病、肝衰竭、腹水、胸腔积液、自发性腹膜炎、原发性肝癌（PHC）破裂出血等。是否合理正规用药、用何种药、具体剂量、是否按时随访复查。

（5）既往史：大多数诊断原发性肝癌患者有五年以上的病毒性肝炎病史，其中 HBV 与 PHC 有密切、特定的因果关系，在全球范围内 HBV 感染与 PHC 流行率地理分布相吻合，HBsAg 携带者 PHC 发病率是阴性患者的 100 倍。我国为 HBV 中高流行地区，多项研究显示，我国 PHC 患者 HBsAg 阳性率可高达 90% 左右，男性、年龄较大、肝硬化及有 PHC 家族史者危险性更高。HBV 除通过形成肝硬化而导致 PHC 外，还有直接的致癌作用。而 HCV 感染也是 PHC 的首要病因，HCV 所致的 PHC 绝大多数发生在肝硬化基础上。

（6）个人史：关注患者长期饮食习惯中是否有食物被黄曲霉素污染情况，是否存在长期大量饮酒史，是否为酒精性肝炎肝硬化导致的 PHC。

（7）家族史：如遗传性血色病、Wilson 病所致的肝硬化发生 PHC 的可能。

问诊结果

患者为中年男性（59 岁），2 年前因腹胀至医院就诊，行肝功能及肝影像学检查发现转氨酶升高，肝硬化并腹水，给予保肝降酶、利尿、补充白蛋白等对症治疗后好转出院，其间未规律监测肝功能、肝彩超及 AFP 等。入院 10 d 前再次因腹胀至当地医院就诊，肝彩超提示：①肝硬化并门静脉高压；②脾大；③肝右叶实性占位（PHC 不除外）。给予对症保肝治疗后腹胀症状未有明显好转，遂入院。既往 10 余年前因体检发现丙型肝炎抗体阳性，未查丙肝病毒定量，未给予正规抗丙肝病毒治疗。

---

4. 思维引导　患者为年龄>40 岁男性，有慢性丙型肝炎病史，并且症状控制不佳，未定期监测丙肝病毒定量并给予抗病毒治疗，从而发展为肝硬化失代偿期，此为 PHC 的高危因素。但应考虑是否存在原发于肝的其他肿瘤（肝腺瘤、恶性淋巴瘤等）、其他脏器肿瘤肝转移可能，肝其他占位性良性病变，如肝囊性病变、肝脓肿、肝寄生虫病、肝结核、肝血管瘤等。明确诊断需要进一步完善实验室检查及影像学检查明确诊断。

（二）体格检查

1. 重点检查内容及目的　患者原发性肝癌的可能性大，应注意腹部体征。视诊观察全腹部膨隆，提示有腹水；腹壁静脉曲张，提示肝硬化门静脉高压。听诊如出现收缩期杂音，提示可能有肝癌肿块压迫肝动脉或腹主动脉，腹壁出现曲张静脉可听到连续的静脉嗡鸣音。叩诊检查肝是否有叩击痛，叩诊肝上界及肝下界，检查移动性浊音，如出现阳性体征，提示可能有肝肿块及腹水。触诊关注是否有明显全腹部的压痛、反跳痛，如阳性体征提示腹水出现自发性腹膜炎可能，并在右锁骨中线及前正中线上触诊肝脏，如触及肝大或肝区肿块，提示肝肿瘤。触诊脾，如触及肿大的脾，提示为肝硬化门静脉高压引起的脾大。

体格检查结果

T 36.7 ℃,R 18 次/min,P 78 次/min,BP 140/90 mmHg

发育正常,营养良好,神志清楚,自主体位,肝病面容,查体合作。全身皮肤巩膜无黄染,腹部平坦,无胃肠型,无腹壁静脉曲张,腹式呼吸存在,脐正常,无分泌物,全腹部无压痛、反跳痛,腹部柔软,未触及包块,肝脏肋缘下未触及,左肋缘下 1 cm 可触及脾,Murphy 征(-),移动性浊音(-),肝区叩击痛(+)。余查体未见明显异常。

---

2. 思维引导   经上述体格检查,患者有肝区叩击痛,脾大,提示有门脉高压,但根据患者提供病史及入院前辅助检查结果,仍不能除外原发性肝癌可能,需要进一步行实验室检查(血常规、肝功能、AFP 等)及影像学检查,明确诊断。

(三)辅助检查

1. 主要内容及目的

(1)血常规、肝功能、肾功能,凝血功能,肝炎相关病毒定量:明确是否存在肝硬化失代偿期。

(2)肝癌血清标记物检测:①血清 AFP 测定,本法对诊断本病有相对的特异性。放射免疫法测定持续血清 AFP≥400 μg/L,并能排除妊娠、活动性肝病等,即可考虑肝癌的诊断。临床上约 30% 的肝癌病人 AFP 为阴性。如同时检测 AFP 异质体,可使阳性率明显提高。②异常凝血酶原(DCP),又称维生素 K 缺乏或拮抗药诱导的蛋白(PIVKA-Ⅱ),是肝癌细胞合成的凝血酶原前体羧化不足而产生的,在排除维生素 K 缺乏的前提下,被认为是 PHC 的特异性标志物。AFP 和 PIVKA-Ⅱ可以相互补充,能够提高对直径≤50 mm 小肝癌的诊断敏感性和特异性。③其他肿瘤标记物检查,AFP 扁豆凝集素异质体 3(如 AFP-L3)、血清中 γ-谷氨酰转肽酶及其同工酶、碱性磷酸酶、乳酸脱氢酶同工酶可高于正常,但缺乏特异性。

(3)影像学检查:①超声检查,可显示肿瘤的大小、形态、所在部位以及肝静脉或门静脉内有无癌栓,其诊断符合率可达 90%,是有较好诊断价值的无创性检查方法。②CT 检查,CT 具有较高的分辨率,对肝癌的诊断符合率可达 90% 以上,可检出直径 1.0 cm 左右的微小癌灶。③磁共振成像,诊断价值与 CT 相仿,对良、恶性肝内占位病变,特别对血管瘤的鉴别优于 CT。④选择性腹腔动脉或肝动脉造影检查,对血管丰富的癌肿,其分辨率低限约 1.0 cm,对<2.0 cm 的小肝癌其阳性率可达 90%。由于属创伤性检查,必要时才考虑采用。⑤肝穿刺行针吸细胞学检查,在 B 型超声导引下行细针穿刺,有助于提高阳性率。适用于经过各种检查仍不能确诊,但又高度怀疑者。

辅助检查结果

(1)血常规:WBC 4.52×10⁹/L,RBC 4.14×10¹²/L,Hb 130.8 g/L,PLT 85×10⁹/L。

(2)肝功能、肾功能:ALT 56 U/L,AST 85 U/L,GGT 16 U/L,ALB 33.6 g/L,ALP 77 g/L,肾功能正常。

(3)凝血功能:凝血酶原时间 14.9 s,凝血酶原时间活动度 65%,D-二聚体 0.68 mg/L,纤维蛋白(原)降解产物 5.08 mg/L。

(4)丙型肝炎病毒定量(HCV-RNA):4.28×10⁵ IU/mL。

(5)AFP:397 ng/mL。

（6）异常凝血酶原（DCP）：1221 mAu/mL。

（7）AFP-L3/AFP：0.13。

（8）肝脏磁共振成像（MRI）：①肝右后叶多发占位，考虑PHC；②肝右静脉及分支内异常信号，并突入第二肝门处下腔静脉，考虑主干癌栓突入下腔，远端分支血栓形成；③肝硬化并肝内多发不典型增生结节，脾大，门静脉高压、腹水；④肝门区多发肿大淋巴结；⑤双肾小囊肿；⑥"胆囊切除术后"改变。

2. 思维引导　根据该患者10余年前因体检发现丙型肝炎抗体阳性，其间未查丙肝病毒定量、肝功能等，未给予正规抗丙肝病毒治疗，考虑有慢性丙型肝炎，未按时监测，导致后期发生肝炎后肝硬化，疾病继续进展，出现肝硬化失代偿，而此因素正是PHC的首要病因，HCV所致的PHC绝大多数发生在肝硬化基础上。

（四）初步诊断

分析上述病史、查体、实验室检查及影像学检查结果，支持诊断：①慢性丙型病毒性肝炎；②肝炎后肝硬化失代偿期；③PHC；④胆囊切除术后。

二、治疗经过

1. 内科治疗　①正规抗病毒治疗；②还原性谷胱甘肽针4.2 g，每日1次静脉滴注；③异甘草酸镁注射液200 mg，每日1次静脉滴注。

2. 思维引导　患者入院后获取病史资料，明确有丙型肝炎病毒感染史后，病毒定量明显高于正常水平，不论后续选择何种治疗原发性肝癌措施，首先要给予正规的抗病毒治疗。同时给予保护肝降低转氨酶的药物治疗，还原性谷胱甘肽是一类保护肝细胞膜的护肝药物，可以为肝脏提供巯基或葡萄糖醛酸，增强肝的氧化、还原、水解、合成等一系列化学反应，将有毒物质转变成易溶于水的化合物，并通过尿和胆汁排泄出体外，从而减轻有害因素对肝脏的持续损害。而复方甘草酸苷制剂属于一类抗炎护肝药物，该类药物在化学结构上与醛固酮的类固醇环相似，可阻碍可的松与醛固酮的灭活，有激素的作用，但无皮质激素的不良反应，可以减轻肝的非特异性炎症。若患者出现腹水，此为肝硬化失代偿期门静脉高压的临床表现之一，可以加用利尿剂对症治疗，指南推荐使用呋塞米20 mg+螺内酯80 mg 1天1次，口服，使用时需要同时监测患者体重变化，如患者有全身水肿，可不控制体重变化，如仅有腹水，要求每日体重下降不超过0.5 kg。

治疗效果

（1）症状：患者腹胀症状稍好转，巩膜及皮肤无黄染。

（2）查体：神志清楚，腹平软，无明显压痛及反跳痛，肝区无叩击痛，移动性浊音（-），双下肢无水肿。

（3）复查肝功能需要在保肝降酶治疗至少1周，但患者住院治疗时间较短，未复查。

多学科治疗

1. 手术切除　目前是治疗肝癌首选和最有效的方法。根据病人的综合情况，可做根治性肝切除或姑息性肝切除。当病人身体情况较好，相关指标提示可耐受根治性手术，便行根治性手术，一次性把肝脏肿瘤切除干净,包括周围的淋巴组织等。当病人情况并不甚好、肝肿瘤较为复杂,估计切除较为麻烦的患者,可采取姑息性肝切除,也就是并非全部切除,而是为了缓解症状或方便下一步治疗而采取的一种手术。

2. 对于不能切除的肝癌的外科治疗 可根据具体情况,采用肝动脉结扎、肝动脉化疗栓塞、射频、冷冻、激光、微波等治疗,都有一定疗效。

3. 肝癌破裂出血的病人 可行肝动脉结扎或动脉栓塞术,也可作射频或冷冻治疗。情况较差的仅作填塞止血。如全身情况较好,病变局限,可行急诊肝叶切除术。注意维持生命体征。

4. 原则上原发性肝癌患者不做全身化疗,主要是区域化疗栓塞。经股动脉插管至肝动脉,注入栓塞剂(常用碘化油)和抗癌药行化疗栓塞。常用化疗药物有氟尿嘧啶、丝裂霉素、顺铂、卡铂等,部分病人可因此获得手术切除机会。

5. 放射治疗对一般情况较好,肝功能尚好,不伴有肝硬化,无黄疸、腹水,无脾功能亢进、胃食管静脉曲张、癌肿局限,尚无远处转移,又不适合手术切除或术后复发的患者较为适宜。

6. 中医中药治疗 有助于改善症状、提高机体抵抗力、减轻放化疗不良反应,从而提高生活质量。除采用传统的辨证论治、服用汤剂之外,我国药监部门已批准若干种现代中药制剂用于治疗肝癌,患者的依从性、安全性和耐受性均较好。但是,这些药物的确切疗效尚有待于系统、规范的临床研究进一步证实。

患者选择后续治疗方案:相继请肝胆外科专家、介入科、放疗科及肿瘤科专家会诊,并与患者家属充分沟通选择治疗措施的风险利弊,最终选择介入科肝动脉化疗栓塞,并严密复查肝功能变化情况,防止出现术后肝衰竭。

思维引导 PHC 的治疗手段很多,主要包括外科手术治疗、肝移植、局部消融、放射介入、新的分子靶向药物治疗以及姑息性对症支持治疗等。它们都有各自的适应证、禁忌证及不同的疗效和不良反应,因此并不适合所有的患者。治疗方案的选择应主要依据各种疗法的循证医学证据级别。在选择治疗方法时,不仅要考虑某种手术或操作本身的成功率,而且要考虑其实际治疗效果;不仅要考虑对肝肿瘤的效果,而且要考虑对肝功能储备及全身状态的影响,特别是对生存期和生存质量的影响;同时也要考虑到医疗资源公平分配及合理应用问题。

PHC 治疗理想的工作模式是由消化内科、外科、肿瘤科、介入科、影像科、病理科等组成多学科诊疗团队,定期进行多学科讨论,参照国内外权威的 PHC 诊疗规范、指南及共识,结合患者的具体病情、当地的医疗资源和技术条件,并充分考虑患者个人的意愿,在权衡各种治疗方法的利弊后,制订出对改善患者病情(肿瘤学应答、生存期及生活质量)最有益处、同时也符合卫生经济学原则的合理原则。

三、思考与讨论 »»

患者有 10 年以上的丙型肝炎病毒感染史,病毒定量高于正常水平,临床表现及肝彩超均提示肝炎后肝硬化失代偿期,同时肝磁共振显示肝多发占位,结合病史、实验室检查,影像学检查均支持原发性肝癌的诊断。应与继发性肝癌相鉴别,肝血源丰富,其他癌肿可转移至肝。病理解剖资料显示,继发性肝癌为原发性肝癌的 1.2 倍,其中以继发于胃癌的最多,其次为肺、结肠、胰等的癌肿。继发性肝癌大多为多发性结节,临床以原发癌表现为主,少数可仅有继发性肝癌的征象如肝大、肝结节、肝区痛、黄疸等。除个别来源于胃、结肠、胰的继发性肝癌病例外,血清 AFP 多呈阴性;与肝硬化结节相鉴别,原发性肝癌常发生在肝硬化基础上,两者鉴别常有困难。鉴别在于详细病史、体格检查联系实验室检查。肝硬化病情发展较慢、有反复,肝功能损害较显著,血清 AFP 阳性多提示癌变。少数肝硬化、肝炎患者也可有血清 AFP 升高,但通常为"一过性"且往往伴有转氨酶显著升高,而肝癌则血清 AFP 持续上升,往往超过 500 ng/mL,此时与转氨酶下降呈曲线分离现象。甲胎蛋白异质体 LCA 非结合型含量>75%提示非癌肝病;与肝脓肿相鉴别,肝脓肿患者临床表现发热、肝区疼痛和压痛明显,反复多次超声检查常可发现脓肿的液性暗区。超声导引下诊断性肝穿刺,有助于确诊;与其他肝良性肿瘤或病变相鉴别,如血管瘤、肝囊肿、肝包虫病、胆吓癌、胆管癌、结肠肝曲癌、胃癌、胰腺癌及腹膜后肿等易与原发性肝癌相混淆。除 AFP 多为阴性可助区别外,病史、临床表现不同,特别是超声、CT、MRI 等影像学检查、胃肠道 X 线检查等均可作出鉴别诊断。目前与小肝癌相混淆的肝脏良性病变如腺瘤样增生、肝硬化再生结节、局灶性结节性增生等鉴别尚有一定困难,定期随访必要时做实时超声引导下穿刺活检可助诊断。不能排除恶性肿瘤时,为不失早期根治机会,必要时亦可考虑剖腹探查。

积极防治毒性肝炎,对降低肝癌发病率有重要意义。乙肝病毒灭活疫苗预防注射不仅起防治肝炎效果,对肝癌预防也将起一定作用。预防粮食霉变、改进饮水水质亦是预防肝癌的重要措施。原发性肝癌应以预防为主,动物实验证明黄曲霉素可诱发肝癌,而黄曲霉素在发霉的花生和玉米中含量最高,因此,勿食用发霉的花生和玉米。临床证明,肝炎—肝硬化—肝癌的关系密切,因此,病毒性肝炎的病人应及时正确治疗,防止转变为肝硬化,非乙型肝炎病毒携带者应注射乙型肝炎疫苗。为防止酒精性肝硬化发生,不应过度饮酒。出现右上腹不适、疼痛或包块者应尽早到医院检查,一旦确诊应尽早治疗。以手术为主的综合治疗可明显延长病人生存期。肝癌的疗效取决于是否早发现、早治疗,目前小肝癌外科治疗 5 年生存率达 70% 左右。而且 PHC 肿瘤大小,治疗方法与肿瘤的生物学特性是影响预后的重要因素,根据资料显示,根治性切除者五年生存率达 53.0%,其中多为小肝癌或大肝癌缩小后切除者,姑息性切除仅 12.5%,药物治疗少见生存 5 年以上者。早期肝癌体积小,包膜完整、瘤栓少见或无、肿瘤分化好,远处转移少,机体免疫状态较好,这些均是进行手术根治的有利条件。中晚期肝癌虽经多种治疗综合措施,根治机会少,易有远处转移,预后较差。

四、练习题

1. 原发性肝癌特征性临床表现有哪些?
2. 原发性肝癌诊断的特异性血清标志物有哪些?
3. 原发性肝癌的治疗措施主要是什么?

五、推荐阅读

[1]陈灏珠,林果为,王吉耀. 实用内科学[M].14 版. 北京:人民卫生出版社,2013.
[2]唐承薇,张澍田,内科学 消化内科学分册[M]. 北京:人民卫生出版社,2015.

（李东颖 孙 艳）

案例 23 急性胆管炎

一、病历资料

（一）门诊接诊

1. **主诉** 腹痛伴黄疸、发热 2 d。
2. **问诊重点** 腹痛为消化系统常见症状,患者急性发病,问诊时应注意有无明确诱因,主要症状腹痛的特点,黄疸有无伴随皮肤瘙痒,尿液颜色,发热有无寒战,疾病演变过程、诊治经过、治疗效果、既往病史等。

3. 问诊内容

（1）诱发因素：有无进食油腻食物、饮酒、受凉等诱发因素。

（2）主要症状：急性腹痛常见于消化系统常见病，如急性胃黏膜损伤、消化道穿孔、急性胆囊炎、急性胰腺炎、急性阑尾炎等。应询问腹痛性质、部位、特点、诱发缓解因素、程度、持续时间、有无放射性痛；关注黄疸的程度及尿液颜色，有无伴随皮肤瘙痒。关注发热的热峰、热型，是否伴随寒战；患者起病较急，病程 2 d，询问疾病的演变过程如何，排除危重症情况。

（3）伴随症状：有无恶心、呕吐，如有呕吐物，注意观察呕吐物的量、颜色、性质，腹痛是否伴随排便及排气停止或减少而加重，须排除消化道梗阻或急性消化道穿孔；如果伴随胸闷、气短，不排除合并心肺损伤；合并休克可伴随神经系统症状如神情淡漠、嗜睡、意识不清，甚至昏迷等。

（4）诊治经过：是否就诊过，于院外进行过哪些检查、用何种药物治疗、具体剂量效果如何，以利于作出初步判断。

（5）既往史：既往是否有胆囊结石及胆道感染病史。询问既往是否有糖尿病、高脂血症病史，高脂血症可能诱发急性胰腺炎发作，导致腹痛、发热出现。

（6）个人史：是否有寄生虫接触史。是否有大量饮酒史，饮酒量及饮酒时间，大量饮酒容易诱发急性胰腺炎发作。

（7）家族史：询问是否有传染病及遗传病史。

问诊结果

患者中年男性，既往 3 年前因胆囊结石行胆囊切除术。无糖尿病、高脂血症等，否认饮酒史。患者于 2 d 前无明显诱因出现腹痛，为持续性上腹部隐痛，进食后加重，无放射，伴食欲减退、厌油腻、恶心、呕吐，呕吐物为所进食物及白色胃液；全身皮肤瘙痒，尿呈浓茶色，尿量正常；发热最高 40 ℃，伴寒战，给予布洛芬应用后体温降至正常，自行应用阿莫西林（1.0 g bid）口服，症状无明显缓解。无咳嗽、咳痰、胸闷、气短等。

---

4. 思维引导

该患者中年男性，持续性腹痛伴黄疸、高热，为沙尔科（Charcot）三联征，既往因胆囊结石行胆囊切除手术病史，目前不排除急性胆道感染，重点须排除是否合并危重症情况，如急性重症胰腺炎、急性腹膜炎及感染性休克、败血症。全身查体关注患者生命体征、意识状态。腹部查体须排除急性腹膜炎及有无消化道穿孔。须行 MRCP 检查进一步明确是否为胆管结石引起的急性胆道感染。行血培养检查排除败血症，待结果回示后指导抗感染药物应用。

（二）体格检查

1. 重点检查内容及目的 根据患者症状及既往病史，考虑急性胆道感染，重点关注是否合并急性胰腺炎、急性腹膜炎及感染性休克。全身查体关注患者生命体征、意识状态，排除感染性休克，观察皮肤巩膜黄染程度明确梗阻程度，肺部查体排除是否合并肺感染。专科查体应重点进行腹部查体，视诊是否有胃型及肠型蠕动波，腹部观察到卡伦（Cullen）征及格雷-特纳（Grey-Turner）征，考虑是否合并重症胰腺炎。听诊肠鸣音是否减弱，排除合并麻痹性肠梗阻。触诊患者腹部是否柔软，是否有压痛、反跳痛及肌紧张，排除急性腹膜炎。叩诊肝浊音界是否存在，排除消化道穿孔，移动性浊音阳性提示存在腹水。

体格检查结果

T 39.7 ℃,R 26 次/min,P 105 次/min,BP 110/72 mmHg,BMI 24 kg/m²

神志清,精神差,营养可,全身皮肤及巩膜中度黄染,无贫血貌,无肝掌及蜘蛛痣,全身淋巴结未触及肿大。双肺呼吸音清,未闻及干、湿啰音。心率 105 次/min,律齐,心脏各瓣膜听诊区未闻及病理性杂音。腹软,右上腹部可见陈旧性手术瘢痕,未见明显腹壁静脉曲张,未见胃型及肠型蠕动波。剑突下及右上腹部压痛阳性,无反跳痛及肌紧张。肝、脾未触及。麦氏点压痛阴性,移动性浊音阴性,肝浊音界存在。液波震颤阴性,肠鸣音 3 次/min。

2. 思维引导　结合症状及查体,首先考虑急性胆道感染,未合并急性腹膜炎、消化道穿孔、感染性休克等危重症情况。行血尿淀粉酶、脂肪酶检查及胰腺 CT 平扫加增强检查排除急性胰腺炎。行血培养检查排除败血症。完善血常规、肝功能、肾功能、血电解质、CRP、PCT、凝血功能、尿常规、大便常规及 MRCP 检查以明确急性胆道感染的原因以指导下一步治疗。

(三)辅助检查

1. 主要内容及目的

(1)血常规、CRP、PCT:明确感染程度。

(2)血培养:明确病原微生物。

(3)肝功能、肾功能、电解质:明确有无肝功能、肾功能损害并判定黄疸程度、类型,有无电解质紊乱。

(4)凝血功能检查:排除凝血功能障碍。

(5)血尿淀粉酶、脂肪酶:排除急性胰腺炎。

(6)胆管超声及 MRCP:明确胆管是否扩张及扩张程度、原因。

(7)胰腺 CT 平扫加增强检查:排除急性胰腺炎。

辅助检查结果

(1)血常规:WBC 21.6×10⁹/L,N% 87%,L% 30%,RBC 5.88×10¹²/L,Hb 140 g/L,PLT 450×10⁹/L;CRP 150 mg/L;PCT 2.5 ng/mL。

(2)肝功能、肾功能:ALT 52 U/L,AST 60 U/L,GGT 533 U/L,ALP 358 U/L,白蛋白 37.2 g/L,TBIL 166.8 μmol/L,DBIL 157.8 μmol/L,IBIL 9.0 μmol/L;肾功能正常;电解质正常;血尿淀粉酶正常。

(3)血培养:未见致病菌生长。

(4)腹部彩超:中上段肝外胆管明显扩张,最宽处 20 mm,肝内胆管扩张。

(5)MRCP:提示下段肝外胆管占位,怀疑结石,肝内外胆管明显扩张。

(6)胰腺 CT:提示胰腺周围未见明显渗出,胰周脂肪间隙清晰。

2. 思维引导　该患者白细胞数、中性粒细胞比例、炎症指标明显升高提示存在感染。总胆红素明显升高,直接胆红素升高明显,胆管酶明显升高,转氨酶升高不明显,考虑梗阻性黄疸。结合 MRCP 及胆管超声结果,诊断考虑胆管结石所致的急性胆道感染。

(四)初步诊断

分析上述病史、查体、实验室检查结果,支持以下诊断:①急性胆道感染;②梗阻性黄疸;③胆管结石;④胆囊切除术后状态。

二、治疗经过 ▶▶▶

1. 初步治疗

（1）非手术治疗:补充液体量,经验性应用针对革兰氏阴性杆菌及厌氧菌的抗生素,对症治疗,如降温等。

（2）手术治疗:主要目的是降低胆道压力。①胆总管切开减压、T管引流。②ERCP+胆管取石+内镜下鼻胆管引流(ENBD)术,该手术方法创伤小,直接去除病因,有效降低胆管内压力。③经皮肝穿刺胆道引流术(PTCD),该方法适合于高位胆道梗阻。

2. 思维引导   针对胆道梗阻合并急性感染的患者,如果梗阻持续不缓解,感染加重可能导致急性化脓性胆管炎、感染性休克、败血症出现,危及生命。胆管内持续压力升高也会并发急性胰腺炎,急性重症胰腺炎可能出现胰腺假性囊肿、胰腺包裹性坏死,甚至全身炎症反应综合征等危重情况。只有使胆道压力降低,才有可能阻止胆汁或细菌向血液的反流,阻断病情的进展。行 ERCP 过程中尝试取石,容易取出的结石,可直接取石并放置鼻胆管,不容易取出或耗费时间的结石首先选择置入鼻胆管或胆管支架,快速降低胆道内压力,择期再次取石。合并心肺功能较差的患者,不能耐受手术的,或梗阻部位偏上的,可行 PTCD 引流胆汁。

治疗效果

患者入院后行急诊 ERCP 取石及 ENBD 术后第 2 天,腹痛、发热消失,黄疸明显下降,皮肤瘙痒消失,尿色变浅。查体:皮肤及巩膜黄染较前减轻,腹软,全腹无压痛、反跳痛及肌紧张,肠鸣音正常。辅助检查:血常规示 WBC 9.0×10^9/L,N% 78%,L% 30%,RBC 5.88×10^{12}/L,Hb 140 g/L,PLT 200×10^9/L;CRP 50 mg/L。肝功能:ALT 40 U/L,AST 35 U/L,GGT 200 U/L,ALP 190 U/L,TBIL 78.8 μmol/L,DBIL 72.2 μmol/L,IBIL 8.6 μmol/L。

三、思考与讨论 ▶▶▶

患者中年男性,腹痛、发热、黄疸,既往胆囊切除病史。急性病程,结合胆红素升高特点、炎症指标明显升高,考虑梗阻性黄疸合并急性胆道感染,入院后通过全身查体及腹部专科查体,排除急危重症并发症急性腹膜炎、感染性休克等,完善腹部影像学检查考虑胆管结石引起的胆道梗阻,给予经验性抗感染药物应用及急诊 ERCP 取石+ENBD 术,术后患者症状明显缓解,胆红素指标及炎症指标明显下降。该病诊断不难,重点在于排除重症并发症,治疗关键在于早期实现胆管减压。

四、练习题 ▶▶▶

1. 黄疸如何分类,每种类型的黄疸各有什么特点,常见于哪些疾病?

五、推荐阅读 ▶▶▶

[1]陈灏珠,林果为,王吉耀.实用内科学[M].14 版.北京:人民卫生出版社,2013.

（郑庆芬   杨文义）

案例 24 上消化道出血

一、病历资料

(一)门诊接诊

1. 主诉 头晕 13 h,便血 2 h。

2. 问诊重点 便血是消化道出血的常见表现,一旦出现便血,提示出血量在 50～100 mL 以上。问诊时应注意仔细询问血便性状和出血情况,判断是消化道出血引起的便血还是其他原因导致的黑便,询问病人的既往病史等。

3. 问诊内容

(1)排除因素:有无食用过可以引起大便颜色改变的食物或药物,有无口、鼻、咽喉部出血,有无痔疮等。

(2)诱发因素:有无食用过硬的或者刺激性食物,有无服用阿司匹林等损伤胃黏膜的药物,有无服用抗凝药物等。

(3)主要症状:消化道出血常见于消化性溃疡、急性糜烂性胃炎、食管胃底静脉曲张出血、食管癌、胃癌、小肠憩室、结直肠肿瘤、溃疡性结肠炎、缺血性肠病等。首先要仔细询问血便性状和出血情况,血便颜色为红色还是黑色,血液是混合在大便中还是在便完之后滴在大便上,若血便颜色是红色,或者血液是便完之后滴在大便上,提示下消化道出血,反之若为黑色,血液混合在大便中,提示为上消化道出血;其次询问出血量大小,出血量大应考虑血管性出血(如食管胃底静脉破裂出血)。

(4)伴随症状:伴腹痛,慢性反复上腹痛,呈周期性和节律性,出血之后疼痛减轻,见于消化性溃疡;上腹绞痛伴有黄疸者,考虑胆道出血;腹痛时排血便或脓血便,便后腹痛减轻,见于细菌性痢疾、阿米巴痢疾或溃疡性结肠炎。出血时有无疼痛,若出血时有疼痛可能是痔疮,肛裂等,若无疼痛可能是食管胃底静脉曲张出血,食管癌、胃癌、结直肠肿瘤出血等,若出血之前疼痛,出血后疼痛反而减轻,可能是消化性溃疡。伴里急后重,常见于肛门直肠疾病,如痢疾、直肠炎及直肠癌。伴发热,常见于传染性疾病及部分恶性肿瘤。

(5)诊治经过:用药否,用何种药,具体剂量、效果如何;止血否,采取何种方式,效果如何。

(6)既往史:是否患有消化性溃疡;是否有乙肝、酒精肝、肝硬化史;是否患有肿瘤。

(7)个人史:患者是否有不洁饮食史。

(8)家族史:某些肿瘤有家族遗传倾向。

问诊结果

患者中年男性,13 h 前餐后外出于弯腰时出现头晕,伴上腹胀满感。休息后稍缓解,返家后自觉发热,伴大汗、腹胀、呃逆,自测体温正常,遂卧床休息。2～3 h 后起身至卫生间时突发晕厥,持续约 1 min 后恢复意识,伴少量稀水样血色呕吐物。未至医疗机构诊治,期间未再出现晕厥、呕血,但仍有头晕。2 h 前于晨起出现柏油样便,量大(具体未知),伴有少量鲜血,共 1 次。硬化失代偿;②上消化道出血"收入院。自发病以来,食欲欠佳,睡眠差,小便正常,大便呈柏油样便,今为求进一步诊治,门诊以"①肝精神欠佳,体重无减轻。既往史:发现"乙型肝炎"30余年,规律口服"替诺福韦二吡呋酯片300 mg qd、恩替卡韦片0.5 g qd"。发现"肝硬化"10余年,现口服"拉米夫定+阿德福韦酯、谷胱甘肽"。2个月前因呕血于腔内血管外科行局麻下食管胃底静脉造影并栓塞术、门静脉球囊扩张成形术。无高血压、心脏疾病病史,无糖尿病、脑血管疾病病史,无结核、疟疾病史,预防接种史随社会计划免疫接种,无外伤、输血史,无食物、药物过敏史。

4. 思维引导　患者出现上腹胀满感、腹胀,提示可能为上消化道出血积存在胃内;多次突发晕厥,说明出血量较多;患者出现血色呕吐物,柏油样便,量大,提示应为上消化道出血,且出血量至少在50 mL以上;伴有少量鲜血与上消化道出血不相符,提示可能同时伴有下消化道出血,待肠镜检查后可确定是否合并下消化道出血;该患者有乙型肝炎史、肝硬化史,且有食管胃底静脉曲张出血史,食管胃底静脉曲张出血后再次出血率较高,高度提示患者此次很可能仍为食管胃底静脉破裂出血。

(二)体格检查

1. 重点检查内容及目的　患者有上消化道出血,体格检查时注意结膜,甲床的颜色,判断是否有贫血;患者有多次晕厥的情况,应注意患者的意识状态,有无嗜睡、意识模糊等低血容量造成的意识不清状态,若存在,要及时补充血容量防止休克;患者肝硬化失代偿,体格检查时应注意肝和脾的大小和硬度,判断肝硬化程度和脾大程度。

体格检查

T 36.5 ℃,R 15次/min,P 85次/min,BP 97/67 mmHg

患者神志模糊,体形消瘦,全身未触及肿大淋巴结,皮肤及巩膜黄染,无蜘蛛痣,睑结膜苍白,双肺呼吸音清,未闻及干、湿啰音,无胸膜摩擦音,无语音传导异常,心前区无隆起,心前区无异常搏动,心尖搏动正常,心界不大,心率85次/min,律齐,第一心音正常,无额外心音,无杂音,双下肢无水肿,余查体正常。

腹部膨隆,腹壁无静脉曲张,无胃肠蠕动波,腹部韧,无压痛不适,无反跳痛,右上腹肌紧张,腹部无包块,肝肋下未触及,肝区无叩痛,胆囊未触及,Murphy征阳性,脾肋下3 cm,移动性浊音阳性,肠鸣音正常。

2. 思维引导　经上述检查有阳性体征,提示低血容量的症状,进行下一步实验室检查、内镜检查、影像学检查等,明确诊断。

3. 出血严重度和预后的判断

(1)实验室检查:常用项目包括胃液、呕吐物或粪便隐血试验、血常规等。为明确病因、判断病情和指导治疗,尚需要进行凝血功能试验、肝功能、肾功能、肿瘤标志物等检查。

(2)失血量的判断:病情严重度与失血量呈正相关,因呕血与黑便混有胃内容物与粪便,而部分血液潴留在胃肠道内未排出,故难以根据呕血或黑便量判断出血量。常根据临床综合指标判断失血量的多少,如根据血容量减少导致周围循环的改变(伴随症状、心率和血压、实验室检查)来判断失血量,休克指数(心率/收缩压)是判断失血量的重要指标。体格检查中可以通过皮肤黏膜色泽、颈静脉充盈程度、神志和尿量等情况来判断血容量减少程度,客观指标包括中心静脉压和血乳酸水平。

(3)活动性出血的判断:判断出血是否停止对决定治疗措施极有帮助。若患者症状好转、心率及血压稳定、尿量足,提示出血停止。由于留置胃管对改善患者预后无明确价值,因此不建议常规留置胃管。临床上,下述症状与实验室检查均提示有活动性出血:呕血或黑便次数多,呕吐物呈鲜红色或排出暗红血便,或伴有肠鸣音活跃;经快速输液输血,周围循环衰竭的表现未见明显改善,或虽暂时好转而后又恶化,中心静脉压仍有波动,稍稳定又再下降;红细胞计数、血红蛋白浓度和血细胞比容继续下降,网织红细胞计数持续增高;补液和尿量足够的情况下,血尿素氮持续或再次增高;胃管抽出物有较多新鲜血。内镜检查时如发现溃疡出血,可根据溃疡基底特征判断患者发生再出血的风险,内镜检查时对出血性病变应进行改良的福里斯特(Forrest)分级,凡基底有血凝块、血管显露者易于再出血。近期一项多中心研究显示,我国的出血性溃疡中43.4%为高危溃疡(Forrest Ⅰa ~ Ⅱb),但其中仅25.2%接受内镜下止血治疗。然而近期有研究显示,Forrest Ⅰb类溃疡再出血率较低,可能需要重新评估其作为高危溃疡征象的临床价值。

(三)辅助检查

1. 主要内容及目的

(1)腹部 CT:明确肝硬化情况,胆囊情况,脾脏情况。

(2)内镜检查:明确食管胃底静脉曲张情况和消化道出血情况(图 2-20)。

(3)血常规:明确出血造成的贫血情况,判断有无感染。

(4)凝血功能:判断有无凝血障碍。

(5)肝功能:有利于判断肝硬化造成的肝损伤情况,评估病情的严重程度及预后。

(6)乙肝病毒抗原抗体检测:判断乙肝病毒活动情况。

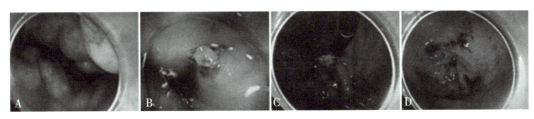

A. 食管下段曲张静脉;B. 白色血栓头;C. 胃底曲张静脉;D. 陈旧性出血

图 2-20　食管胃底静脉曲张破裂出血

辅助检查结果

(1)腹部 CT:肝外形轮廓欠规整,肝裂增宽,肝左叶见结节状高密度,增强扫描动脉期呈明显强化,门脉期、延迟期强化程度减低。食管-胃底见迂曲软组织密度。脾增大,外形光整,实质内部密度均匀。诊断提示萎缩性肝硬化、腹水、脾大。

(2)胃镜检查:距门齿 25 cm 以下可见食管四壁有条索状静脉隆起,最大直径约 1 cm,距门齿 30 cm 以下最为显著,食管管腔有血迹,胃底及胃体可见大量食物及血凝块潴留,诊断提示食管静脉曲张(重度)、胃潴留。

(3)乙肝五项:乙型肝炎病毒表面抗原阳性(+),乙型肝炎病毒核心抗体阳性(+)。

(4)凝血功能:纤维蛋白原 1.32 g/L,D-二聚体 3.23 mg/L(FEU),纤维蛋白(原)降解产物 9.51 mg/mL。

(5)血常规:WBC 1.45×10^9/L, RBC 2.23×10^{12}/L, Hb 63.0 g/L, PLT 32×10^9/L, L% 17.1%,中性粒细胞绝对值 1.03×10^9/L,淋巴细胞绝对值 0.25×10^9/L,HCT 0.195 L/L,红细胞分布宽度 16.10%,PCT 0.03%。

---

2. 思维引导　该患者有大量柏油样便,呕血,晕厥,提示上消化道出血;曾有食管胃底静脉曲张

破裂出血史,再次出血可能性大;实验室检查显示存在肝硬化,食管胃底静脉曲张,中度贫血,三系减低,乙肝病毒表面抗原阳性,核心抗体阳性表明曾有乙肝病毒感染,高度提示乙肝病毒造成肝硬化,食管胃底静脉破裂出血。

(四)初步诊断

根据上述病史、体格检查、辅助检查结果,考虑目前诊断为:①上消化道出血食管静脉曲张(重度)胃底静脉曲张;②乙肝肝硬化;③肝硬化失代偿期;④脾功能亢进;⑤中度贫血。

二、治疗经过 »»

1. **治疗方法**　①排除其他禁忌证,择期行"食管静脉曲张(重度)食管静脉曲张套扎术+胃底静脉曲张胃底组织胶注射"。②治疗上给予输血、补液、护胃、抗感染等对症治疗。③建议行脾栓塞术治疗乙肝肝硬化失代偿期,三系减低的情况。

2. **思维引导**　患者有食管胃底静脉曲张破裂出血史,再出血风险高,应给予内镜下食管静脉曲张套扎术和胃底组织胶注射以降低再出血风险;患者存在中度贫血的情况,且之前因此有过晕厥,故给予输血、补液等治疗扩充血容量,预防休克;患者处于肝硬化失代偿期,三系减低,介入进行脾栓塞术以改善情况。

3. **标准诊治方式**

(1)进行风险评估,包括计算 Rockall 评分。

(2)经初步评估认为具有发生静脉曲张出血高风险的患者,经内镜证实,并行食管和胃底静脉曲张治疗后,给予数天治疗剂量的抗利尿激素类药物。

(3)内镜检查之前对所有可能发生静脉曲张出血的患者给予广谱抗生素。

(4)如内镜检查时诊断为食管静脉曲张,最好在检查当时给予曲张静脉结扎治疗。对活动性曲张静脉出血,给予氰基丙烯酸盐黏合剂注射治疗。

(5)初步止血后,应再次行内镜治疗,进一步结扎出血静脉并给予非选择性 β 受体阻滞剂,直至所有曲张静脉闭塞。

(6)气囊压迫由于有发生吸入性肺炎和食管断裂的可能,具有一定的潜在风险,一般用于内镜治疗后仍有持续性、活动性出血的患者的补救治疗措施。可用此方法早期间断止血,直至采取确定的内镜、介入或外科治疗方法。

三、思考与讨论 »»

上消化道出血(upper gastrointestinal bleeding,UGIB)定义为十二指肠悬韧带近端的消化道出血,包括食管、胃、十二指肠、上段空肠及胰管和胆管的出血。一次出血量不超过 400 mL 时,并不出现全身症状,临床主要表现为呕血和/或黑便;数小时内失血量超过 1000 mL 或达到循环血量的 20% 时为上消化道大出血,常伴有头晕、乏力、心慌、血压下降,甚至休克等表现,病死率高达 8%~13.7%。食管胃底静脉曲张破裂出血是肝硬化最主要并发症,主要表现为发病突然、出血量较大且易反复、止血难度大等,是上消化道出血的常见病因。

患者出现上腹胀满感、提示可能为上消化道出血积存在胃内;多次突发晕厥,说明出血量较多;患者出现血色呕吐物,柏油样便,量大,提示应为上消化道出血;该患者有乙型肝炎史、肝硬化史,且有食管胃底静脉曲张出血史,食管胃底静脉曲张出血后再次出血率较高,高度提示患者此次很可能仍为食管胃底静脉破裂出血。进行凝血功能,传染病等必要的检查排除禁忌证之后,可在内镜下进行食管静脉曲张套扎术和胃底组织胶注射以减少下次出血的风险。但患者仍存在肝硬化失代偿,且出现了三系减低的情况,故可进行脾栓塞术进行治疗。

对于非静脉曲张型上消化道出血,有以下要点需要掌握:①消化性溃疡出血是我国急性非静脉曲张性上消化道出血的最主要原因。②对急性非静脉曲张性上消化道出血患者应立即进行全身情况及血流动力学评估,并尽快进行液体复苏。对于合并血流动力学不稳的患者,应在积极液体复苏纠正血流动力学紊乱后尽早行紧急内镜检查。③对需要输血的急性非静脉曲张性上消化道出血患者,建议采取限制性输血治疗。④建议采用经过临床验证的预后评分体系对患者进行病情评估,在内镜下采用 Forrest 分级对出血溃疡进行再出血风险判断。⑤内镜治疗前采用大剂量PPI可减少内镜下止血的需要、降低内镜治疗难度;内镜治疗后大剂量PPI可以降低高危患者再出血率及病死率。对于常规止血方法无效的难治性消化性溃疡出血,可采用内镜吻合夹进行补救治疗。⑥对于 ESD/EMR 术后形成的人工溃疡,应按照消化性溃疡的标准给予抑酸治疗。对伴有 ESD 术后迟发性出血危险因素及人工溃疡延迟愈合高危因素的患者,可酌情增加 PPI 用量、延长疗程或加用胃黏膜保护剂。⑦急性非静脉曲张性上消化道出血在成功止血后,应积极采取针对原发病的病因治疗,预防再出血。对于 Hp 阳性的消化性溃疡出血患者,成功止血后应尽早开始根除 Hp 治疗。

四、练习题

1. 如何进行消化道出血的定位诊断?
2. 如何进行消化道出血的病因诊断?

五、推荐阅读

[1]陈灏珠,林果为,王吉耀.实用内科学[M].14版.北京:人民卫生出版社,2013.
[2]周光文,杨连粤.肝硬化门静脉高压食管,胃底静脉曲张破裂出血诊治专家共识(2015)[J].中国实用外科杂志,2015,35(10):1086-1090.

(史 阳 曹新广)

案例25 下消化道出血

一、病历资料

(一)门诊接诊

1.主诉 腹痛伴腹泻2月余,偶有便血。

2.问诊重点 问诊时应注意询问起病时间和病程、诱因、主要症状、加重及缓解的因素、伴随症状、疾病演变过程、诊治经过及治疗效果等。

3.问诊内容

(1)症状描述:询问是否有排便改变(如便秘或腹泻)、血便、腹痛、腹胀、体重下降等症状,并详细了解这些症状的出现频率、程度和持续时间。

(2)家族史:询问患者家族中是否有其他人患有结直肠癌或其他相关的遗传性疾病。

(3)医疗史:询问之前是否曾经被诊断为直肠癌或其他相关疾病,并了解之前接受的治疗情况。

(4)身体状况:询问患者的身体状况,包括有无贫血、腹部压痛、腹部肿块等体征。

(5)饮食习惯:询问患者的饮食习惯和生活方式,这对于了解患者的风险因素和预防措施可能有帮助。

(6)过去的检查和检验结果:询问患者之前接受的结肠镜检查、血液检查或其他相关检查的结果。

这些问题旨在帮助医生了解患者的症状、风险因素和疾病情况,从而作出合适的诊断并制订治疗方案。

> **问诊结果**
>
> 　　患者中年男性,慢性起病,2个月前无明显诱因出现腹痛症状,每天大便4~7次,偶见少量鲜血,无反酸、烧心,无恶心、呕吐,无便秘、腹水,无发热、头晕,无尿频、尿急,遂至当地医院就诊,查肠镜提示:①溃疡性结肠炎并狭窄;②直肠息肉。给予抗炎、抑酸等药物及口服"美沙拉秦(艾迪莎)1 g qid",治疗约14 d,复查肠镜仍有狭窄无法通过,建议转至上级医院就诊。自发病以来,食欲正常,睡眠正常,大便次数增多,小便正常,精神正常,体重无减轻。
>
> 　　既往体健,个人史、家族史等无特殊。

4.思维引导　该患者中年男性,慢性病程,频繁腹泻,偶有便血,口服美沙拉秦治疗无效,外院结肠镜因狭窄无法通过,未取活检,因此不能排除直肠占位;需要进一步完善结肠镜检查,取病理活检判断狭窄处病变性质,同时应结合腹部影像学检查、血常规、生化、肿瘤标志物等,进一步协助诊断。

(二)体格检查

1.重点检查内容及目的

(1)全身查体:除生命体征外,应关注患者的精神状态,有无焦虑状态。

(2)腹部查体:按照视、听、叩、触的顺序进行详细的体格检查,注意腹部平坦/凹陷/膨隆,有无腹肌紧张、压痛、反跳痛,有无腹部包块,肝、脾肋缘下是否触及,肠鸣音是否消失/活跃/亢进,有无移动性浊音等。

> **体格检查**
>
> 　　T 36.5 ℃,R 16 次/min,P 75 次/min,BP 113/76 mmHg
>
> 　　神志清,精神可,体形正常,全身未触及肿大淋巴结,皮肤及巩膜无黄染,睑结膜苍白,双肺呼吸音清,未闻及干、湿啰音,无胸膜摩擦音,无语音传导异常,心前区无隆起,心前区无异常搏动,心尖搏动正常,心界不大,心率75 次/min,律齐,第一心音正常,无额外心音,无杂音,双下肢无水肿,余查体正常。
>
> 　　腹部平坦,腹壁无静脉曲张,无胃肠蠕动波,腹部韧,无压痛不适,无反跳痛及肌紧张,腹部无包块,肝、脾肋下未及,肝区无叩痛,胆囊未触及,Murphy 征阴性,移动性浊音阴性,肠鸣音正常。直肠指检,肛门括约肌紧张,直肠未触及肿块,指检退出时指套略红染。

2.思维引导　腹部查体中患者无特殊不适。需要进一步行实验室、影像学、内镜等检查以明确诊断。

(三)辅助检查

1.主要内容及目的

(1)血常规、尿常规、大便常规:进一步判断有无感染、贫血、消化道出血等。

（2）肿瘤标志物：协助诊断有无肿瘤。

（3）心电图：明确是否有心脏疾病等。

（4）胃肠镜检查：协助判断有无消化性溃疡、消化道出血、消化道肿瘤等。

（5）腹部影像学检查：协助判断是否是腹部肿瘤等造成腹痛原因。

辅助检查结果

（1）血常规：WBC $2.10×10^9$/L，RBC $3.70×10^{12}$/L，Hb 62.7 g/L，HCT 0.218 L/L，红细胞分布宽度18.91%。

（2）肿瘤标志物：AFP 2.57 ng/mL，癌胚抗原1.20 ng/mL，肿瘤相关抗原125 7.25 U/mL，肿瘤相关抗原19 98.920 U/mL，肿瘤相关抗原72 41.22 U/mL。

（3）胸腹部增强CT：乙状结肠管壁增厚。

（4）结肠镜检查：镜下见距肛门18 cm处肠腔狭窄严重，黏膜触之易出血；病理活检提示黏膜内腺癌，浸润不除外（图2-21）。

（5）大肠气钡双重造影：结肠形态失常，降结肠局部肠腔狭窄。

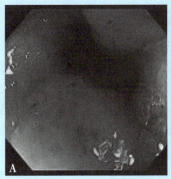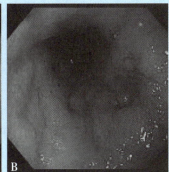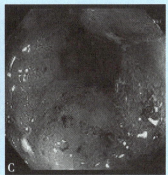

A.肠腔狭窄；B.凹陷性病变，边缘不规则；C.NBI示血管纹理明显不规则

图2-21 肠黏膜糜烂伴肠腔狭窄

2. 思维引导 结合患者病史及辅助检查，腹痛伴便血，溃疡性结肠炎药物治疗无效，肿瘤标志物明显升高，且结肠镜病理活检示黏膜内腺癌，初步诊断为直肠腺癌。

附：鉴别诊断

（1）肛裂：肛裂是直肠周围皮肤或黏膜的裂口，常伴有肛门区域的疼痛和出血。与直肠癌相比，肛裂引起的症状较为局限，常在排便时出现，并且通常能够通过直接观察进行诊断。

（2）炎症性肠病（如克罗恩病和溃疡性结肠炎）：这些疾病会引起直肠和结肠的慢性炎症，伴随着腹痛、腹泻、便血等症状。通过病史、症状、内镜检查和组织活检可以确定是否存在炎症性肠病。如克罗恩病肠道在内镜下可以有明显的铺路石样改变，病变部位可不连续；溃疡性结肠炎在内镜下为浅溃疡，病变部位一般从直肠连续蔓延向上。

（3）直肠息肉：直肠内的息肉是突出于黏膜表面的良性肿块，常伴有便血和排便改变。通过直肠指检或结肠镜检查可以发现和评估直肠息肉。

（四）初步诊断

根据上述病史、体格检查、辅助检查结果，考虑目前诊断为：直肠癌。

二、治疗经过

1. 术前治疗　①止血治疗:注射白眉蛇毒血凝酶;②输血治疗改善贫血:持续输注悬浮红细胞及冰冻血浆;③抑制分泌治疗:注射生长抑素;④纠正电解质紊乱。

2. 手术治疗　充分告知患者及家属腹腔镜下结肠癌根治术的必要性及风险,征得同意并签署知情同意书后,对患者实施"腹腔镜下结肠癌根治术+降结肠占位切除术+肠粘连松解术+保护性回肠造瘘术"。

患者取截石位,术野常规消毒铺巾,入镜探查见腹腔稍有粘连,未见明显转移,肿块位于直肠上段,似已侵及浆膜层,荷包缝合,切除标本后行直肠降结肠吻合。常规关腹,纵行切开腹外回肠壁,接置造瘘袋。

3. 术后病理　(直肠切除标本)腺癌,中分化,浸透肠管全层,可见神经侵犯,未见明确脉管内癌栓。自取手术两切缘、腹膜返折切缘、环周切缘及送检远切缘、近切缘未见癌;自检淋巴结癌转移(2/14)。

4. 术后化疗及护理　①化疗:使用奥沙利铂和卡培他滨;②止血治疗:注射酚磺乙胺注射液;③抑酸治疗:注射艾司奥美拉唑钠。

5. 治疗效果　①患者复查血常规:显示白细胞计数 $9.82×10^9$/L,红细胞计数 $9.82×10^{12}$/L,血红蛋白 80.5 g/L,血小板计数 $418×10^9$/L,患者贫血症状得到纠正;②腹痛腹泻得到改善;③伤口恢复顺利;④CT可见术后改变,未见残余病灶;⑤结肠镜可见术后改变,未见残余病灶。

6. 思维引导

(1)术前治疗:①纠正贫血,改善患者贫血状态;②抑制分泌治疗,抑制消化液分泌,减轻胃肠负担;③纠正电解质紊乱,做好术前准备。

(2)预防术后并发症:①手术部位渗血,甚至大出血,可能导致患者生命体征不稳定,甚至危及生命。应对措施如下,①术后严密观测患者生命体征,必要时延长术后监护时间,及时发现并应对,包括输血,不排除再次手术。②腹腔感染,应对措施包括术中仔细冲洗,术后及时监测白细胞数及体温变化,血液分泌物细菌培养,应用抗生素。③吻合口瘘应对措施:及时发现引流管引流液性质变化,必要时经引流管冲洗,抗生素及时应用。④切口感染:应对措施为切口缝合时保证对合完好,冲洗充分,术后定时观察切口有无分泌物及红肿,及时敞开引流。

三、思考与讨论

下消化道出血(lower gastrointestinal bleeding,LGIB)的定义为十二指肠悬韧带以远的肠道出血,包括小肠出血和结直肠出血。LGIB临床常见,占全部消化道出血的20%~30%。直肠癌是起源于直肠内壁组织的恶性肿瘤,可侵及黏膜下层、肌层和浆膜层,而晚期可侵犯周围组织、淋巴结和远处器官。早期症状不典型,主要包括排便改变(如便秘或腹泻)、血便、腹痛、腹胀、体重下降等。直肠癌是导致下消化道出血的常见病因,其确诊主要依赖结肠镜病理活检。

本病应该做到早期诊断。对于近期出现排便习惯改变或血便的病人应及时地进行直肠指诊、X射线钡剂灌肠、乙状结肠镜或电子结肠镜检查。

1. 直肠指诊检查　是诊断直肠癌的最简单而又非常重要的检查方法,它不仅可以发现肿物,而且可以确定肿块的部位、大小、形态、手术方式及其预后,许多直肠癌病人常因为没有及时做此项检查而被误诊为痔、肠炎等,以致长期延误治疗。

2. X射线钡剂空气双重对比造影　可以显示出钡剂充盈缺损、肠腔狭窄、黏膜破坏等征象,从而确定肿瘤的部位和范围。

3. 乙状结肠镜及电子结肠镜检查　可以直接观察到全结肠及直肠黏膜形态,对可疑病灶能够在直视下采取活体组织检查,对提高诊断的准确率,尤其对微小病灶的早期诊断很有价值。

4.粪便隐血试验　是一种简单易行的早期诊断的初筛方法,它虽然没有特异性,对待持续、反复潜血阳性而又无原因可寻者,常警惕有结肠癌的可能性,尤其对右半结肠癌更为重要。

5.癌胚抗原(CEA)　被认为与恶性肿瘤有关,但对大肠癌无特异性,可以作为诊断的辅助手段之一,由于癌肿切除后血清 CEA 逐渐下降,当有复发时会再次增高,因此可以用来判断本病的预后或有无复发。

6.其他　对表现为腹泻、粪便隐血试验阳性、右腹部肿块等症状的右半结肠癌应注意与肠结核、局限性结肠炎、血吸虫病、阿米巴病等疾病相鉴别;对表现为腹痛、腹泻与便秘交替、血便或脓血便等症状的左半结肠癌应注意与痔、痢疾、溃疡性结肠炎、结肠息肉等疾病相鉴别。

四、练习题

1.直肠癌的早期筛查方法是什么?
2.列举三种直肠癌的治疗方式。

五、推荐阅读

[1] PRAJAPATI, BHUPENDRA, ANIL K PHILIP, et al. Colorectal Cancer: disease and advanced drug delivery strategies[M]. England: Elsevier, 2023.

[2] SIERRA, ALEJANDRO PAZOS. Foundations of colorectal cancer [M]. Netherlands: Academic Press, 2021.

（史　阳　曹新广）

案例 26　溃疡性结肠炎

一、病历资料

(一)门诊接诊

1.主诉　间断黏液脓血便 3 年,加重 1 周。

2.问诊重点　起病时间和病程、排便的特点、伴随的消化系统症状、有无全身反应及肠外表现、患者的诊治经过。

3.问诊内容

(1)起病和病程:溃疡性结肠炎(ulcerative colitis, UC)为反复发作的慢性疾病,病程多在 4 ~ 6 周及以上,病程小于 6 周的腹泻应与感染性肠病鉴别。

(2)排便的特点:UC 主要表现为腹泻和黏液脓血便。腹泻主要与肠道炎症导致肠道黏膜吸收障碍以及肠道动力异常相关;黏液脓血便是 UC 活动期的重要表现,为黏膜炎性渗出、糜烂及溃疡所致。大便次数及便血的程度与病情轻重有关,轻者排便 2 ~ 4 次/d,便血轻或无;重者>10 次/d,脓血显见,甚至大量便血。粪质多数为糊状,重症可呈稀水样大便。病变局限于直肠或累及乙状结肠的患者,除可有便频、便血外,偶尔表现为便秘,这是病变引起直肠排空功能障碍所致。

(3)伴随症状:UC 活动期多伴有腹痛,多为轻至中度腹痛,为左下腹或下腹阵痛,亦可累及全腹。常有里急后重,便后腹痛缓解。轻者可无腹痛或仅有腹部不适。重者如并发中毒性巨结肠或炎症波及腹膜,可有持续剧烈腹痛。此外,还可伴随腹胀、食欲缺乏、恶心、呕吐等消化系统表现。

(4)全身反应:①发热,中重度活动期 UC 可伴有发热,多为低中度发热,当出现高热时需要考虑合并严重感染、并发症或病情急速进展;②营养不良,是 UC 的常见表现,以蛋白质热量型营养不良多见,表现为消瘦和体质量下降,并可出现贫血、电解质紊乱、低蛋白血症、微量营养素缺乏等,UC 患者应仔细评估营养风险。

(5)肠外表现:主要表现为关节、皮肤黏膜病变,分为两种。①与 UC 病情活动相关,当疾病缓解或结肠切除后可缓解或恢复的肠外表现,包括复发性口腔溃疡、巩膜外层炎、前葡萄膜炎、结节性红斑、坏疽性脓皮病等。②与 UC 共存,但与 UC 本身的病情变化无关的肠道表现,包括强直性脊柱炎、骶髂关节炎、原发性硬化性胆管炎、少见的淀粉样变性、急性发热性嗜中性皮肤病等。

(6)诊治经过:是否行炎症指标、胃肠镜、腹部影像学等相关检查,既往是否用药,药物种类、剂量、用药时间、疗效等。

(7)既往史、个人史、家族史:应询问有无吸烟史、家族史,明确 UC 危险因素;有无近期旅游史、用药史(特别是 NSAID 和抗菌药物)、自身免疫疾病、腹部放射治疗史等与其他慢性腹泻鉴别;有无反复发作的肛瘘、肛周脓肿等肛周疾病、肠梗阻、腹部包块病史,与克罗恩病相鉴别;有无糖尿病、结核感染、细菌感染、病毒性肝炎、恶性肿瘤病史等与治疗策略相关;有无腹部手术、阑尾手术切除史、肠道切除病史等。

> **问诊结果**
>
> 　　患者中年男性,慢性病程。
>
> 　　3 年前无诱因出现腹泻,6～7 次/d,为黏液脓血便,无腹痛、发热,无口腔溃疡、关节、皮肤、肛周病变等,当地医院行结肠镜提示:溃疡性结肠炎(具体不详),予"激素灌肠,美沙拉秦 1 g qid+美沙拉秦栓 1 栓 qn",治疗好转后出院。院外未规律用药,症状反复,排便 1～3 次/d,偶少量便血。1 周前无诱因腹泻加重,呈黏液脓血便,约 7～8 余次/d,伴低热,热峰 38 ℃,伴下腹坠痛,为进一步诊治入院。自发病来,神志清,精神睡眠差,饮食差,小便正常,大便如上述,体重近半年减轻 5 kg。
>
> 　　既往体健,个人史、家族史等无特殊。

4. 思维引导　该患者为中年男性,以黏液脓血便就诊,既往外院考虑 UC 诊断,经美沙拉秦口服+局部治疗后症状缓解。患者症状反复发作,一方面与 UC 疾病特点相关,UC 是反复发作的慢性疾病,复发与缓解相交替是其特征之一;另一方面,与该患者治疗依从性差,未规律用药相关。本次因腹泻加重就诊,黏液脓血便 7～8 次/d,考虑疾病 UC 疾病活动可能;此外,还要警惕 UC 合并机会性感染。

(二)体格检查

1. 重点检查内容及目的

(1)全身查体:除生命体征外,应测量并记录患者的身高、体重、计算体重指数(BMI),有条件的单位还需要进行人体成分分析;UC 常合并贫血,注意有无贫血貌、结膜苍白等;针对 UC 可能合并的肠外表现,应仔细检查患者的口腔、皮肤黏膜、四肢关节有无溃疡、皮疹、活动度等改变;需要与克罗恩病鉴别时,还要进行肛周检查,注意有无肛瘘、肛周脓肿、溃疡等。

(2)腹部查体:按照视、听、叩、触的顺序进行详细的体格检查,注意腹部平坦/凹陷/膨隆,有无腹肌紧张、压痛、反跳痛,有无腹部包块,肝、脾肋缘下是否触及,肠鸣音是否消失/活跃/亢进,有无移动性浊音等。如出现腹肌紧张、压痛、反跳痛时须警惕肠穿孔等急腹症。当重症 UC 患者出现肠型、腹部压痛、肠鸣音消失时,应警惕中毒性巨结肠。

全身体格检查

T 38.5 ℃,R 20 次/min,P 90 次/min,BP 113/76 mmHg,BMI 18.5 kg/m²(身高180 cm,体重60 kg)

神志清,精神可;体形消瘦,面容正常;双肺呼吸音清,无明显干湿啰音,无胸膜摩擦音;剑突下见心脏搏动,心界不大,心率90次/min,律齐,未闻及心脏杂音及额外心音;腹平坦,无胃肠型、蠕动波,腹软,无压痛、反跳痛,肝、脾肋缘下未触及,Murphy征阴性,肠鸣音5次/min,移动性浊音阴性;口腔、皮肤黏膜,四肢关节,肛周无异常。

---

2. **思维引导** 全身查体中,患者BMI正常偏低,体形消瘦,存在营养不良可能,暂未见明显肠外表现。腹部查体无特殊,需进一步行实验室、影像学、内镜等检查检查明确。

(三)辅助检查

1. 主要内容及目的

(1)血常规、尿常规、粪便常规+潜血、肝功能、肾功能、葡萄糖、电解质、凝血功能:常规检查评估基本情况、营养状态,有无高凝状态等。

(2)甲状腺功能、食物不耐受/过敏、ANCA等:与慢性腹泻鉴别。

(3)ESR、CRP、PCT、粪钙卫蛋白:评估炎症程度。

(4)粪便细菌培养×3次、粪便寄生虫、T-spot、C. diff毒素或PCR检测、病毒全套、EBV/CMV病毒定量、G试验和GM试验等:进行细菌、结核分枝杆菌、细菌、病毒、真菌等感染筛查。

(5)肿瘤标志物等:肿瘤监测。

(6)胸腹部CT:协助评估病变范围、有无并发症等。

(7)结肠镜检查:评估病变范围及程度。

辅助检查结果

(1)血常规等检查:WBC $9.8×10^9$/L、N% 58.8%、RBC $3.99×10^{12}$/L、Hb 115 g/L、PLT $397×10^9$/L。大便常规示,RBC(++)、WBC(+)、OB阳性;生化,ALB 32.2 g/L、K^+ 3.1 mmol/L、葡萄糖5.6 mmol/L;余凝血,传染病等无异常。

(2)甲状腺功能、食物过敏/不耐受、ANCA等自身免疫相关抗体均无异常。

(3)CRP 51.79 mg/L、ESR 43.0 mm/h、PCT 0.99 ng/mL。

(4)粪便细菌培养×3次、寄生虫等均无异常,TORCH病毒定性、EBV-DNA、CMV-DNA定量均无异常,T-spot阴性、C. diff毒素测定阴性、G/GM试验无异常。

(5)胸平扫+全腹增强CT:①胸部平扫未见异常。②结直肠肠壁增厚,考虑炎性改变。③肝小囊肿。④右肾小囊肿。

(6)结肠镜:①内镜描述,电子结肠镜由肛门逆行插入回肠末端,退镜观察,回肠末端黏膜正常,回盲部呈唇形,全结肠黏膜呈粗颗粒状,血管纹理不清,可见地图样溃疡,覆有脓苔,散在糜烂,黏膜下出血斑,未见明显管腔狭窄。见图2-22。②内镜诊断,溃疡性结肠炎(E3,Mayo内镜3分)。

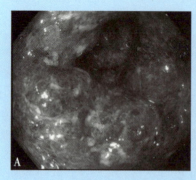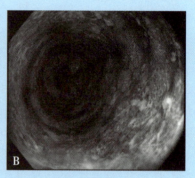

A.溃疡性结肠炎(升结肠);B.溃疡性结肠炎(横结肠)

图2-22　溃疡性结肠炎 结肠镜

（7）病理（升结肠,横结肠,降结肠,乙状结肠活检）:黏膜慢性炎伴淋巴组织增生,可见隐窝炎,隐窝脓肿,结合临床考虑溃疡性结肠炎。CMV、EBER、TB-DNA均阴性。

2.思维引导

（1）诊断思路:通过病史询问和上述检查,基本可除外急性感染性肠炎、阿米巴肠病、肠道血吸虫病、其他（肠结核、抗菌药物相关性肠炎、缺血性结肠炎、放射性肠炎、嗜酸粒细胞性肠炎、过敏性紫癜、肠白塞综合征等）、UC合并C.diff、CMV或EBV感染。在排除其他疾病的基础上,可按下列要点诊断。①临床疑诊,具有上述典型临床表现者为临床疑诊,安排进一步检查。②临床拟诊,同时具备下述结肠镜和/或放射影像学特征者,可临床拟诊;其中结肠镜下UC病变多从直肠开始,呈连续弥漫分布。内镜下轻度炎症表现为黏膜红斑、充血、血管纹理消失;中度炎症为血管形态消失、黏膜表面糜烂、呈粗颗粒状改变、黏膜脆性增加;重度炎症为黏膜自发性出血及溃疡。③临床确诊,黏膜活检和/或手术切除标本组织病理学特征者,可以确诊;黏膜活检强调多段、多点取材,病理表现为黏膜固有膜内有弥漫性、急慢性炎症细胞浸润,伴隐窝炎或隐窝脓肿;隐窝结构改变,隐窝大小、形态不规则,杯状细胞减少等;黏膜表面糜烂、浅溃疡形成和肉芽组织。④密切随访,初发病例如临床表现、结肠镜检查和活检组织学改变不典型者,暂不确诊UC,应予密切随访。

（2）疾病评估:UC诊断成立后,需全面进行病情评估,包括以下内容。临床类型分为初发型和慢性复发型。前者指无既往病史而首次发作;后者指临床缓解期再次出现症状,该型临床上最常见。病变范围推荐采用蒙特利尔分型（表2-6）。

表2-6　溃疡性结肠炎病变范围的蒙特利尔分型

分型	分布	结肠镜下所见炎症病变累及的最大范围
E1	直肠	局限于直肠,未达乙状结肠
E2	左半结肠	累及左半结肠（脾曲以远）
E3	广泛结肠	广泛病变累及脾曲以近乃至全结肠

（3）疾病活动性的严重程度:UC病情分为活动期和缓解期,活动期UC按严重程度分为轻、中、重度。可采用改良Truelove和Witts疾病严重程度分型标准（表2-7）或改良Mayo评分进行评估（表2-8）。

表 2-7　改良 Truelove 和 Witts 疾病严重程度分型

严重程度分型	排便次数/(次/d)	便血	脉搏(次/min)	体温(℃)	血红蛋白	红细胞沉降率(mm/1 h)
轻度	<4	轻或无	正常	正常	正常	<20
重度	≥6	重	>90	>37.8	<75%的正常值	>30

注:中度介于轻、重度之间

表 2-8　评估溃疡性结肠炎活动性的改良 Mayo 评分系统

项目	0 分	1 分	2 分	3 分
排便次数[a]	正常	比正常增加 1~2 次/d	比正常增加 3~4 次/d	比正常增加 5 次/d 或以上
便血[b]	未见出血	不到一半时间内出现便中混血	大部分时间内为便中混血	一直存在出血
内镜发现	正常或无活动性病变	轻度病变(红斑、血管纹理减少、轻度易脆)	中度病变(明显红斑、血管纹理缺乏、易脆、糜烂)	重度病变(自发性出血,溃疡形成)
医师总体评价[c]	正常	轻度病情	中度病情	重度病情

注:[a] 每位受试者作为自身对照,从而评价排便次数的异常程度;[b] 每日出血评分表 1 d 中最严重的出血情况;[c] 医师总体评价包括 3 项标准,受试者对于腹部不适的回顾、总体幸福感和其他表现,如体格检查发现和受试者表现状态,评分≤2 分且无单个分项评分>1 分为临床缓解;3~5 分为轻度活动,6~10 分为中度活动,11~12 分为重度活动,有效定义为评分相对于基线值的降幅≥30% 以及≥3 分,而且便血的分项评分降幅≥1 分或该分项评分为 0 或 1 分

肠外表现和并发症:肠外表现如前述。并发症包括中毒性巨结肠、肠穿孔、下消化道出血、上皮内瘤变以及癌变。

(四)初步诊断

根据上述病史、体格检查、辅助检查结果,考虑目前诊断为:溃疡性结肠炎(慢性复发型、全结肠型、活动期、重度),改良 Mayo 评分 11 分。

二、治疗经过

1. 初步治疗

(1)一般治疗:补液、营养支持,维持水电解质平衡,无渣流食或肠内营养粉剂(TP)适量服用。

(2)糖皮质激素使用及生物制剂转换治疗:甲强龙 40 mg 静脉滴注 5 d,患者黏液脓血便仍 5~6 次/d,间断腹痛,考虑激素治疗效果不佳。排除用药禁忌证(如结核病及其他活动性感染、心功能不全等)后,停用静脉激素,立即予转换治疗,英夫利西单抗(infliximab,IFX)300 mg(5 mg/kg)静脉输注诱导疾病缓解。静脉用药前给予地塞米松 5 mg 静脉注射预防过敏,用药期间予心电监护,注意有无过敏反应。

需注意:IFX 首次治疗的常规剂量(第 0 周)为 5 mg/kg,然后在首次给药后的第 2 周和第 6 周及以后每隔 8 周各给予一次相同剂量,用药期间需要密切随访,警惕机会性感染等风险。为评估诱导缓解期治疗效果,目前主张在第 14 周用药前进行主动监测,包括询问患者临床症状,评估炎症、营养等指标,影像学、内镜检查以及 IFX 的治疗药物监测(如血清 IFX 的药物浓度、抗 TNF-α 抗体效价、TNF-α 浓度等)等,以决定后续治疗方案。

2. 思维引导　UC 的治疗分为活动期的诱导治疗和缓解期的维持治疗,治疗药物如下。

(1)氨基水杨酸制剂:可用作 UC 诱导缓解和维持缓解,是治疗轻中度 UC 的主要药物,包括柳

氨磺吡啶(SASP)和5-氨基水杨酸(5-ASA)。剂型包括口服片剂、胶囊剂、颗粒剂、泡沫灌肠剂和栓剂。5-ASA疗效优而不良反应少,目前临床应用较多,活动期用药剂量为 3~4 g/d,缓解期 2~3 g/d,分次口服与顿服等效;对于 E1 和 E2 型 UC 可分别使用栓剂和灌肠剂。

(2)激素(GCS):仅可用作 UC 诱导缓解,不可维持缓解。对于轻中度 UC 患者,足量氨基水杨酸制剂治疗 2~4 周症状仍控制不佳,尤其 E3 病变的 UC,可改用激素治疗,剂量为按泼尼松 0.75~1 mg/(kg·d)给药(其他类型激素可按泼尼松等效转换),达到症状缓解后开始逐渐缓慢减量至停药。用药期间需注意激素的副作用。重度 UC 见下文。

(3)免疫抑制剂:可用于 UC 诱导缓解和维持缓解,主要包括硫唑嘌呤(AZA)、6-巯基嘌呤(6-MP)、环孢素(CsA)等,适用于激素无效或依赖的 UC 患者。其中 AZA 临床较为常用,使用剂量为 1.5~2.5 mg/(kg·d),使用期间需要注意药物不良反应,如骨髓抑制等。

(4)生物制剂:可用于 UC 诱导缓解和维持缓解,目前我国可用于 UC 的生物制剂如下。①IFX,该药物通过抗肿瘤坏死因子(TNF-α)达到系统性抗炎作用,是最早且最常用的治疗 UC 的生物制剂,给药剂量为每次 5 mg/kg 静脉滴注。②维得利珠单抗(vedolizumab,VDZ),该药为抗整合素 α4β7 的单克隆抗体且具有肠道选择性,给药剂量为每次 300 mg 静脉滴注。以上两种生物制剂给药周期均为第 0 周,第 2 周,第 6 周,后间隔 8 周用药一次,用药期间需要注意有无药物不良反应,并警惕机会性感染。

(5)其他治疗:如小分子药物 JAK 抑制剂、中成药五味苦参、粪菌移植(FMT)等对 UC 也有一定治疗作用,其有效性和安全性还有待研究评价。

治疗效果

该患者完成了 IFX 第 0 周、第 2 周、第 6 周治疗,于第 14 周用药前复查。

(1)症状:大便次数 1~2 次/d,无黏液脓血、腹痛、发热等。

(2)查体:神志清,精神可,腹部查体无异常。

(3)辅助检查:Hb 125 g/L,K^+ 3.71 mmol/L,Na^+ 136 mmol/L,ALB 35.5 mmol/L,ESR 5.0 mm/h,CRP 3.88 mg/L。结肠镜提示回盲部至直肠可见散在白色瘢痕及炎性息肉,未见溃疡、出血等。内镜诊断为溃疡性结肠炎(缓解期)。

三、思考与讨论

UC 是一种病因不明结肠受累的非特异性炎症疾病。该病主要发生于 20~49 岁青壮年,男女发病率无明显差别。临床表现为反复发作的腹泻、黏液脓血便伴腹痛、里急后重和不同程度的全身症状,病程多在 4~6 周及以上,同时可有肠外表现,其中黏液脓血便是该病最常见的症状。

临床上重度 UC 往往病情凶险,进展迅速,死亡率高,应予积极治疗,具体如下。

1. 一般治疗 ①补液、营养支持,维持水电解质平衡:病情严重者暂禁食,予胃肠外营养,必要时予输血、补充白蛋白等。②排查感染因素:仔细排查有无合并肠道细菌感染、C. diff 或 CMV 感染并积极治疗。③避免诱发中毒性巨结肠:忌用止泻剂、抗胆碱能药、阿片类药、NSAID 等药物。④中毒症状明显者必要时静脉滴注广谱抗生素防治感染。

2. 静脉用糖皮质激素 为首选治疗。甲泼尼龙 40~60 mg/d,或氢化可的松 300~400 mg/d,剂量加大不会增加疗效,但剂量不足会降低疗效。

3. 转换治疗的判断和方案选择 应用静脉激素期间应观察患者排便频率、血便量、全身及腹部状况、炎症指标等,若静脉足量激素应用 3~7 d 上述情况无改善,判定"无效",应转换治疗。转换治疗方案有两大选择,一是转换药物治疗,如转换药物治疗4~7 d仍无效者,应及时转手术治疗;二是立即手术治疗。①环孢素:2~3 mg/(kg·d)静脉滴注,若有效待症状缓解后改为继续口服(不超过6个月),逐渐过渡到硫嘌呤类药物维持治疗,使用该药期间需要密切监测血药浓度及不良反应。②他克莫司:作用机制和短期疗效与环孢素类似。③IFX:用法同上,是重度UC有效的挽救措施。值得注意的是,2019年美国胃肠协会(American College of Gastroenterology,ACG)指南中已淡化了UC治疗的"升阶梯"概念,强调激素与生物制剂(如IFX)的"平行选择",强烈推荐IFX可作为中重度UC诱导和维持缓解用药。④手术治疗:在转换治疗前应与外科医师和患者密切沟通,以权衡先予转换治疗或立即手术治疗的利弊,视具体情况决定。对中毒性巨结肠患者一般宜早期实施手术。

四、练习题

1.UC有哪些临床表现?
2.重度UC应如何治疗?

五、推荐阅读

[1]唐承薇,张澍田.内科学消化内科分册[M].北京:人民卫生出版社,2015.
[2]中华医学会消化病学分会炎症性肠病学组.炎症性肠病诊断与治疗的共识意见(2018年,北京)[J].中华消化杂志,2018,38(5):292-311.

(濮　田　赵　晔)

案例27　克罗恩病

一、病历资料

(一)门诊接诊

1.主诉　间断腹痛伴肛周溢脓1年,再发并加重1月余。

2.问诊重点　起病时间和病程、腹痛的特点、伴随的消化系统症状、有无全身反应及肠外表现,患者的诊治经过。

3.问诊内容

(1)起病和病程:克罗恩病(Chron's disease,CD)大多隐匿、缓慢起病,从发病早期症状至确诊有时需数月至数年。病程呈慢性、长短不等的活动期与缓解期交替,迁延不愈。少数急性起病,可表现为急腹症,部分病人可误诊为急性阑尾炎。

(2)腹痛的特点:腹痛是CD最常见症状。多位于右下腹或脐周,间歇性发作。体检常有腹部压痛,部位多在右下腹。出现持续性腹痛和明显压痛,提示炎症波及腹膜或腹腔内脓肿形成。

(3)伴随症状:①腹泻时粪便多为糊状,可有血便,但次数增多及黏液脓血便通常没有UC明显。病变累及下段结肠或肛门直肠者,可有黏液血便及里急后重。②腹部包块见于10%~20%病人,由于肠粘连、肠壁增厚、肠系膜淋巴结肿大、内瘘或局部脓肿形成所致。多位于右下腹与脐周。③瘘管形成是CD较为常见且较为特异的临床表现,因炎性病变穿透肠壁全层至肠外组织或器官而成。可分为内瘘和外瘘,前者可通向其他肠段、肠系膜、膀胱、输尿管、阴道、腹膜后等处,后者通向腹壁或肛周皮肤。肠段之间内瘘形成可致腹泻加重及营养不良。肠瘘通向的组织与器官因粪便污染可致继发性感染。外瘘或通向膀胱、阴道的内瘘均可见粪便与气体排出。④肛门周围病变包括肛门周围瘘管、脓肿及肛裂等病变。有时肛周病变可为本病的首发症状。腹痛、腹泻和体重下降是本病的主要临床表现。但本病的临床表现复杂多变，与临床类型、病变部位、病程及并发症有关。

（4）全身反应：本病全身表现较多且较明显，主要有以下表现。①发热，与肠道炎症活动及继发感染有关。间歇性低热或中度热常见，少数病人以发热为主要症状，甚至较长时间不明原因发热之后才出现消化道症状。出现高热时应注意合并感染或脓肿形成。②营养不良，与慢性腹泻、进食减少及疾病慢性消耗有关，表现为消瘦和体质量下降，并可出现贫血、电解质紊乱、低蛋白血症、微量营养素缺乏等，青少年可有生长发育迟缓。

（5）肠外表现：与 UC 类似，但发生率较高，尤以口腔溃疡、皮肤结节红斑、关节炎等为常见。

（6）既往史、个人史、家族史：详见 UC。

问诊结果

患者青年男性，慢性病程。

2 年前无诱因间断下腹部隐痛，伴肛周不适，间断肛周溢脓，伴腹胀、食欲缺乏，排便偶带血，无腹泻、发热、口腔溃疡、关节疼痛等，当地医院诊断"①结肠炎？②肛瘘"，予口服"美沙拉秦"（剂量不详）及"肛瘘切除挂线术"，效果欠佳。

1 月余前无诱因下腹痛加重，性质同前，再发肛周疼痛、溢脓，伴低热，无腹泻、便血等，就诊于肛肠外科行盆腔 MRI，考虑"①复杂肛瘘；②炎症性肠病？"，予甲硝唑抗感染及"肛瘘切除挂线术"治疗，患者肛周疼痛缓解，无溢脓、发热，但仍腹痛，现为进一步诊治入院。自发病来，神志清，精神睡眠差，饮食差，小便正常，大便如上述，体重近 2 年减轻 8 kg。

既往患 2 型糖尿病，口服降糖药治疗，血糖控制欠佳，余个人史、家族史等无特殊。

4. 思维引导　该患者为青年男性，腹痛、反复发作肛周疾病，偶有血便，需要考虑有无 CD 可能。患者疾病反复发作，一方面可能与 CD 疾病本身复发、缓解交替的疾病特点和患者既往未进行全面评估及有效治疗有关；另一方面，该患者合并糖尿病，血糖控制不佳，也增加了其感染风险。

（二）体格检查

1. 重点检查内容及目的

（1）全身查体：除生命体征外，应测量并记录患者的身高、体重、计算体重指数，有条件的单位还需要进行人体成分分析；CD 常合并贫血，注意有无贫血貌、结膜苍白等；针对 CD 可能合并的肠外表现，应仔细检查患者的口腔、皮肤黏膜、四肢关节有无溃疡、皮疹、活动度等改变；此外，还需要进行肛周检查，注意有无肛瘘、肛周脓肿、溃疡等。

（2）腹部查体：按照视、听、叩、触的顺序进行详细的体格检查，注意腹部平坦/凹陷/膨隆，有无腹肌紧张、压痛、反跳痛，有无腹部包块，肝、脾肋缘下是否触及，肠鸣音是否消失/活跃/亢进，有无移动性浊音等。CD 常并发肠梗阻，其次可见腹腔脓肿、肠穿孔；查体时需要注意仔细排查，警惕急腹症。

全身体格检查

T 36.5 ℃，R 19 次/min，P 78 次/min，BP 115/82 mmHg，BMI 18.6 kg/m²（身高 175 cm，体重 57 kg）

神志清,精神可;体形消瘦,面容正常;双肺呼吸音清,无明显干、湿啰音,无胸膜摩擦音;剑突下见心脏搏动,心界不大,心率78次/min,律齐,未闻及心脏杂音及额外心音;腹平坦,无胃肠型、蠕动波,腹软,右下腹压痛,无反跳痛,肝、脾肋缘下未触及,Murphy征阴性,肠鸣音5次/min,移动性浊音阴性。

口腔、皮肤黏膜、四肢关节、肛周无异常。

肛周(截石位):肛周皮肤可见湿疹、溃疡等。指检肛门括约肌收缩力可,肛周呈瘘管挂线术后改变,瘘管外口9点位,内口位于齿状线11点位,无脓性分泌物,无压痛。

2. 思维引导 全身查体中,患者BMI正常偏低,体形消瘦,存在营养不良可能,暂未见明显肠外表现。腹部查体右下腹轻压痛。肛周可见肛瘘术后改变,暂无局部感染表现。需进一步行实验室、影像学、内镜等检查明确是否为CD及临床分型。

(三)辅助检查

1. 主要内容及目的

(1)血常规、尿常规、粪便常规+潜血、肝功能、肾功能、葡萄糖、电解质、凝血功能:常规检查评估基本情况、营养状态,有无高凝状态等。

(2)甲状腺功能、食物不耐受/过敏、ANCA等:慢性腹泻鉴别。

(3)ESR、CRP、PCT、粪钙卫蛋白:评估炎症程度。

(4)粪便细菌培养×3次、粪便寄生虫、结核感染T细胞检测T-spot、艰难梭菌毒素或PCR检测、病毒全套、EBV/CMV病毒定量、G试验和GM试验等:进行细菌、结核分枝杆菌、病毒、真菌等感染筛查。

(5)肿瘤标志物等:肿瘤监测。

(6)结肠镜、胃镜、必要时胶囊内镜或小肠镜:评估病变范围及程度。结肠镜和黏膜活检应列为CD诊断的常规首选检查项目,结肠镜检查应达末段回肠。早期CD内镜下表现为阿弗他溃疡,随着疾病进展,溃疡可逐渐增大加深,彼此融合形成纵行溃疡。CD病变内镜下多为非连续改变,病变间黏膜可完全正常。其他常见内镜下表现为"卵石征"、肠壁增厚,伴不同程度狭窄、团簇样息肉增生等。少见直肠受累和/或瘘管开口,环周及连续的病变。必须强调的是,无论结肠镜检查结果如何(确诊CD或疑诊CD),均需选择胃镜、胶囊内镜或小肠镜检查明确小肠和上消化道的累及情况,以便为诊断提供更多证据及进行疾病评估。

(7)小肠CT(CTE)或小肠MR(MRE):协助评估病变范围、有无并发症。CTE或MRE是评估小肠炎性病变的标准影像学检查。活动期CD典型的CTE表现为肠壁明显增厚(>4 mm);肠黏膜明显强化伴有肠壁分层改变,黏膜内环和浆膜外环明显强化,呈"靶征"或"双晕征";肠系膜血管增多、扩张、扭曲,呈"木梳征";相应肠系膜脂肪密度增高、模糊;肠系膜淋巴结肿大等。

辅助检查结果

(1)血常规:WBC $9.5×10^9$/L、N% 68.8%、RBC $3.49×10^{12}$/L、Hb 105 g/L、PLT $426×10^9$/L。大便常规,RBC(+)、WBC(++)、OB阳性。生化,ALB 31.2 g/L、K^+ 3.0 mmol/L、葡萄糖8.6 mmol/L、HbA1C 7.5%。余凝血,传染病等无异常。

(2)甲状腺功能、食物过敏/不耐受、ANCA等自身免疫相关抗体均无异常。

(3)CRP 32.5 mg/L、ESR 53.0 mm/h、PCT 0.26 ng/mL。

（4）粪便细菌培养×3次、寄生虫等均无异常，TORCH病毒定性、EBV-DNA、CMV-DNA定量均无异常，T-spot阴性、艰难梭菌毒素测定阴性、G/GM实验无异常。

（5）①胃镜：食管正常、胆汁反流性胃炎。②结肠镜：电子结肠镜由肛门逆行插入回肠末端，退镜观察，回肠末端散在阿弗他样溃疡，回盲部、降结肠、乙状结肠见多发结节样隆起，呈"卵石样"改变，其间可见纵行溃疡，病变呈节段分布，乙状结肠管腔略狭窄，内镜尚能通过，直肠及肛周可见瘘口呈术后改变。见图2-23。内镜诊断提示克罗恩病，肛瘘术后。

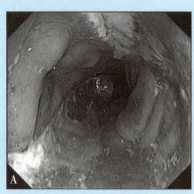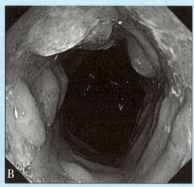

A.克罗恩病(降结肠)；B.克罗恩病(乙状结肠)

图2-23   克罗恩病 结肠镜

病理：(回盲部)黏膜慢性活动性炎伴溃疡形成，炎性肉芽组织增生，局部黏膜及黏膜下层较多淋巴细胞浸润；可见隐窝炎，少量腺体结构轻度扭曲；组织内见增生的神经节细胞。请结合临床及内镜。免疫组化结果，SYN(节细胞+)特殊染色结果提示PAS(-)，六胺银(-)，抗酸(-)。分子检测，CMV、EBER、TB-DNA均阴性。

（6）小肠CTE：第6组小肠(盆腔小肠及回肠末端)、回盲部、盲肠、降结肠远端、乙状结肠及直肠壁肠壁增厚，最厚约11.4 mm，伴明显强化；肠系膜内见多发肿大淋巴结；系膜脂肪增多模糊；系膜血管梳样征。考虑克罗恩病可能(活动期，回结肠型)。

2.思维引导   CD缺乏诊断的"金标准"，需结合临床表现、实验室检查、内镜检查、影像学检查和组织病理学检查进行综合分析，世界卫生组织(WHO)推荐CD的诊断标准如表2-9，还需注意与UC、肠结核、肠白塞综合征、肠道淋巴瘤等疾病相鉴别。确定CD诊断后，需要对CD的病情进行全面评估，以决定治疗方案和评价预后。

表2-9   世界卫生组织推荐的克罗恩病诊断标准

项目	临床表现	放射影像学检查	内镜检查	活组织检查	手术标本
①非连续性或节段性改变	-	阳性	阳性	-	阳性
②卵石样外观或纵行溃疡	-	阳性	阳性	-	阳性
③全壁性炎性反应改变	阳性	阳性	-	阳性	阳性
④非干酪性肉芽肿	-	-	-	阳性	阳性
⑤裂沟、瘘管	阳性	阳性	-	-	阳性
⑥肛周病变	阳性	-	阳性	-	-

注：具有①、②、③者为疑诊；再加上④、⑤、⑥三者之一可确诊；具备第④项者，只要加上①、②、③三者之二亦可确诊。"-"代表无此项表现

（1）评估临床类型：采用蒙特利尔 CD 分型，如表 2-10：

表 2-10 克罗恩病的蒙特利尔分型

项目	标准	备注
确诊年龄（A）		
A1	≤16 岁	-
A2	17～40 岁	-
A3	>40 岁	-
病变部位（L）		
L1	回肠末段	L1+L4[b]
L2	结肠	L2+L4[b]
L3	回结肠	L3+L4[b]
L4	上消化道	-
疾病行为（B）		
B1[a]	非狭窄非穿透	B1p[c]
B2	狭窄	B2p[c]
B3	穿透	B3p[c]

注：[a] 随着时间推移，B1 可发展为 B2 或 B3；[b]L4 可与 L1、L2、L3 同时存在；[c]p 为肛周病变，可与 B1、B2、B3 同时存在。"-"为无此项

（2）评估疾病活动性：多采用 Best 的 CDAI 评分法，如表 2-11：

表 2-11 Best 克罗恩病活动指数计算法

变量	权重
排便次数（1 周）	2
腹痛程度（1 周总评，0～3 分）	5
一般情况（1 周总评，0～4 分）	7
肠外表现与并发症（1 项 1 分）	20
阿片类止泻药（0、1 分）	30
腹部包块（可疑 2 分，肯定 5 分）	10
血细胞比容降低值（正常[a]：男 0.40，女 0.37）	6
100×（1-体质量/标准体质量）	1

注：[a] 血细胞比容正常值按国人标准。总分为各项分值之和，克罗恩病活动指数<150 分为缓解期，≥150 分为活动期，其中 150～220 分为轻度，221～450 分为中度，>450 分为重度

（3）评估肠外表现和并发症。

（四）初步诊断

根据上述病史、体格检查、辅助检查结果，考虑目前诊断为：克罗恩病（回结肠型 狭窄型+肛瘘

活动期 中度),CDAI 评分 427 分。

二、治疗经过

1.初步治疗

（1）一般治疗：严格戒烟、营养支持、控制血糖、纠正电解质紊乱。

（2）生物制剂：考虑患者起病年龄较小、疾病处于活动期中度，既往肛瘘病史且存在肠道狭窄等危险因素，排除禁忌（如结核病及其他活动性感染、心功能不全等）后，予 IFX 300 mg（5 mg/kg）静脉滴注，诱导疾病缓解。静脉用药前给予地塞米松 5 mg 静脉注射，预防过敏，用药期间予心电监护，注意有无过敏反应。

需注意：IFX 首次治疗的常规剂量（第 0 周）为 5 mg/kg，然后在首次给药后的第 2 周和第 6 周及以后每隔 8 周各给予一次相同剂量，用药期间需密切随访，警惕机会性感染等风险。为评估诱导缓解期治疗效果，目前主张在第 14 周用药前进行主动监测，包括询问患者临床症状，评估炎症、营养等指标，影像学、内镜检查以及 IFX 的治疗药物监测（如血清 IFX 的药物浓度、抗 TNF-α 抗体效价、TNF-α 浓度等），以决定后续治疗方案。

2.思维引导

CD 治疗目标为诱导和维持缓解，预防并发症，改善生存质量。治疗的关键环节是达到黏膜愈合。通常需要药物维持治疗以预防复发并控制炎症反应。

（1）活动期：①氨基水杨酸类（5-ASA），对 CD 疗效有限，仅适用于病变局限在回肠末段或结肠的轻症病人。如症状不能控制、疾病进展，应及时改用其他治疗方法。②糖皮质激素（GCS），对控制疾病活动有较好疗效，适用于各型中至重度病人以及对 5-ASA 无效的轻度病人。部分病人表现为激素无效或依赖（减量或停药短期内复发），对这些病人应考虑加用免疫抑制剂。病变局限在回肠末端、回盲部或升结肠的轻至中度病人可考虑使用局部作用的激素布地奈德，口服剂量每次 3 mg，3 次/d。③免疫抑制剂：硫唑嘌呤（AZA）或巯嘌呤（6-MP）适用于激素治疗无效或对激素依赖的病人，标准剂量为 AZA 1.50～2.50 mg/（kg·d）或 6-MP 0.75～1.50 mg/（kg·d），该类药显效时间约需 3～6 个月。不良反应主要是白细胞减少等骨髓抑制表现，应用时应严密监测。对 AZA 或 6-MP 不耐受者可试换用甲氨蝶呤（MTX）。④抗生素药物：主要用于并发感染的治疗，如合并腹腔脓肿或肛周脓肿的治疗，在充分引流的前提下使用抗生素。常用有硝基咪唑类及喹诺酮类药物，也可根据药敏选用抗生素。⑤生物制剂：近年针对 IBD 炎症通路的各种生物制剂在治疗 CD 取得良好疗效。抗 TNF-α 的单克隆抗体如 IFX 及阿达木单抗（adalimumab, ADA），对传统治疗无效的活动性 CD 有效，可用于 CD 的诱导缓解与维持治疗。其他生物制剂如阻断淋巴细胞迁移的维得利珠单抗（vedolizumab, VDZ）及拮抗 IL-12/IL-23 与受体结合的乌司奴单抗（ustekinumab, UST）也被证实有良好疗效。⑥全肠内营养：对于常规药物治疗效果欠佳或不能耐受者，特别是青少年病人，全肠内要素饮食对控制症状，降低炎症反应有帮助。

（2）缓解期：5-ASA 仅用于症状轻且病变局限的 CD 的维持治疗。AZA 或 6-MP 是常用的维持治疗药物，剂量与活动期相同。使用 IFX 取得缓解者，推荐继续使用以维持缓解，也可在病情缓解后改用免疫抑制剂维持治疗。维持缓解治疗用药建议长期维持。

3.对症治疗

纠正水、电解质平衡紊乱，贫血者可输血，低蛋白血症者输注人血白蛋白。重症病人酌用要素饮食及营养支持治疗。全肠内要素饮食除营养支持外，还有助于诱导缓解。腹痛、腹泻必要时可酌情使用抗胆碱能药物或止泻药，合并感染者静脉途径给予广谱抗生素。

4.手术治疗

因手术后复发率高，故手术适应证主要是针对并发症，包括肠梗阻、腹腔脓肿、急性穿孔、不能控制的大出血及癌变。瘘管的治疗比较复杂，需要内外科医生密切配合，根据具体情况确定个体化治疗方法，包括内科治疗与手术治疗。对于病变局限且已经切除者，术后可定期随访。大多数病人需使用药物预防复发，常用药物为 AZA 或 6-MP。对易于复发的高危病人可考虑使用 IFX 或其他生物制剂。预防用药推荐在术后 2~4 周开始,建议长期持续治疗。

治疗效果

该患者完成了 IFX 第 0 周、第 2 周、第 6 周治疗,于第 14 周用药前复查。

(1)症状:无腹痛、发热等,肛周皮损恢复,无溢脓等。

(2)查体:神志清,精神可,腹部及肛周查体无异常。

(3)辅助检查:Hb 130 g/L,K^+ 3.61 mmol/L,ESR 4.0 mm/h,CRP 2.5 mg/L。结肠镜,回肠末端无异常,回盲部至乙状结肠散在白色瘢痕,未见溃疡,乙状结肠管腔略狭窄,内镜尚能通过。内镜诊断,克罗恩病(缓解期)。

三、思考与讨论

CD 是一种肠道受累的慢性炎性肉芽肿性疾病,青少年多见,发病高峰年龄为 18~35 岁,男女患病率相近。以腹痛、腹泻、体重下降为主要临床表现,常有发热、疲乏等全身表现,肛周脓肿或瘘管等局部表现,以及关节、皮肤、眼、口腔黏膜等肠外损害。该病从口腔至肛门各段消化道均可受累,多累及回肠末端和邻近结肠,呈节段性分布。

临床上,CD 的鉴别诊断非常重要,首先应与 UC 相鉴别,见表 2-12。一些结肠炎症性肠病的患者,在疾病早期难以区分是 UC 还是 CD,即仅有结肠病变,但内镜及病理活检缺乏特征时,可诊断炎症性肠病类型待定(inflammatory bowel disease unclassified,IBDU),并进行密切随访。

表 2-12 溃疡性结肠炎和克罗恩病的鉴别

项目	溃疡性结肠炎	克罗恩病
症状	脓血便多见	有腹泻但脓血便较少见
病变分布	病变连续	呈节段性
直肠受累	绝大多数受累	少见
肠腔狭窄	少见,中心性	多见,偏心性
内镜表现	溃疡浅,黏膜弥漫性充血水肿,颗粒状,脆性增加	纵行溃疡,卵石样外观,病变间黏膜外观正常(非弥漫性)
活组织检查特征	固有膜全层弥漫性炎症反应,隐窝脓肿,隐窝结构明显异常,杯状细胞减少	裂隙状溃疡,非干酪性肉芽肿,黏膜下层淋巴细胞聚集

此外,还需要结合病史、辅助检查、病理等仔细鉴别引起回结肠溃疡的其他病因,如肠结核、肠白塞综合征、肠道淋巴瘤等多种疾病。其中回结肠型 CD 与肠结核的鉴别常相当困难,这是因为除活检发现干酪样坏死性肉芽肿为肠结核诊断的特异性指标外,两种疾病的临床表现、结肠镜下所见和活检所见常无特征性区别,然而干酪样坏死性肉芽肿在活检中的检出率却很低。因此强调在活检未见干酪样坏死性肉芽肿的情况下,鉴别依靠对临床表现、结肠镜下所见和活检结果进行综合分析。

下列表现倾向 CD 诊断:肛周病变(尤其是肛瘘、肛周脓肿),并发瘘管、腹腔脓肿,疑为 CD 的肠外表现如反复发作的口腔溃疡、皮肤结节性红斑等;结肠镜下可见典型的纵行溃疡、典型的"卵石样"外观、病变累及≥4个肠段、病变累及直肠肛管。

下列表现倾向肠结核诊断:伴活动性肺结核,PPD 强阳性;结肠镜下见典型的环形溃疡,回盲瓣口固定开放;活检见肉芽肿分布在黏膜固有层且数目多、直径大(长径>400 μm),特别是有融合,抗酸染色阳性。其他检查,如活检组织结核分枝杆菌 DNA 检测阳性有助于肠结核诊断。干扰素 γ 释放试验或 T-spot 阴性有助于排除肠结核。CT 检查见腹腔肿大淋巴结坏死有助于肠结核诊断。

鉴别仍有困难者予诊断性抗结核治疗,治疗数周(2~4 周)内症状明显改善,并于 2~3 个月后结肠镜复查发现病变痊愈或明显好转,支持肠结核,可继续完成正规抗结核疗程。有手术指征者行手术探查,绝大多数肠结核可在病变肠段和/或肠系膜淋巴结组织病理学检查中发现干酪样坏死性肉芽肿,从而获得病理确诊。

四、练习题

1. CD 有哪些临床表现?
2. CD 与 UC,CD 与肠结核应如何鉴别?

五、推荐阅读

[1]唐承薇,张澍田.内科学消化内科分册[M].北京:人民卫生出版社,2015.
[2]中华医学会消化病学分会炎症性肠病学组.炎症性肠病诊断与治疗的共识意见(2018 年,北京)[J].中华消化杂志,2018,38(5):292-311.

(濮 田 赵 晔)

案例28　急性胰腺炎

一、病历资料

(一)门诊接诊

1. 主诉　腹痛伴恶心、呕吐、发热 2 d。
2. 问诊要点　腹痛、恶心、呕吐均为消化系统常见的症状,患者急性起病,问诊时应着重询问此次发病的诱因、腹痛的部位和性质、与进食的关系、呕吐物的性状及热峰、有无寒战等。
3. 问诊内容
(1)诱因:有无饮酒、暴饮暴食等诱发因素。
(2)主要症状:患者突发腹痛,符合急腹症,伴恶心、呕吐、发热,最常见的疾病包括急性胃炎,急性胰腺炎,消化道溃疡穿孔,化脓性胆管炎,急性肠梗阻,急性胆囊炎、泌尿系结石等。同时应询问腹痛的部位和性质,钝痛、刺痛还是绞痛;上腹部疼痛常来源于胃十二指肠疾病、胆道疾病、胰腺疾病,结肠(横结肠)疾病,急性阑尾炎早期;是持续性还是阵发性,空腔脏器平滑肌收缩引起的疼痛多为阵发性,实质脏器的疼痛常常为持续性,若患者腹痛为持续性,还需考虑空腔脏器穿孔(如消化性溃疡穿孔)刺激腹膜引起的疼痛。
(3)伴随症状:有无皮肤、巩膜黄染,若有皮肤、巩膜黄染,则提示胆道梗阻,胆汁流出不畅,应考虑急性胆囊炎、化脓性胆管炎、胆石症诱发的急性胰腺炎；有无尿痛、血尿，如有则应考虑泌尿系结石伴感染的情况；是否有意识障碍如心脑血管病、感染性休克等。

(4)诊疗经过：是否用药，药物名称，剂量，效果如何。

(5)既往史：患者为年轻男性，起病较急，应着重询问有无手术、外伤史，有无胆囊结石病史。

(6)个人史：着重询问饮酒史等。

(7)家族史：胰腺肿瘤、胆系肿瘤、糖尿病等有遗传倾向。

问诊结果

患者，男性，38岁，因"腹痛伴恶心、呕吐、发热2 d"入院。患者2 d前进食油腻食物后出现中上腹疼痛，持续性加重不缓解，放射至后背，伴恶心、呕吐，呕吐物为胃内容物。8 h后出现发热，最高体温达38.8 ℃。至当地医院就诊，当时查血淀粉酶：320 IU/L。血常规示：WBC $18.2×10^9$/L，N% 86%，Hb 125 g/L，PLT $234×10^9$/L。腹部超声提示：胆总管毛糙，胰腺形态增大，考虑急性胰腺炎。当地医院予禁食水、胃肠减压、补液等治疗后，患者恶心、呕吐稍好转，但腹痛持续加重，无排便，体温持续升高。为进一步诊治收入院。

4.思维引导 患者突发腹痛、恶心、呕吐。消化性溃疡穿孔患者一般既往有消化性溃疡病史，常为慢性病程，反复或周期性发作，与进食相关的节律性上腹痛，与上述症状不符；化脓性胆管炎常常继发于胆石症，特别是胆总管结石，患者多有黄疸、高热、寒战，应注意观察患者巩膜是否黄染及热型。该患者为年轻男性，发病前进食油腻食物，伴腹胀，无排气，考虑急性胰腺炎可能性大，查体时应着重进行腹部查体，注意观察疼痛位置，有无反跳痛，肠鸣音强弱，有无胃肠型及蠕动波，有无皮肤黄染等。

(二)体格检查

1.重点检查内容及目的 患者急性胰腺炎可能性大，应重点进行腹部查体。注意观察腹部外形、巩膜、皮肤有无黄染，有无胃肠型及蠕动波，有无瘀斑；有无肠鸣音亢进，肠鸣音亢进提示机械性肠梗阻；腹痛的位置、范围，有无反跳痛，有无包块，有无液波震颤及移动性浊音，有无肋脊角叩击痛等。

体格检查结果

T 38.8 ℃，R 28次/min，P 112次/min，BP 138/85 mmHg

神志清，精神差，急性病面容，体形肥胖，全身皮肤巩膜无黄染，心率112次/min，律齐，未闻及期前收缩和杂音，呼吸急促，双肺呼吸音降低，未闻及明显干、湿啰音。腹部稍膨隆，肠鸣音约2次/min，肝、脾肋下未触及，无异常包块，中上腹和脐周明显压痛，伴肌紧张，无反跳痛，Murphy征(-)，麦氏点压痛(-)，移动性浊音可疑(+)，双下肢无水肿。

2.思维引导 经上述检查，患者腹痛主要集中在中上腹，叩诊呈鼓音，肠鸣音较弱，提示麻痹性肠梗阻可能；移动性浊音可疑阳性，不排除低蛋白血症，肝功能、肾功能不全所致腹水；进一步完善实验室检查(血常规、淀粉酶、脂肪酶、肝功能、肾功能等)及相关影像学检查，进一步明确病情。

（三）辅助检查

1. 主要内容及目的

（1）血淀粉酶、脂肪酶：进一步明确诊断。

（2）血常规、ESR、CRP：明确炎症的严重程度。

（3）肝功能、肾功能、电解质：是否有肝功能、肾功能损害，黄疸及内环境紊乱。

（4）血气分析：明确是否存在呼吸衰竭，判断疾病的严重程度。

（5）血脂、血糖、血酮体：协助寻找病因，鉴别糖尿病酮症。

（6）心电图：明确是否有心肌缺血、心律失常。

（7）胸腹部CT：明确病变部位、胸腹腔有无炎性渗出，评估病情严重程度。

辅助检查结果

（1）血常规：WBC $13.31×10^9$/L，N% 91.5%。

（2）肝功能、肾功能、电解质：TBIL 15.8 μmol/L，DBIL 6.2 μmol/L，白蛋白（A）30 g/L，球蛋白（G）29 g/L，ALT 51 U/L，AST 43 U/L，Scr 86.5 μmol/L，UA 410 μmol/L，BUN 8.9 mmol/L，CRP 194.1 mg/L，血钙1.75 mmol/L，血甘油三酯15.9 mmol/L。

（3）淀粉酶390 IU/L，脂肪酶245 IU/L。

（4）血气分析：pH 7.46，$PaCO_2$ 25 mmHg，PaO_2 71 mmHg，HCO_3^- 18.6 mmol/L，SpO_2 95%。

（5）腹部CT平扫：①胰头及周围改变，考虑急性胰腺炎；②重度脂肪肝并S4段囊肿；③S4及S5段多发钙化灶或肝内胆管结石，请结合超声协诊；④右侧肾前筋膜稍增厚（图2-24）。

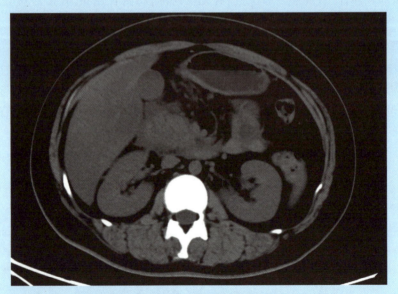

图2-24 急性胰腺炎腹部CT表现

---

2. 思维引导 患者急性上腹痛，血淀粉酶、脂肪酶升高，CT提示胰腺周边炎性渗出，均支持急性胰腺炎诊断；血清胆红素水平正常，CT检查未见胆囊及胆管结石、胆管扩张，可排除胆源性胰腺炎；血甘油三酯明显升高，大于11.3 mmol/L，考虑高脂血症性胰腺炎。

(四)初步诊断

结合病史、症状及相关辅助检查结果,支持以下诊断:①急性胰腺炎;②高脂血症。

二、诊疗经过

1.初步治疗　①心电监护、氧气吸入(2 L/min);②禁食禁水、胃肠减压、监测血糖;③开放两条静脉通路,液体复苏治疗;④生长抑素 3 mg+0.9% NaCl 48 mL 以 4 mL/h 持续静脉泵入;⑤头孢哌酮/舒巴坦钠注射液 3.0 g,q12 h 静脉滴注;奥硝唑氯化钠注射液 0.5 g,q12 h 静脉滴注;⑥艾司奥美拉唑钠 40 mg,q8 h 静脉滴注。

2.思维引导1　患者急性胰腺炎诊断明确,伴呼吸急促,氧分压下降,不排除并发急性呼吸窘迫综合征可能,故给予氧气吸入,改善机体缺氧状态;胰腺炎早期大量炎性物质渗出到腹腔,导致水、电解质代谢紊乱及麻痹性肠梗阻,因此要尽早液体复苏治疗,必要时胃肠减压、灌肠改善患者腹胀症状;急性胰腺炎的病理基础为胰腺腺泡破裂导致胰腺的自我消化,故应早期应用生长抑素及质子泵抑制剂等药物抑制胰酶分泌;胰腺感染的致病菌主要为革兰氏阴性杆菌及厌氧菌,抗生素应选择脂溶性,可以通过血胰屏障的,故应用头孢哌酮舒巴坦和奥硝唑。

3.病情变化　入院 48 h 腹胀加重、心悸、气促明显,尿量减少。查体:精神萎靡,四肢湿冷,呼吸 35~40 次/min,心率 166 次/min,BP 60~70/30~40 mmHg。腹部膨隆,上腹压痛,肠鸣音消失。患者病情变化可能的原因及应对:全身炎症反应综合征(SIRS)? 多器官功能障碍综合征(MODS)? 胰性脑病? 严重的电解质紊乱? 急查血常规、电解质、血气分析、心电图、肝功能、肾功能、胸部 CT 等。

> **检查结果**
>
> 血常规:WBC 25×10^9/L,N% 95%,CRP 307 mg/L,ALT 89 U/L,AST 210 U/L,ALB 28 g/L,Scr 405 μmol/L,BUN 12.2 mmol/L,TBIL 36 μmol/L,DBIL 20 μmol/L。血气分析(面罩吸氧):pH 7.302,PCO_2 25 mmHg,PO_2 75 mmHg,HCO_3^- 17.9 mmol/L;BE 7.2 mmol/L;AG 24.7 mmol/L。胸部 CT 提示两肺散在片状模糊影,两侧胸腔积液伴双下肺受压不张。

4.思维引导2　急性胰腺炎确诊后,还应密切注意患者腹部体征,尤其是肠鸣音的改变;记录出入水量变化;监测血常规、尿常规、肝功能、肾功能、血糖、血钙、血气分析、电解质水平等。本例患者出现器官功能不全的表现,如收缩压<90 mmHg、呼吸衰竭、Scr 异常、血糖升高等,须警惕重症急性胰腺炎。应按急性胰腺炎的评分系统及时评价病情严重程度,按重症胰腺炎处理。患者呼吸急促,氧分压持续下降,符合急性呼吸窘迫综合征;尿量较少,肌酐、尿素氮升高,转氨酶升高,肝功能、肾功能不全,出现多器官功能衰竭,符合急性重症胰腺炎。转入 ICU,调整治疗方案:①行气管插管,改善通气功能,适当镇静,减少人机对抗;②应用地塞米松抑制全身炎性反应;③监测中心静脉压,调整液体入量;④胸腹部超声,了解胸腹水情况,予以超声引导下胸腹腔置管引流;⑤给予持续床旁血液净化治疗,清除过滤毒素;⑥升级抗菌药物为美罗培南+奥硝唑;⑦抑酸、改善循环、保肝、抗氧化和白蛋白等支持治疗。

5.治疗效果

(1)症状:患者体温逐渐下降,尿量逐渐恢复;肛门排气后,置入空肠营养管,适当肠内营养及大黄注入,保持大便通畅,并给予肠道微生态制剂保持肠道稳态。

(2)查体:T 36.8 ℃,BP 110/72 mmHg,R 21 次/min,P 91 次/min,神志清,精神差,呼吸平稳,双肺呼吸音正常,未闻及明显干、湿啰音。腹部轻微膨隆,肠鸣音 3 次/min,肝、脾肋下未触及,未触及异常包块,中上腹和脐周压痛较前明显减轻。

(3)辅助检查:血常规示 WBC $12\times10^9/L$,N% 85%,CRP 71 mg/L,ALB 26 g/L,Scr 132 μmol/L,BUN 10.2 mmol/L,血气分析示 pH 7.325,PCO$_2$ 45 mmHg,PO$_2$ 95 mmHg。

一般状态稳定后,转回普通病房继续治疗。

三、思考与讨论

该患者为年轻男性,急性腹痛入院,进食油腻食物发病,伴恶心、呕吐和发热,结合相关辅助检查,急性胰腺炎诊断明确;预后取决于胰腺的病变程度及有无局部及全身并发症的发生;该患者在治疗过程中出现 SIRS、ARDS、急性肾衰竭等全身并发症,符合急性重症胰腺炎。SIRS 诊断标准,符合以下临床表现中的两项及以上:①心率>90 次/min;②体温<36 ℃或>38 ℃;③白细胞计数<4×$10^9/L$ 或>12×$10^9/L$;④呼吸频率>20 次/min 或 PCO$_2$<32 mmHg(1 mmHg=0.133Pa)。重症胰腺炎来势凶猛,预后较差,致死率及致残率较高,因此,早期诊断非常重要。病情严重程度的评估多通过临床表现、常规生化检查、评分系统、CT 和血清标志物等综合评价完成。

(1)临床表现:有腹部压痛、反跳痛、腹部膨隆、肠鸣音消失、血性腹水;休克,PaO$_2$<60 mmHg,肾功能不全,消化道出血大于 500 mL/d。

(2)评分系统:APACHE-Ⅱ 评分较为复杂,>8 分为重症胰腺炎。Ranson 标准,入院时为年龄>55 岁,血糖>11 mmol/L,WBC>16×$10^9/L$,AST>250 U/L,LDH>350 U/L,入院 48 h 后血细胞比容下降>10%,BUN 上升>1 mmol/L,PaO$_2$<60 mmHg,血钙<2 mmol/L,碱缺失>4 mmol/L,液体丢失>6 L,Ranson 评分>3 项为重症胰腺炎。

(3)血清标志物:CRP>150 mg/L 提示广泛的胰腺坏死。

(4)CT 分级:如表 2-13 所示。急性胰腺炎分级和 CT 严重指数(CTSI)、CT 影像学上胰腺炎症的严重程度分级标准。

表2-13   急性胰腺炎 CT 分级

分级	分值	分级	分值
CT 分级	评分	坏死面积	评分
A	0	无	0
B	1	1/3	2
C	2	1/2	4
D	3	>1/2	6
E	4		

注:CTSI=CT 分级评分+坏死评分。

A 级:影像学上为正常胰腺。

B 级:胰腺实质改变,包括胰腺局部或弥漫性肿大,胰腺内小范围的积液(侧支胰管或<3 cm 的胰腺坏死所致)。

C 级:胰腺实质及周围的炎症改变。除 B 级所述胰腺实质变化外,胰腺周围软组织也有炎症改变。

D 级:胰腺外炎症改变。以胰腺周围改变为突出表现而不是单纯的液体积聚。

E 级:广泛的胰腺外积液或脓肿。包括胰腺内显著的积液坏死,胰腺周围的积液和脂肪坏死,胰腺脓肿。

本例患者具备腹部压痛、肌紧张、腹部膨隆、肠鸣音减弱、血性腹水的临床表现,出现低血压休克,低氧血症,ARDS,急性肾衰竭的多器官衰竭的全身并发症,故急性重症胰腺炎诊断确立。急性重症胰腺炎往往会由于血小板活化因子、肿瘤坏死因子的释放和瀑布样级联反应,导致 SIRS 的发生,从而引起机体失控的自我持续放大和自我破坏的全身性炎症反应。严重者可导致多器官功能障碍综合征。本例患者由于胰腺坏死范围广泛,消化酶和各种坏死组织液的刺激,导致患者出现脓毒性低血压休克,高热,心率大于 160 次/min,呼吸大于 20 次/min,伴白细胞显著升高等 SIRS 的表现。针对 SIRS 引起的器官衰竭,一方面采取呼吸机辅助通气等各种措施,另一方面及时进行持续性血液滤过,清除血清毒素和各种炎症因子是治疗的重要手段。本例患者经过气管插管呼吸机辅助通气、床旁持续性血液净化治疗、超声引导下胸、腹腔置管引流术、生长抑素抑制胰液分泌、美罗培南抗感染、抑酸、改善微循环、护肝、抗氧化、化痰和白蛋白等支持治疗后,生命体征趋于平稳。在恢复肛门排气后,留置空肠营养管,开始肠内营养和肠道微生态制剂以保持肠道稳态。经过治疗,患者恢复自主呼吸,脱离血液净化治疗,逐步拔除各类引流管和营养管,过渡到口服药物治疗,病情好转出院。

四、练习题

1. 急性胰腺炎的诊断标准是什么?
2. 如何快速诊断急性重症胰腺炎?

五、推荐阅读

[1]葛均波,徐永健. 内科学[M]. 9 版. 北京:人民卫生出版社,2018.

[2]中华医学会外科学分会胰腺外科学组. 中国急性胰腺炎诊治指南(2021)[J]. 中华消化外科杂志,2021,20(07):730-739.

[3]GREENBERG,JOSHUA A,HSU,et al. Clinical practice guideline:management of acute pancreatitis[J]. Can J Surg,2016,59(2):128-140.

(曹振振 杨文义)

案例 29 慢性胰腺炎

一、案例资料

(一)门诊接诊

1. **主诉** 反复上腹痛 3 年,加重伴恶心 1 月。

2. **问诊要点** 患者慢性腹痛,病程较长,问诊时应着重询问既往病史,腹痛症状有无诱因,腹痛的性质,与进食、体位有无关系及相关伴随症状等。

3. **问诊内容**

(1)诱发因素:有无长期饮酒、暴饮暴食等诱发因素。

(2)主要症状:患者长期慢性腹痛,再发加重,疼痛的性质,上腹持续性隐痛多为慢性胃炎或消化性溃疡;上腹部持续性钝痛或刀割样疼痛并阵发性加剧是急性胰腺炎的典型表现。其中隐痛或钝痛大多为内脏性疼痛,多由胃肠张力变化或轻度炎症造成,胀痛为实质脏器包膜牵张所致,绞痛多为空腔脏器痉挛、扩张或梗阻引起,临床常见者有胃肠痉挛、胆绞痛、肾绞痛;有无加重或缓解因素,与进食、体位有无关系。

(3)伴随症状:有无皮肤、巩膜黄染,若有则提示胆道梗阻,胆汁流出不畅,应考虑胆石症、胆系肿瘤等;有无尿痛、尿血,如有则应考虑泌尿系结石伴感染的情况;有无发热症状,若有则提示感染性疾病。

(4)诊疗经过:是否用药,用什么药,剂量、效果如何。

(5)既往史:患者慢性腹痛,应着重询问有无手术、外伤史,有无胆囊结石及胰腺炎病史。

(6)个人史:着重询问饮酒史等。

(7)家族史:胰腺肿瘤、胆系肿瘤、糖尿病等有遗传倾向。

问诊结果

患者,男性,51岁,因"反复上腹痛2年,加重1个月"入院。患者2年前无明显诱因出现反复发作性上腹部疼痛,左上腹为主,可向后背部放射,疼痛可自行缓解或经前屈体位缓解。近1个月以来,上述症状再发加重,伴恶心、频繁呕吐,呕吐多于进食后发生,呕吐物为胃内容物。发病以来,患者无黄疸及发热,食欲较差,体重减轻约10 kg,大便2~3次/d,大多不成形,有饮酒史20年,平均每日150~200 mL;既往"胰腺炎"反复发作病史。

4.思维引导 患者腹痛、恶心、呕吐。消化性溃疡穿孔患者既往多有消化性溃疡病史,常为慢性病程,反复或周期性发作,与进食相关的节律性上腹痛,与上述症状不符;胆系肿瘤患者多有黄疸,应注意观察患者巩膜是否黄染。该患者为中年男性,发病前无明显诱因,查体时应着重进行腹部查体,注意观察疼痛位置,有无反跳痛,肠鸣音强弱,有无胃肠型及蠕动波,有无皮肤黄染等。

(二)体格检查

1.重点检查内容及目的 患者拟诊慢性胰腺炎,应重点进行腹部查体。注意观察腹形,皮肤巩膜有无黄染,有无胃肠型及蠕动波,有无瘀斑;有无肠鸣音亢进,肠鸣音亢进提示机械性肠梗阻;腹痛的位置、范围,有无反跳痛,有无腹部包块,有无液波震颤及移动性浊音,有无肋脊角叩击痛等。

体格检查结果

T 36.5 ℃,R 18次/min,P 72次/min,BP 110/70 mmHg

发育正常,体形消瘦,轻度贫血貌,全身皮肤黏膜无黄染,未触及浅表淋巴结异常肿大。心、肺查体正常。腹平软,无腹壁静脉曲张,脐周及左上腹轻压痛,无反跳痛,未见胃肠型及腹部包块,肝、脾肋下未触及,肠鸣音4次/min,移动性浊音(-)。

2.思维引导 经上述检查,患者腹痛主要集中在脐周及左上腹,慢性病面容,无皮肤及巩膜黄染,考虑慢性疾病可能性大;进一步完善实验室检查(血常规、淀粉酶、脂肪酶、肝功能、肾功能等)及相关影像学检查(腹部B超、CT),必要时完善胃镜检查,进一步明确病情。

(三)辅助检查

1.主要内容及目的

(1)淀粉酶、脂肪酶:进一步明确有无胰腺炎症性疾病。

(2)血常规、大便常规、ESR、CRP:明确炎症的严重程度。

（3）肝功能、肾功能、电解质：是否有肝功能、肾功能损害，黄疸及内环境紊乱。

（4）血脂、血糖、血酮体：协助寻找病因，鉴别糖尿病酮症。

（5）肿瘤标志物：鉴别胰腺癌等消化道肿瘤。

（6）心电图：明确是否有心肌缺血、心律失常。

（7）胸腹部CT：明确病变部位、胸腹腔有无炎性渗出，评估病情严重程度。

辅助检查结果

（1）血常规：WBC $10.63×10^9$/L，Hb 105 g/L，PLT $345×10^9$/L。大便常规及隐血（−）。

（2）肝功能、肾功能：TBIL/DBIL 22/6.1（μmol/L），A/G 38/27（g/L），ALT/AST 52/38（U/L）；BUN 7.0 mmol/L，Scr 104 μmol/L，UA 390 μmol/L。

（3）血糖8.5 mmol/L。

（4）血淀粉酶167 U/L，脂肪酶179.87 U/L。

（5）腹部CT检查：①胰头及周围改变，考虑胰头坏死性炎症并十二指肠炎性水肿增厚，请结合老片；②右侧肾前筋膜增厚（图2-25）。

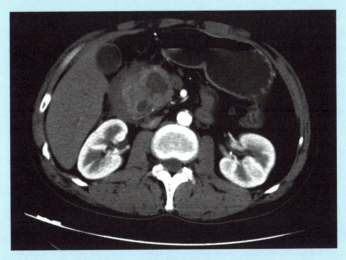

图2-25　慢性胰腺炎腹部CT表现

（四）初步诊断

结合病史、症状及相关辅助检查结果，初步诊断：慢性胰腺炎急性发作。

二、诊疗经过

入院后考虑慢性胰腺炎急性发作，给予禁食、补液及维持水、电解质平衡治疗，并给予质子泵抑制剂及生长抑素静脉应用，3 d后患者恶心、呕吐缓解，复查血常规WBC $5.2×10^9$/L，血淀粉酶、脂肪酶正常，恢复低脂饮食，加用胰酶制剂米曲菌胰酶片口服，患者腹痛缓解。病程中补充叶酸及维生素B_{12}。

三、思考与讨论

慢性胰腺炎是指各种病因引起的胰腺组织和功能不可逆的损害，慢性炎症为胰腺腺泡萎缩、破坏和间质纤维化。临床以反复发作的上腹部疼痛和/或胰腺外、内分泌功能不可逆性损害,可伴有胰腺实质钙化、胰管扩张、胰管结石和胰腺假性囊肿形成等。慢性胰腺炎病变程度轻重不一。炎症可局限于胰腺小叶,也可累及整个胰腺。胰腺腺泡萎缩,弥漫性纤维化或钙化;胰管有多发性狭窄和囊状扩张,管内有结石、钙化和蛋白栓子。胰管阻塞区可见局灶性水肿、炎症和坏死,也可合并假性囊肿。上述改变具有进行性和不可逆性的特点。后期胰腺变硬,表面苍白呈不规则结节状,胰腺萎缩和体积缩小。纤维化病变也常累及脾静脉和门静脉,造成狭窄、梗阻或血栓形成,从而导致区域性门静脉高压。慢性胰腺炎的致病因素较多,且常常是多因素作用的结果。酗酒是主要的因素之一,其他致病因素有高脂血症、高钙血症、胰腺先天性异常、胰腺外伤或手术、自身免疫性疾病等。

临床表现可分为4型(表2-14):

表2-14   慢性胰腺炎分型

分型	主要表现
Ⅰ型(急性发作型)	急性上腹痛,伴血淀粉酶及影像学胰腺急性炎症改变
Ⅱ型(慢性腹痛型)	间歇性或持续性上腹部疼痛
Ⅲ型(局部并发症型)	假性囊肿、消化道梗阻、腹水等表现
Ⅳ型(内外分泌功能不全型)	消化吸收不良、脂肪泻、糖尿病

临床评估应根据病史、体格检查、X线及B超检查结果考虑慢性胰腺炎的拟诊,X线片部分患者可见胰腺区域的钙化灶、阳性结石影;腹部超声中根据胰腺形态、回声和胰管变化可做初筛检查,但诊断的敏感度不高。进一步辅助检查包括CT、MRI、MRCP,可显示胰腺增大或缩小、胰管不规则扩张或胰腺假性囊肿等改变。超声内镜(EUS)对慢性胰腺炎的诊断优于腹部超声,诊断敏感度约80%,主要表现为胰实质回声增强、主胰管狭窄或不规则扩张及分支胰管扩张、胰管结石、假性囊肿等。ERCP可作为临床诊断慢性胰腺炎的最佳标准,其对胰腺结构的探查具有高敏感性和特异性,并具有同时可以给予治疗(胰管支架置入或取石)的优势。慢性胰腺炎的诊断应进行胰腺功能检查,胰腺内、外分泌功能检查多为无创性检查,是诊断的参考依据,但目前开展的试验敏感度较差。

慢性胰腺炎应注意除外其他症状和体征类似的疾病:如消化性溃疡(反复上腹疼痛患者),小肠吸收不良(消化不良症状为主),胰腺癌(尤其是胰尾癌)。慢性胰腺炎的治疗原则为控制症状,改善生活质量,去除病因,纠正存在的胰腺梗阻因素,保护胰腺功能,预防和治疗并发症,寻求胰腺内、外分泌功能的替代治疗。

慢性胰腺炎的治疗应是内科、外科、内镜、麻醉以及营养等多学科的综合治疗。一般处理措施为禁酒、戒烟,营养支持;药物治疗包括胰酶制剂、生长抑素及其类似物,胆囊收缩素受体拮抗剂如丙谷胺和氯谷胺,止痛剂及抑酸剂等。内镜治疗通过解除因狭窄、结石导致的梗阻,改善胰液引流,胰管减压后可使胰管内压力下降,从而缓解疼痛。鉴于内镜治疗具有微创和可重复性等优点,可作为一线治疗。外科手术治疗分为急诊手术和择期手术。急诊手术指征:假性囊肿出现并发症时如感染、出血、囊肿破裂等。择期手术指征:顽固性疼痛经内科治疗无效;压迫邻近脏器导致胆道、十二指肠梗阻,内镜治疗无效者,以及区域性门脉高压伴出血者;假性囊肿、胰瘘或胰源性腹水,内科和介入治疗无效者;不能排除胰腺肿瘤者。

四、练习题

1. 慢性胰腺炎的临床分型有哪些?
2. 简述慢性胰腺炎的鉴别诊断。

五、推荐阅读

[1]葛均波,徐永健.内科学[M].9版.北京:人民卫生出版社,2018.

[2]SINGH VK,YADAV D,GARG PK. Diagnosis and management of chronic pancreatitis:a review[J]. JAMA,2019,322(24):2422-2434.

[3]中国医师协会胰腺病专业委员会慢性胰腺炎专委会.慢性胰腺炎诊治指南(2018,广州)[J].临床肝胆病杂志,2019,35(01):45-51.

（曹振振　杨文义）

案例 30　胰腺癌

一、病历资料

(一)门诊接诊

1.主诉　食欲缺乏、腹痛 20 d。

2.问诊重点　食欲缺乏、腹痛均为消化系统常见症状,患者病程短,问诊时应注意发病期间主要症状及伴随症状特点、疾病演变过程、诊治经过、治疗效果等。

3.问诊内容

(1)起病情况:患者病程短,应注意有无饮食、胃肠道手术等诱因,特别注意有无缓解因素。

(2)主要症状:食欲缺乏临床表现包括嗳气、反酸、腹胀、食欲下降等,常见于胃部疾病、肠道疾病、肝胆疾病等。一般腹痛部位多为病变所在部位,如胃、十二指肠和胰腺疾病,疼痛多在中上腹部;胆囊炎、胆石症、肝脓肿等疼痛多在右上腹部。同时应询问患者腹痛的性质和程度,中上腹持续性隐痛多为慢性胃炎或胃、十二指肠溃疡;上腹部持续性钝痛或刀割样疼痛呈阵发性加剧多为急性胰腺炎。根据腹痛发作时间也可以辅助诊断,例如餐后腹痛可能由于胆胰疾病、胃部肿瘤或消化不良;周期性、节律性上腹痛见于消化性溃疡。问诊还应注意患者发病以来,食欲缺乏、腹痛症状有无进行性加重,腹痛与进食、排便、活动、体位的关系等。

(3)伴随症状:若有发热、寒战,提示有炎症存在,见于急性胆道感染、胆囊炎等;若有黄疸,可能与肝胆胰疾病有关;若有呕吐、反酸,提示食管、胃肠病变,呕吐量大提示胃肠道梗阻,伴反酸、嗳气则提示胃十二指肠溃疡或胃炎。了解这些伴随症状与腹痛发生的前后关系,对判断疾病的性质和病因有重要意义。

(4)诊治经过:有无做相关检查,有无用药,用何种药、具体剂量、效果如何。

(5)既往史:老年人大多有多种基础疾病,询问相关病史对于食欲缺乏、腹痛的诊断颇有帮助,如心肺疾病史、肝病史。如患者有肝病史,随着病情的发展,肝硬化失代偿期也会有食欲缺乏、腹痛的表现。

(6)个人史:患者有无吸烟、酗酒等不良嗜好。

(7)家族史:有无消化道肿瘤等其他遗传性疾病。

> **问诊结果**
>
> 患者老年男性,20 d 前无明显诱因出现食欲缺乏症状,表现为饮食量明显下降,与发病前相比,进食量下降约一半,每次进食非流质饮食后出现饱胀感,伴腹痛,部位以左上腹部为主,疼痛位置

固定,呈持续性钝痛,左侧卧位时疼痛加重,伴餐后恶心,无反酸、胃灼热,无呕吐、腹泻等其他不适症状;1 d 前于外院行胃镜检查结果回示:浅表性胃炎伴糜烂、胃底黏膜下隆起;发病以来大小便正常,体重下降约 3 kg。既往 5 年前曾出现短暂性脑缺血发作,就诊于当地医院后未再复发,平素规律口服阿司匹林,已停药 3 d;无高血压、冠心病、糖尿病等慢性病病史,无肝病、结核等传染病病史,吸烟 50 余年,平均每天 5 ~ 6 支,未戒烟,间断饮酒 50 余年,平均每天 100 ~ 150 mL。

4. 思维引导　患者无明显诱因出现食欲缺乏,且饮酒史 50 余年,结合辅助检查结果,考虑胃炎引起食欲缺乏的可能性大,但仍不能排除肝胆疾病、内分泌疾病等,体格检查应注意是否有贫血、黄疸、肝大、腹部移动性浊音等表现;患者疼痛部位主要位于左上腹部,左侧卧位时疼痛加重,考虑胃、十二指肠、胰腺疾病的可能性大,查体时应注意是否有腹部压痛、反跳痛、腹肌紧张等阳性体征,关注肠鸣音有何变化;患者外院辅助检查结果提示胃底黏膜下隆起,胃间质瘤不能排除,待超声胃镜检查结果回示以明确隆起病灶性质;患者发病以来体重下降约 3 kg,消化道肿瘤疾病仍不能排除,查体时应特别注意有无腹部包块等,完善肿瘤标志物检验以明确病情。

(二)体格检查

1. 重点检查内容及目的　首先必须关注患者的神志、呼吸、脉搏、血压等生命体征,其次应注意检查患者的体温、体位、有无痛苦面容、有无黄疸或贫血等,重点注意腹部体征。有无腹部膨隆、腹壁静脉曲张、移动性浊音等;肠鸣音是否正常;腹部触诊有无压痛、反跳痛、腹肌紧张,患者主要表现为左上腹部疼痛,重点应关注左上腹部。

体格检查结果

T 36.7 ℃,R 18 次/min,P 72 次/min,BP 140/90 mmHg

发育正常,营养良好,神志清,精神可,自主体位,全身皮肤及黏膜颜色正常,无黄疸、贫血、蜘蛛痣、肝掌表现,腹部形状对称,呼吸运动正常,未见胃肠蠕动波,无皮疹、色素沉着、腹壁静脉曲张、局部隆起。腹壁触诊软,无肿块,肝及脾不可触及,左上腹部压痛,无反跳痛,Murphy 征阴性。腹部叩诊呈鼓音,肝区、肾区无叩击痛,无移动性浊音,听诊肠鸣音正常,无振水音及血管杂音。余查体均正常。

2. 思维引导　经上述检查患者有左上腹压痛阳性体征,考虑胃、十二指肠、胰腺疾病的可能性大,需要进一步完善实验室检查(血常规、肝功能、肾功能、肿瘤标志物等)及影像学检查。

(三)辅助检查

1. 主要内容及目的

(1)血常规、C 反应蛋白:判断是否有炎症反应。

(2)凝血功能:明确是否有凝血功能紊乱。

(3)肝功能、肾功能、电解质:判断是否有肝功能、肾功能损害及电解质紊乱。

(4)心脏彩超、肺功能:评估心肺功能。

(5)心电图:明确是否有心肌缺血、心律失常等。

(6)超声胃镜检查:明确胃底黏膜下隆起病灶性质。

辅助检查结果

(1) 血常规:WBC 9.01×10^9/L,N% 70.4%。

(2) C反应蛋白:CRP 54.95 mg/L。

(3) 凝血功能:纤维蛋白原4.52 g/L,D-dimer 5.90 mg/L。

(4) 肝功能、肾功能、电解质四项:ALP 312.6 U/L,GGT 297.90 U/L,TBIL 21.05 μmol/L,DBIL 5.18 μmol/L,肾功能及电解质四项正常。

(5) 心脏彩超:EF 58%,静息状态下心内结构及血流未见明显异常。

(6) 肺功能:未见明显异常。

(7) 心电图:窦性心律。

(8) 超声胃镜:胃底隆起病灶为静脉曲张团。

2.思维引导 患者血常规结果回示中性粒细胞百分比偏高、C反应蛋白明显升高,提示体内有炎症反应;超声胃镜检查结果回示胃底隆起为静脉曲张团,并非实体瘤,可排除胃肿瘤性疾病,因胃底静脉曲张常见于肝硬化或肝脏肿瘤性疾病,结合患者肝功能异常、D-二聚体升高检验结果,继续完善CT检查及肿瘤标志物检验。

(四)进一步完善辅助检查

1.主要内容及目的 ①肿瘤标志物辅助判断是否有肿瘤性疾病。②上腹部增强CT:了解腹部脏器及血供情况,如有无肝硬化以及肿瘤等占位性病变。

辅助检查结果

(1) 肿瘤标志物:CEA 6.99 ng/mL,CA153 39.40 U/mL,CA199 1937.0 U/mL。

(2) 上腹部增强CT(图2-26):脾脏多发低密度灶以及脾动脉、脾静脉远端显示毛糙,考虑脾脏多发梗死;肝内多发低密度灶,考虑多发梗死灶,小低密度灶转移不除外,建议MRI增强进一步检查;肝左叶小囊肿;双肾小囊肿;双侧胸膜增厚;双下肺动脉内充盈缺损,考虑栓子形成,建议肺动脉CTA进一步检查。

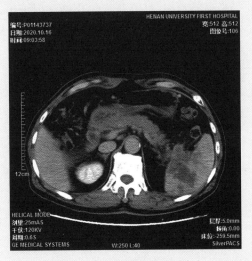

图2-26 上腹部增强CT检查

2. 思维引导   患者 CEA、CA153 升高，CA199 明显升高，结合患者左上腹疼痛、压痛阳性体征，近期体重下降及上腹部增强 CT 影像学检查结果，考虑患者胰腺癌的可能性大。胰腺肿瘤特别是胰体尾部肿瘤的出现会对脾静脉造成压迫作用，将导致位于胰腺后方的脾静脉出现血液回流障碍，从而引起脾和胃部静脉回流受阻，进而导致区域性门静脉高压，即胰源性门静脉高压，这也可以解释患者胃底静脉曲张的表现。为进一步确诊，须完善磁共振上腹平扫+动态增强检查以明确诊断。

> **辅助检查结果**
>
> 磁共振上腹平扫+动态增强：胰尾部占位，考虑恶性肿瘤，脾动脉、脾静脉受侵致脾多发梗死灶，腹膜后淋巴结转移；肝脏多发异常信号，考虑多发转移灶；肝左内叶囊肿；双肾多发囊肿。

（五）初步诊断

分析上述病史、查体、检验结果、检查结果，支持以下诊断：①胰尾部恶性肿瘤并多发转移；②脾多发梗死；③胃底静脉曲张；④糜烂性胃炎；⑤胃肠功能紊乱；⑥肝功能不全；⑦高凝状态。

二、治疗经过 »»

由于患者胰腺尾部恶性肿瘤并血管、腹膜后淋巴结、肝多发转移，预后极差，不符合外科手术指征，建议患者行放疗、化疗或粒子治疗，患者及其家属拒绝。

（一）初步治疗

1. 治疗方法   ①注射用奥美拉唑钠 42.6 mg，每日 3 次静脉滴注；②舒肝宁注射液 10 mL，每日 1 次静脉滴注；③灯盏花素氯化钠注射液 250 mL，每日 1 次静脉滴注；④助消化：复方消化酶胶囊 2 粒，每日 3 次口服；马来酸曲美布汀缓释片 0.3 g，每日 2 次口服；⑤改善肝功能异常：水飞蓟宾胶囊 105 mg，每日 3 次口服；⑥补充肠道菌群：地衣芽孢杆菌活菌胶囊 0.5 g，每日 3 次口服。

2. 思维引导   患者诊断有糜烂性胃炎、胃底静脉曲张，且有食欲缺乏症状，给予奥美拉唑抑制胃酸治疗，并可以预防胃底静脉曲张破裂出血；肝功能检验结果提示患者肝功能不全，胆红素水平偏高，给予舒肝宁注射液、水飞蓟宾口服药物改善肝功能异常治疗；患者既往有短暂性脑缺血发作病史，且 D-二聚体升高，目前处于高凝状态，灯盏花素氯化钠注射液可改善血液循环、抗血栓形成；由于患者食欲缺乏，给予曲美布汀调节胃肠动力、消化酶胶囊助消化、地衣芽孢杆菌补充肠道菌群治疗。

> **治疗效果**
>
> （1）症状：患者腹痛症状基本缓解。
> （2）查体：腹壁触诊软，无肿块，肝及脾不可触及，无压痛、反跳痛，Murphy 征阴性。腹部叩诊呈鼓音，肝区、肾区无叩击痛，无移动性浊音，听诊肠鸣音正常，无振水音及血管杂音。
> 治疗 10 d 后患者及其家属要求出院。

（二）病情变化

1 个月后，患者食欲缺乏症状加重，并出现黄疸表现，再次入院治疗。

体格检查结果

T 36.5 ℃,P 80 次/min,R 20 次/min,BP 135/80 mmHg

全身皮肤黏膜黄染,巩膜黄染,双下肢凹陷性水肿,腹部稍膨隆,触诊左侧腹部明显压痛,移动性浊音阳性,余无特殊。

1. 患者病情变化的可能原因及应对　胰腺癌病情加重?出现其他转移病灶?急查血常规、C 反应蛋白、电解质、肝功能、肾功能、凝血功能,完善上腹部 CT 检查。

检查结果

(1)血常规:WBC $25.68×10^9$/L,N% 84.7% ,L% 8.8% ,Hb 90 g/L。

(2)C 反应蛋白:CRP 221.17 mg/L。

(3)肝功能:PA 4.50 mg/L,TBIL 154.29 μmol/L,DBIL 102.42 μmol/L,IBIL 51.87 μmol/L,总蛋白 58.7 g/L,ALB 25.23 g/L,白球比 0.8,AST 206.8 U/L,ALT 122.5 U/L,ALP 1396.9 U/L,GGT 539.5 U/L。

(4)肾功能:CREA 63 μmol/L,UA 186.62 μmol/L。

(5)电解质:Na^+ 129.2 mmol/L,Cl^- 95.7 mmol/L,Ca^{2+} 2.17 mmol/L。

(6)凝血功能:D-二聚体 12.173 mg/L,PT 15.20 s。

(7)上腹部 CT 平扫:胰腺癌伴肝内及脾多发转移,较前进展;腹腔及腹膜后多发稍大淋巴结,考虑转移;双侧胸膜增厚较前明显。

2. 思维引导　患者胰腺癌并多发转移较前进展,血常规结果回示血象较高,但患者目前未出现发热症状,考虑肿瘤疾病本身引起,但仍不能排除感染因素引起,密切关注患者体温变化,暂定期复查血常规;患者肝功能不全,且直接胆红素升高为主,考虑胰腺恶性肿瘤肝转移导致肝损伤所致;患者电解质紊乱,考虑肿瘤恶病质引起机体代谢异常所致;患者 D-二聚体水平较高,目前处于高凝状态,考虑恶性肿瘤导致机体出现高凝状态;患者低蛋白血症、腹部移动性浊音阳性,考虑肿瘤恶病质、肝功能不全引起;患者双下肢凹陷性水肿,考虑低蛋白血症引起可能性大,但是由于患者目前处于高凝状态,血栓性疾病也不能排除,为进一步明确患者双下肢凹陷性水肿病因,完善双下肢血管彩超检查。

3. 进一步检查　双下肢血管彩超:双侧髂外动脉、股总动脉、股浅动脉、腘动脉、胫前动脉、胫后动脉、足背动脉粥样硬化斑块形成;右侧股总静脉、股浅静脉、股深静脉近段、腘静脉、胫前静脉、胫后静脉及双侧小腿肌间静脉血栓形成,右侧股总静脉、股浅静脉内少量再通可能。

4. 治疗经过　给予复方苦参注射液抗肿瘤、雷尼替丁注射液抑酸护胃、灯盏花素氯化钠注射液改善循环、盐酸甲氧氯普胺促进胃动力、补充白蛋白、那曲肝素钙注射液抗凝、舒肝宁改善肝功能异常、呋塞米联合螺内酯利尿、硫酸吗啡缓释片止疼治疗。

5. 病情进展　其间出现发热症状,体温最高升至 37.9 ℃,双肺底可闻及湿啰音,完善降钙素原定量检测结果 3.05 ng/mL,痰培养结果未见异常。考虑胆系及肺部感染,加用头孢曲松抗感染治疗。

治疗 1 周后

患者恶性肿瘤终末期,保守治疗效果差,症状缓解不明显。

查体:神志清,全身皮肤及巩膜黄染,左腹部触诊压痛明显,右侧下肢凹陷性水肿。

患者家属要求出院。

三、思考与讨论

患者主要临床表现为食欲缺乏、腹痛,应与消化性溃疡疾病相鉴别,消化性溃疡发作有周期性和季节性的特点,部分患者有与进餐相关的节律性上腹痛,例如餐后痛多见于胃溃疡,饥饿痛或夜间痛多见于十二指肠溃疡;患者入院初步诊断为胃底黏膜下隆起,超声胃镜检查结果表明胃底黏膜下隆起为静脉曲张团,此时应与肝硬化疾病相鉴别,肝硬化患者多有肝炎病史或饮酒史,失代偿期会有门静脉高压如食管胃底静脉曲张、腹水、脾大的表现;患者有体重下降的表现,应考虑到肿瘤性疾病的存在,最终经影像学检查确诊为胰腺恶性肿瘤并多发转移,随着病情的进展,患者逐渐出现肝功能不全、高凝状态、电解质紊乱、炎症反应、恶病质等肿瘤终末期的表现。胰腺癌是消化系统常见的恶性肿瘤之一,由于其早期缺乏特异性临床表现,早期诊出率低,就诊时多为中晚期,且具有恶性程度高和预后差的特点,90% 的患者常在诊断后 5 年内死亡。胰腺肿瘤发病部位、TNM 分期、治疗方式、肿瘤标志物水平、肝转移等均与胰腺癌患者预后密切相关。

四、练习题

1. 胰腺癌可有哪些临床表现?
2. 胰腺癌患者的治疗方式有哪些?

五、推荐阅读

[1]唐承薇,张澍田.内科学.消化内科分册[M].北京:人民卫生出版社,2015.

[2]刘心悦,巫燕芬,马子骞,等.胰腺癌患者临床特征及预后分析[J].河北医药,2020,42(11):1615-1619.

[3]王小兵,毛青松,龚建平.胰源性门静脉高压的诊治研究进展[J].中国普外基础与临床杂志:29(9),1250-1255.

(梁　晗　孙　艳)

案例 31　结直肠癌

一、病历资料

(一)门诊接诊

1. 主诉　腹痛、腹胀 3 个月,加重 2 d。

2. 问诊重点　腹痛、腹胀均为消化系统常见症状,患者亚急性发病,问诊时应询问既往有无慢性消化系统疾病史或全身性疾病史,主要症状及伴随症状特点、疾病演变过程、诊治经过、治疗效果等。

3. 问诊内容

(1)诱发因素:有无不洁饮食史;腹痛、腹胀和进食的关系;有无便秘,有无特殊用药史等诱发因素。

(2)主要症状:腹痛是消化系统临床常见症状,多由腹部疾病所致,也可由腹部以外疾病或全身性疾病引起,临床上按起病缓急分为急性腹痛和慢性腹痛。急性腹痛包括,①腹腔器官急性炎症,如急性胃炎、急性肠炎、急性胰腺炎、急性胆囊炎、急性阑尾炎等。②空腔脏器阻塞或扩张,如肠梗阻、肠套叠、胆道结石、胆道蛔虫病、泌尿系结石梗阻等。③脏器扭转或破裂,如肠扭转、肠绞窄、胃肠穿孔、肠系膜或大网膜扭转、卵巢扭转、肝破裂、脾破裂、异位妊娠破裂等。④腹膜炎症,多由胃肠穿孔引起,少部分为自发性腹膜炎。⑤腹腔内血管阻塞,如缺血性肠病、夹层腹主动脉瘤和门静脉血栓形成。⑥腹部疾病,如腹壁挫伤、脓肿及腹壁皮肤带状疱疹。⑦胸腔疾病所致的腹部牵涉性痛,如肺炎、肺梗死、心绞痛、心肌梗死、急性心包炎、胸膜炎。首先要询问腹痛的部位,腹痛部位多为病变脏器所在的位置,弥漫性或部位不定的腹痛多见于急性弥漫性腹膜炎、机械性肠梗阻、急性出血坏死性肠炎、血卟啉病、铅中毒、腹型过敏性紫癜等。同时还要询问腹痛的程度和性质,如中上腹的持续性隐痛多为慢性胃炎或胃、十二指肠溃疡;持续的广泛性剧烈腹痛伴腹肌紧张或板样强直,提示急性弥漫性腹膜炎;绞痛多由空腔脏器痉挛、扩张或梗阻引起。还要询问诱发和缓解的因素,比如急性胃肠炎常有不洁饮食史,胆囊炎和胆石症常有进食油腻食物史,急性胰腺炎常有暴饮暴食史或酗酒史。询问发作的时间也十分重要,周期性、节律性的上腹痛见于胃、十二指肠溃疡;餐后痛可能由于消化不良、胆胰疾病或胃部肿瘤所致。患者病程为3个月,应注意疾病的演变过程,本次病情加重的特点,3个月来腹胀、腹痛的性质有无变化,腹胀和腹痛的位置,发作的频率,持续时间,严重程度,诱发和缓解因素等;同时该患者腹胀、腹痛是否与进食有关等。

(3)伴随症状:有无贫血、呕吐、呕血、黑便、便血、发热、黄疸等伴随症状,这些疾病提示可能存在器质性疾病的可能。若有呕吐表明有消化道梗阻的情况,应考虑消化道肿瘤、克罗恩病等;有无发热,发热提示合并消化系统的感染;有无呕血,呕血提示有消化道溃疡等;如有黑便、便血,也应考虑是否有消化道肿瘤及炎症性肠病。

(4)诊治经过:用药否,用何种药,具体剂量、效果如何,以利于迅速选择药物。

(5)既往史:老年人大多有多种基础疾病,当出现一个症状或体征时,不能认为是某一种病所致,有可能是多种疾病逐步进展、恶化的结果,如患者既往有无慢性消化系统疾病史或全身性疾病史,如肝脏、胆道、胰腺等慢性病史。除消化系统疾病外,其他系统疾病也可出现腹部不适、腹痛及腹胀症状,如慢性心功能不全,系统性红斑狼疮及硬皮病等。

(6)个人史:患者接触放射性物质易患放射性肠炎等疾病,一些消化系统疾病与饮酒有很大关系如酒精性肝硬化,肝癌,慢性胰腺炎等。

(7)家族史:如家族性息肉病等疾病有家族遗传倾向。

问诊结果

　　患者老年女性,农民,既往体健,无高血压、心脏疾病病史,无糖尿病、脑血管疾病病史,无肝炎、结核、疟疾病史,无手术、外伤、输血史,无食物、药物过敏史。无化学性物质、放射性物质、有毒物质接触史,无吸毒史,无吸烟、饮酒史。患者于3个月前上呼吸道感染后出现腹痛、腹胀症状,为腹部弥漫性疼痛伴有精神萎靡、无排气排便,于当地县人民医院就诊,诊断为肠梗阻,给予输液、灌肠等对症治疗,效果较差,症状稍缓解后出院。出院后仍有腹胀、下腹部间断腹痛,无排气排便,伴有恶心、呕吐,呕吐物为胃内容物,腹痛程度中等,不伴他处放射,无畏寒、发热,后于当地市中心医院就诊,检验结果示:癌胚抗原升高(口述结果),给予禁食、胃肠减压、输液、灌肠等对症处理后病情无好转。患病来,神志清,精神差,饮食差,睡眠欠佳,大便未排,小便正常,体重无明显变化。

4. 思维引导　患者有腹胀、腹痛病史 3 个月,伴恶心、呕吐,无排气排便,辅助检查提示肠梗阻,化验结果提示 CEA 升高,灌肠及药物治疗效果较差,且腹胀、腹痛较前加重。功能性胃肠病引起的腹胀、腹痛多无肠梗阻表现,与上述症状不符。患者老年女性,出现腹胀、腹痛持续不缓解,合并恶心、呕吐,肠梗阻,化验结果肿瘤标志物升高,要考虑肠道器质性病变引起,老年患者首先要排除消化道恶性肿瘤,行腹部 X 线检查肠道内有无液气平面,待腹部增强 CT 检查回示看有无消化道占位性病变及腹部淋巴结肿大,行胃镜及结肠镜检查进一步明确诊断。

(二)体格检查

1. 重点检查内容及目的　患者消化系统恶性肿瘤的可能性大,应注意腹部体征。有无肠梗阻的体征,如腹部膨隆,有无腹部肿块及直肠肿块。

体格检查结果

T 36.5 ℃,R 18 次/min,P 60 次/min,BP 106/65 mmHg

营养较差,体形消瘦,神志清楚,自主体位,痛苦面容,查体合作。全身皮肤黏膜无黄染,无皮疹、皮下出血、皮下结节、瘢痕,毛发分布正常,皮下无水肿,无肝掌、蜘蛛痣。全身浅表淋巴结未触及。呼吸运动正常,肋间隙正常,语颤正常,无胸膜摩擦感,无皮下捻发感,叩诊清音,双肺呼吸音清,无干、湿啰音,无胸膜摩擦音,语音共振正常。心前区无隆起,心尖搏动正常,心浊音界正常,心前区无异常搏动,心率 60 次/min,律齐,心脉率一致,各瓣膜听诊区未闻及杂音,无心包摩擦音。腹稍膨隆,无腹壁静脉曲张,无胃肠型,无蠕动波,腹式呼吸存在。脐正常,无分泌物。全腹部压痛,无反跳痛、肌紧张。腹部柔软、无包块。肝、脾肋缘下未触及,Murphy 征阴性,左、右肾区无叩击痛,输尿管点无压痛,移动性浊音阴性,无液波震颤,肠鸣音未闻及。余查体正常。

---

2. 思维引导　经上述检查有消化系统体征,患者消瘦,营养状态差,腹部膨隆,全腹部压痛,听诊未闻及肠鸣音,进一步行实验室检查(血常规、大便常规、肝功能、肾功能及肿瘤标志物检查等)及影像学检查(腹部增强 CT、胃肠镜检查),明确诊断。

(三)辅助检查

1. 主要内容及目的

(1)血常规、ESR、CRP:判断有无贫血及感染性疾病。

(2)肝功能、肾功能、电解质:是否有肝功能、肾功能的损害,内环境紊乱失衡。

(3)肿瘤标志物:是否有消化道恶性肿瘤。

(4)心电图:明确是否有心肌缺血、心律失常等。

(5)心脏彩超:心脏大小及心脏内部结构,间接测量评估肺动脉压,排除其他心脏疾病。

(6)胸部及腹部影像学:明确病变部位,有无转移性病变。

(7)胃镜及肠镜检查:进一步明确诊断,取病理活检及内镜下治疗。

辅助检查结果

（1）血常规：WBC $5.1×10^9$/L，N% 70.3%，L% 21.8%，RBC $3.61×10^{12}$/L，Hb 109 g/L，PLT $153×10^9$/L。

（2）CRP 5.39 mg/L；ESR 29 mm/h。

（3）凝血功能：正常。

（4）肝功能、肾功能、电解质：ALT 101 U/L，AST 69 U/L，谷氨酰转肽酶 172 U/L，碱性磷酸酶 374 U/L，总蛋白 51.9 g/L，白蛋白 29.1 g/L，前白蛋白 96 mg/L，K^+ 3.88 mmol/L，Na^+ 135 mmol/L，Cl^- 102.2 mmol/L，Cr 31 μmol/L，BUN 4.3 mmol/L。

（5）肿瘤标志物：CEA 20.90 ng/mL，CA199 1141 U/mL。

（6）胸部 CT：双肺肺气肿，右肺上叶钙化，右侧胸膜钙化。

（7）腹部 CT：乙状结肠起始部肠壁增厚、管腔狭窄，恶性待排，继发肠梗阻，建议肠镜检查。肝囊肿，肝钙化灶，双肾囊肿。

2. 思维引导　根据该患者的年龄、腹痛、腹胀合并肠梗阻的症状、腹部 CT 检查提示乙状结肠占位性病变及肠梗阻、消化道肿瘤标志物升高等检查检验结果，支持结肠恶性肿瘤的诊断，不考虑功能性胃肠病及慢性胃炎、炎症性肠病的诊断。

（四）初步诊断

分析上述病史、查体、化验室检查结果，支持以下诊断：①结肠恶性肿瘤；②肠梗阻。

二、治疗经过

1. 初步治疗　①流质饮食。②给予肠道营养粉（安素）治疗。③给予静脉补充白蛋白治疗，人血白蛋白 50 g 每日 1 次静脉滴注。④给予静脉注射氨基酸，每日 1 次静脉滴注。⑤给予静脉注射脂肪乳，每日 1 次静脉滴注。⑥维持电解质平衡，0.9% 氯化钠注射液 500 mL，10% 氯化钾注射液 15 mL 每日 1 次静脉滴注。

2. 思维引导　患者腹痛、腹胀，无排气、排便，腹部 CT 提示肠梗阻，应予严格流质饮食，可以进食少量水及肠道营养粉。患者消瘦，饮食差，化验结果提示白蛋白低，给予静脉输注白蛋白，补充氨基酸、脂肪乳、电解质等静脉营养。

治疗效果

（1）症状：患者腹痛、腹胀症状较前稍缓解，但仍无排气排便。

（2）查体：神志清楚，精神可，腹部稍膨隆，轻度压痛，未闻及肠鸣音。

3. 进一步肠镜检查及内镜下治疗

肠镜：进镜至乙状结肠可见新生物，管腔明显狭窄，内镜无法通过，取活检送病理（图 2-27）。X 线引导下，向肠腔近端置入导丝，以圈套器将支架固定于内镜外进镜，并以异物钳辅助，循导丝至狭窄处置入腹膜支架，X 线下及内镜下可见支架位置良好，大量粪便通过支架排出（图 2-28）。

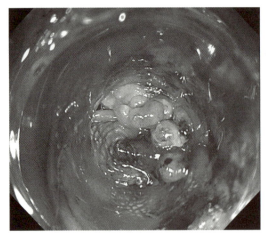

图2-27　肠镜下乙状结肠癌表现

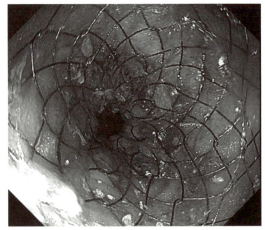

图2-28　乙状结肠癌内镜治疗后肠镜下表现

治疗1周后

无腹痛、腹胀、饮食正常,大小便正常。

查体:神志清,精神可,心、肺听诊无异常,腹部平软,无压痛及反跳痛,肠鸣音正常,下肢无水肿。

乙状结肠活检病理:黏膜内腺癌。

免疫组化结果:AE1/AE3(CK)(+),CK8/18(+),CEA(+),P53(+),Ki67(约40%+),CD56(-),SYN(-),CgA(-),S-100(-),CD45(-)

患者经外科会诊后建议进一步手术治疗。

三、思考与讨论

患者老年女性,既往无消化道疾病慢性病史,此次出现腹痛、腹胀、并出现恶心、呕吐,停止排气排便等症状,应考虑是否有器质性病变。大肠癌患者早期往往无明显临床症状,随着癌肿的生长与转移,可出现明显的临床症状,如排便习惯的改变和大便性状的改变,腹部肿块或直肠肿块,腹痛或腹部不适等症状。通过全面的体检了解有无腹部肿块、直肠肿块外,还要注意检查全身情况,观察有无贫血貌,有无进行性消瘦、恶病质,全身淋巴结触诊,是否有淋巴结肿大、固定等,腹部有无肠型、肠蠕动波,有无腹水、积气等。通常左侧大肠癌常以便血、排便习惯改变及肠梗阻为主,右侧大肠癌以全身症状、贫血和腹部包块为主要表现。本例患者为左侧大肠癌,以肠梗阻为主要表现。

结直肠癌根据病理形态分为早期结直肠癌和进展期结直肠癌,早期指限于黏膜层和黏膜下层,侵犯黏膜下层可能出现淋巴转移及血液循环转移,进展期结直肠癌指癌肿侵犯肌层。根据组织学类型分为腺癌、腺鳞癌、梭形细胞癌、鳞状细胞癌和未分化癌。临床病理分型采用TNM分期法:T肠壁浸润程度,N淋巴结转移情况,M远处转移。

右侧结肠癌需要与阿米巴痢疾、肠结核、血吸虫病、克罗恩病、肠淋巴瘤及阑尾疾病鉴别,左侧大肠癌需要与溃疡性结肠炎、克罗恩病、功能性便秘等相鉴别。

确诊结直肠癌后应完善其诊断,包括部位,临床分期,有无并发症。本病例诊断为:乙状结肠癌$CT_2N_0M_0$ Ⅱ期。

结直肠癌的治疗包括有外科治疗、内镜下治疗、化学药物治疗、新辅助治疗、放射治疗、支持治疗。本例患者因为合并肠梗阻,给予内镜下结肠支架置入治疗,后期进行外科手术治疗。

四、练习题

1. 结直肠癌的鉴别诊断有哪些?
2. 结直肠癌的治疗有哪些?

五、推荐阅读

[1]陈灏珠,林果为,王吉耀.实用内科学[M].14 版.北京:人民卫生出版社,2013.

[2]国家卫生健康委员会医政司,中华医学会肿瘤学分会.中国结直肠癌诊疗规范(2023 版)[J].协和医学杂志,2023,14(4):706-733.

（牛　颖　孙　艳）

案例 32　食管癌

一、病历资料

（一）门诊接诊

1. 主诉　进行性吞咽困难 3 月余。

2. 问诊重点　进行性吞咽困难是食管癌的典型症状,问诊重点应包括初期症状及发病起始时间,发病前有无诱因,病程中的主要症状、伴随症状及其特点,疾病的演变过程、诊治经过和治疗效果等。

3. 问诊内容

（1）诱发因素:是否喜食高温及腌制食品等。

（2）主要症状:吞咽困难为消化系统常见症状,表现为咽部、胸骨后食管部位的梗阻感、停滞感,可分为机械性吞咽困难和动力性吞咽困难。应注意询问吞咽困难的发生时间,与进食和食物性状的关系,进流食还是固体食物更易发,有无加重或缓解因素等。

（3）伴随症状:有无胸骨后疼痛,反酸、胃灼热、嗳气等,有无呕吐、呕血、黑便、声音嘶哑、饮水呛咳等。进食困难导致营养摄入不足,积累数月后可能导致消瘦、乏力、倦怠、体力减弱等。

（4）诊治经过:包括检查检验项目名称、时间、地点和结果,疾病诊断名称、治疗用药名称、用法用量、疗程及疗效,有助于后续诊断和治疗。

（5）既往史:既往有无肝炎、结核病史,有无食管炎、消化道出血病史,有无吞服强酸、强碱史,有无口咽部疾病史。

（6）个人史:是否来自食管肿瘤高发地区,询问饮酒史和吸烟史,询问患者的饮食生活习惯,包括喜烫食,热茶,炭烤、烟熏或腌制食物,食剩饭剩菜或霉变食物。

（7）家族史:有无食管肿瘤家族史。

问诊结果

患者老年女性,驻马店上蔡县人,务农。3个月前无明显诱因出现吞咽困难,进粗糙质硬食物后尤甚,伴剑突下针刺样疼痛,嗳气,无呕血、黑便,无反酸、呕吐等不适,曾口服健胃消食片、奥美拉唑和瑞巴派特未见好转,进食梗阻感逐渐加重,出现体重下降,3个月内减轻9 kg,伴乏力、倦怠,前来就诊。既往无脑梗病史,否认重症肌无力和皮肌炎病史,无食管炎、消化道出血病史,无吞服强酸、强碱史,无食管异物史,无吸烟饮酒史,喜食烫食、热茶、剩饭剩菜、腌制食品,无食管肿瘤家族史。

4. 思维引导　吞咽困难是指食物由口到胃的过程中受阻,产生咽部、胸骨后食管部位的梗阻停滞感,可以分为机械性吞咽困难和动力性吞咽困难。吞咽困难常见于食管炎、食管良性肿瘤、食管癌、食管异物、贲门失弛缓症、弥漫性食管痉挛等食管疾病,也可见于口咽炎、口咽损伤、咽白喉、咽结核和咽肿瘤等口咽部疾病,重症肌无力、皮肌炎和脑梗死后遗症等神经肌肉疾病,以及缺铁性吞咽困难等全身性疾病。该老年患者来自食管癌高发区河南,喜食烫食、热茶、剩饭剩菜,有进行性吞咽困难,进食后梗阻感,伴剑突下刺痛、嗳气,口服健胃消食片、奥美拉唑和瑞巴派特后无明显好转,出现体重减轻、乏力倦怠,诊断应首先考虑食管癌的可能,但仍需要排除其他疾病。相关体格检查应注意有无颈部、锁骨上淋巴结肿大或全身淋巴结肿大,提示有无肿瘤转移可能,以及口咽部检查排除口咽部疾病。

(二)体格检查

1. 重点检查内容及目的　患者食管肿瘤可能性大,应注意早期食管癌通常无特异性体征,中晚期阶段可出现颈部或锁骨上区淋巴结肿大,提示淋巴结转移可能。若存在黄疸、触诊肝大或肝区压痛等,提示肝转移可能。胸廓呼吸运动受限、呼吸浅快,肋间隙丰满,气管向健侧移位,患侧语音震颤减弱或消失,提示恶性胸水可能。腹壁紧张度增加,腹式呼吸运动减弱,叩诊移动性浊音阳性等,提示恶性腹水、腹膜转移可能。近期体重明显减轻,皮褶厚度变薄,舟状腹等,提示存在营养不良或恶病质。

体格检查结果

T 36.7 ℃,R 18 次/min,P 78 次/min,BP 128/70 mmHg

神志清楚,体形消瘦。皮肤、巩膜无黄染,浅表淋巴结未触及肿大。咽部无红肿,扁桃体无肿大。双肺呼吸音清,未闻及干、湿啰音。心率78次/min,律齐,心脏各瓣膜听诊区未闻及病理性杂音。腹部凹陷,未见腹壁静脉曲张、胃肠型及蠕动波。腹部触诊软,无压痛、反跳痛及肌紧张。肝、脾肋下未触及。Murphy 征阴性。移动性浊音阴性。肠鸣音正常,4 次/min。双下肢无水肿。生理反射存在,病理反射未引出。

2. 思维引导　经上述检查,患者体形消瘦,未触及锁骨上及颈部淋巴结肿大,无明显阳性体征,需进一步行实验室及影像学检查,明确诊断。

(三)辅助检查

1. 主要内容及目的

(1)血常规:明确有无血细胞三系减少及感染。

(2)大便常规:大便是否正常,大便隐血是否阳性,评估有无消化道出血。

(3)肝功能、肾功能、电解质、凝血功能:了解有无肝功能、肾功能损害,电解质紊乱及凝血功能异常。

（4）血肿瘤标志物：结合影像学检查，评估有无消化系统肿瘤。

（5）胸腹部 CT 检查：了解胸腹部脏器及血供情况，有无肿瘤等占位性病变，有无胸腔积液、腹水，有无淋巴结转移。

（6）心电图：评估心脏功能。

（7）胃镜检查：有助于上消化道肿瘤的诊断与鉴别诊断。

辅助检查结果

（1）血常规：WBC 4.94×10⁹/L，N% 58.3%，L% 28.7%，RBC 3.14×10¹²/L，Hb 99 g/L，PLT 230×10⁹/L，平均红细胞体积 97.4 fL，平均红细胞血红蛋白含量 31.4 pg，平均红细胞血红蛋白浓度 322 g/L。

（2）大便隐血阳性。

（3）肝功能：ALT 15 U/L，AST 31 U/L，GGT 9 U/L，ALP 64 U/L，白蛋白 30.7 g/L，TBIL 6.28 μmol/L，DBIL 3.74 μmol/L，IBIL 2.5 μmol/L，总胆汁酸 164.4 μmol/L，胆碱酯酶 3146 U/L；肾功能正常；电解质正常；血凝功能，凝血酶原时间 11.50 s，凝血酶原活动度 100.5%，凝血酶时间 15.3 s，部分活化凝血活酶时间 27 s，INR 0.93，纤维蛋白原测定 1.86 g/L，D-二聚体时间 1.09 mg/L，纤维蛋白原降解产物 2.5 mg/L。

（4）肿瘤标志物：癌胚抗原 0.55 ng/mL，AFP 1.36 ng/mL，肿瘤相关抗原 125 8.85 U/mL，肿瘤相关抗原 19-9 6.82 U/mL，肿瘤相关抗原 15-3 7.17 U/mL，肿瘤相关抗原 72-4 2.16 U/mL，非小细胞肺癌抗原 21-1 2.04 ng/mLβ 绒毛膜促性腺激素 0.67 mIU/mL，神经元特异性烯醇化酶 11.1 ng/mL，铁蛋白 172 ng/mL。

（5）胸腹部 CT：食管下段管壁增厚，食管下段壁旁、肝胃间多发肿大淋巴结，纵隔内稍大淋巴结。

（6）心电图：大致正常。

（7）胃镜：食管癌、慢性萎缩性胃炎，病理提示食管低分化癌，倾向鳞状细胞癌。

---

2. **思维引导** 75 岁女性患者，来自食管癌高风险地区河南，具有典型的进行性吞咽困难，进食后梗阻感，固体食物尤甚，伴剑突下疼痛，嗳气，口服抑酸护胃药物未见明显好转，出现体重减轻，乏力、倦怠，体形消瘦，余未见明显异常，上述症状结合体征考虑食管癌。检验提示贫血、低蛋白，肿瘤标志物铁蛋白稍增高，胸腹部 CT 提示食管下段管壁增厚，食管下段壁旁、肝胃间多发肿大淋巴结，纵隔内稍大淋巴结，提示食管癌转移可能，虽然患者家属拒绝进一步穿刺检查，胃镜检查发现食管新生物，病理提示食管低分化鳞癌，诊断仍然较明确。

（四）诊断

分析上述病史、查体、化验室检查结果，支持以下诊断：①食管低分化鳞癌，区域性淋巴结转移；②贫血；③低蛋白血症。

二、治疗经过

（一）初步诊疗

1. **治疗用药**

（1）卡瑞丽珠单抗：每次 200 mg，每 3 周 1 次，静脉滴注。

（2）化疗：多西他赛，每次100 mg，每3周1次，静脉滴注；洛铂，每次20 mg，每3周1次，静脉滴注。

（3）阿帕替尼片：每次0.5 g，每天1次，口服。

（4）抗肿瘤辅助治疗：复方苦参注射液，每次20 mL，每天1次，静脉滴注；脾多肽注射液，每次4 mL，每天1次，静脉滴注；鸦胆子油乳针，每次30 mL，每天1次，静脉滴注。

（5）抑酸、护胃：泮托拉唑针，每次40 mg，每天1次，静脉滴注；聚普瑞锌颗粒，每次75 mg，每天2次，口服。

2.思维引导　根据患者病情提供下述可供选择的治疗方案。

（1）外科治疗：除表浅食管癌多选择胃镜下黏膜切除术治疗外，外科治疗是食管癌的主要根治手段之一，在2000年以前，我国以左胸入路外科治疗食管癌术后5年生存率一直波动于30%～40%，随着近年我国食管癌规范化诊治的进步和食管癌胸腹腔镜微创手术的推广，5年生存率明显提高。此外，局部进展期食管癌选择以手术为主的多学科综合治疗，包括涉及化疗、放化疗、分子靶向治疗和免疫治疗等术前新辅助与术后辅助治疗。

（2）放射治疗：放疗是综合治疗的重要组成之一，涉及术前新辅助、术后辅助、根治性及姑息性治疗多个方面。

（3）系统性药物治疗：早期食管癌因临床症状不显著难以及早发现；多数食管癌患者在确诊时已发生远处转移或已局部晚期，因此选择系统性药物治疗抑制扩散在食管癌的治疗中极其重要且前景广阔。系统性药物治疗主要是针对局部晚期患者的新辅助治疗和辅助治疗，以及针对晚期患者的化疗、分子靶向治疗和免疫治疗。可手术切除的局部晚期食管鳞癌患者可考虑行新辅助化疗，可达到肿瘤降期、消灭全身微小转移灶，并观察肿瘤对该化疗方案的反应程度，指导术后化疗的目的。

目前，免疫检查点抑制剂联合化疗已经成为晚期食管癌一线治疗的标准。对于晚期食管鳞癌患者，一线治疗可在紫杉醇+顺铂化疗的基础上联合卡瑞丽珠单抗。

该患者食管癌病理诊断为低分化鳞癌，年龄偏大，存在食管下段壁旁、肝胃间多发肿大淋巴结，考虑食管癌转移可能性大，患者家属拒绝进一步淋巴结穿刺活组织检查，与家属沟通病情后，选择化疗8周期后，根据病情再考虑是否手术治疗。

治疗效果

（1）症状：剑突下针刺样疼痛较前好转，出现食欲下降、腹胀。

（2）查体：神志清，精神可，体形消瘦。余查体未见明显异常。

（3）辅助检查：血常规，WBC $3.20×10^9$/L，N% 67.4%，L% 26.7%，RBC $2.82×10^{12}$/L，Hb 88 g/L，PLT $199×10^9$/L，平均红细胞体积96.4 fL，平均红细胞血红蛋白含量31.2 pg，平均红细胞血红蛋白浓度324 g/L。肝功能、肾功能正常。

（二）病情变化

入院第7天，化疗后第3天，患者出现食欲下降、腹胀，复查血常规发现白细胞和红细胞降低，贫血进一步加重。

1.患者病情变化的可能原因及应对　骨髓抑制？胃肠道反应？应对：给予临时1次皮下注射泉升（人粒细胞集落刺激因子）150 μg，患者出院，嘱院外口服下述药物。

改善消化不良：米曲菌胰酶片，每天3次，每次1片，口服；西尼必利片，每天3次，每次1 mg，餐前口服;改善化疗后骨髓抑制:益气维血胶囊,每天 2 次,每次 1.8 g,口服;升白口服液,每天 2 次,每次 20 mL,口服。

2.思维引导　化疗相对常见的不良反应主要包括骨髓抑制与胃肠道反应。

(1)骨髓抑制:建议每周复查 1~2 次血常规,对症给予粒细胞集落刺激因子或粒细胞巨噬细胞集落刺激因子治疗,若出现 3、4 度白细胞或中性粒细胞降低应停药,并视具体情况延迟或减量下一周期化疗。

(2)胃肠道反应:可口服营养制剂和增强食欲的药物,或放置胃或空肠营养管行肠内营养支持,必要时给予静脉营养支持。

三、思考与讨论

老年患者,来自食管癌高风险地区,具有食管癌的高危因素如喜烫食、热茶、剩饭剩菜、腌制食品,具有食管癌的典型症状如进行性吞咽困难,进食后梗阻感,固体食物尤甚,考虑食管癌可能性大。检验提示贫血、低蛋白,肿瘤标志物铁蛋白稍增高,余肿瘤标志物未见升高,不足以排除食管癌的诊断,因为一些食管癌患者的血肿瘤标志物确实不升高。胃镜检查发现食管新生物,病理提示食管低分化鳞癌,颈胸腹部 CT 提示食管下段管壁增厚,食管下段壁旁、肝胃间多发肿大淋巴结,纵隔内稍大淋巴结,提示食管癌转移可能。与患者家属沟通病情,该患者食管癌病理诊断为低分化鳞癌,年龄偏大,存在食管下段壁旁、肝胃间多发肿大淋巴结,考虑食管癌转移可能性大,患者家属拒绝进一步淋巴结穿刺活组织检查,选择化疗为主的系统性药物 8 周期后,根据病情再考虑是否手术治疗。给予系统性药物,包括卡瑞丽珠单抗每次 200 mg,每 3 周 1 次静脉滴注,多西他赛每次 100 mg 和洛铂每次 20 mg 化疗,每 3 周 1 次静脉滴注,联合阿帕替尼片每天 0.5 g 口服,辅助以抗过敏、止吐及其他抗肿瘤辅助治疗。化疗后第 3 天,患者出现食欲下降、腹胀,复查血常规发现白细胞和红细胞降低,贫血进一步加重,给予泉升(人粒细胞集落刺激因子)150 μg 临时 1 次皮下注射和口服药物治疗,改善化疗后出现的骨髓抑制和消化不良等不良反应,患者出院。

四、练习题

1. 食管癌的高危因素有哪些?
2. 进展期食管癌的大体分型有哪些?
3. 食管癌患者出现腹壁紧张度增加和叩诊移动性浊音阳性提示什么?

五、推荐阅读

[1]陈灏珠,林果为,王吉耀.实用内科[M].14 版.北京:人民卫生出版社,2013.

(王　佩　贺德志)

案例33　结核性腹膜炎

一、病历资料

(一)门诊接诊

1.主诉　间断右下腹痛伴腹胀 20 d。

2. 问诊重点   腹痛、腹胀均为消化系统症状,慢性起病,引起该症状的疾病较多,问诊时应注意疼痛性质、程度、加重或缓解的因素,主要伴随症状的特点、疾病演变过程、诊治经过、治疗效果等。

3. 问诊内容

(1)诱发因素:有无不洁或不当饮食、剧烈活动等诱发因素。

(2)主要症状:右下腹痛伴腹胀可见于阑尾炎、克罗恩病、肠结核、结肠癌、溃疡性结肠炎、结核性腹膜炎、输尿管结石、功能性肠病、肠淋巴瘤、白塞综合征等(如为女性患者,还要注意附件疾病),应注意询问腹痛的性质,是绞痛、钝痛、胀痛、刺痛还是烧灼痛。阑尾炎、输尿管结石多表现绞痛,疼痛较剧烈;肠结核、结核性腹膜炎、克罗恩病、结肠癌、小肠淋巴瘤、白塞综合征、功能性肠病腹痛多为钝痛、隐痛,合并肠梗阻可有阵发性绞痛或胀痛;输尿管结石引起的腹痛可能会放射至会阴部和腹股沟区,并伴有腰痛;带状疱疹常伴有皮肤刺痛和烧灼感,丘疱疹多在疼痛后 1 ~ 5 d 出现,且呈带状分布,不会越过身体中线到对侧;炎症性肠病、功能性肠病可有腹痛-便意-便后腹痛减轻或缓解的特点。

(3)伴随症状:注意询问有无发热,发热常见于感染性疾病,如阑尾炎,多为急性起病,常伴中、高热,可有畏寒、寒战;结核病多起病隐匿,为午后低热,常伴有盗汗;发热亦可见于免疫、血管炎性疾病,如炎症性肠病、白塞综合征,慢性起病,多为低热;发热还可见于肿瘤性疾病,如结肠癌、肠淋巴瘤,起病隐匿,多为低热。在询问伴随大便性状改变时,溃疡性结肠炎典型大便特点是黏液脓血便,多累及直肠,常伴里急后重;肠结核、结核性腹膜炎可表现为腹泻,或腹泻、便秘交替,多为糊状便,少见肉眼黏液脓血,很少累及直肠,一般无里急后重;克罗恩病常伴腹泻,多为糊状便,早期多为间歇性,后期多为持续性,脓血便少见,很少累及直肠,里急后重少见,伴有肛周脓肿或瘘管时可有里急后重;小肠淋巴瘤、右半结肠癌可有腹泻,可为脂肪泻或糊状便,少有黏液脓血,无里急后重,可伴乏力、贫血、盗汗。此外,需要注意是否伴随消瘦,克罗恩病病程长、病情重者常见消瘦;腹腔结核患者结核毒血症明显者常伴有消瘦;结肠癌、肠淋巴瘤中晚期常伴有消瘦。还要注意是否伴随尿急、尿频、尿痛或血尿,如果有,应考虑是否为输尿管结石引起。另外,上述疾病累及肠道,可引起胃肠功能紊乱的症状,如恶心、呕吐、食欲缺乏等。

(4)诊治经过:是否就诊过,是否进行相关检查,检查结果是否异常,是否用药,药物种类、具体剂量和效果如何,以作参考指导进一步诊治。

(5)既往史:腹痛、腹胀症状可由多种疾病导致,详细的既往史有助于找出引起症状的真凶。如既往有肺结核或腹腔结核病史,可因吞咽含有结核分枝杆菌的痰液或腹腔结核直接扩散引起肠结核或结核性腹膜炎等腹腔结核病;既往如有肾结石病史,可因结石脱入输尿管引起输尿管结石;既往如有阑尾炎病史,再患阑尾炎概率增加;既往如有免疫性疾病病史,患炎症性肠病风险增加;既往如常患口腔溃疡,注意有无白塞综合征可能;既往如有水痘病史,免疫力低下时可患带状疱疹。注意有无过敏史,高敏体质者炎症性肠病风险增加。

(6)个人史:是否接触过活动性结核病患者,活动性结核病患者密切接触史提示有被传染结核病可能,有吸烟、饮酒嗜好者患炎症性肠病、结肠癌风险增高。

(7)家族史:如结核病、炎症性肠病、消化道恶性肿瘤、免疫性疾病等有家族聚集或家族遗传倾向。

问诊结果

患者青年男性,无泌尿系结石、免疫性疾病、结核病等疾病史,无结核患者密切接触史,幼年是否患水痘情况不详,吸烟 10 年,约 10 支/d,未戒烟,无嗜酒。患者于 20 d 前无明显诱因开始出现右下腹疼痛不适,为间断隐痛,于改变体位及深吸气时稍加重,无放射痛,伴嗳气、腹胀,为全腹胀,伴食欲缺乏,饮食较前减少1/3,体重下降3 kg,大便不规律,3~5 次/d,黄色糊状便,无黏液脓血,无里急后重,排便后腹痛可减轻,伴发热,多为下午低热,体温在37.5 ℃左右,伴盗汗,无畏寒、寒战,无恶心、呕吐,无尿急、尿频、尿痛,无腰酸、腰痛,就诊于常熟市中医院,行全腹部CT平扫检查示"回盲部肠壁增厚,边界模糊,周围渗出伴多发淋巴结肿大,盆腔积液",腹部立位片示"回肠部长期少许积气及肠内容物分布,无肠梗阻及消化道穿孔表现",腹部超声示"腹水(少量)",以"阑尾炎"给予口服药物治疗,具体不详,效果差,为进一步诊治前来就诊。

4. 思维引导　该患者为青年男性,以"间断右下腹痛伴腹胀20 d"为主诉入院,腹痛、腹胀为消化系统常见症状,右下腹痛常见于阑尾炎、克罗恩病、肠结核、结肠癌、溃疡性结肠炎、结核性腹膜炎、输尿管结石、功能性肠病、肠淋巴瘤、白塞综合征等,患者同时伴有嗳气、食欲缺乏、体重下降,伴低热、盗汗,伴全腹胀,外院全腹部CT平扫检查示"回盲部肠壁增厚,边界模糊,周围渗出伴多发淋巴结肿大,盆腔积液",腹部立位片示"回肠部长期少许积气及肠内容物分布,无肠梗阻及消化道穿孔表现",腹部超声示"腹水(少量)"。结合以上信息,排除功能性肠病、输尿管结石或梗阻。溃疡性结肠炎多累及直肠,常伴里急后重,大便多为黏液脓血便,且病变连续,溃疡表浅,一般不引起穿孔及腹水,不考虑溃疡性结肠炎。目前考虑回盲部病变,同时合并淋巴结肿大及腹水,肠结核、克罗恩病、结肠癌、肠淋巴瘤、白塞综合征、阑尾病变均不能排除,电子结肠镜检查可了解回盲部病变情况,同时可取病变组织送病理检查协助诊断,注意行大便培养、炎症三项等检查除外慢性感染性疾病。完善大便抗酸杆菌涂片、PPD试验、T-spot检查了解有无腹腔结核病。腹腔穿刺抽腹水送检了解腹水性质,注意鉴别结核性腹膜炎、腹腔恶性肿瘤转移、细菌性腹膜炎、腹膜间皮瘤等。结合肿瘤标志物化验了解有无恶性肿瘤依据。患者无口腔溃疡、外生殖器溃疡、眼炎及其他脏器损伤等白塞综合征表现,如高度怀疑,可完善针刺试验、自身免疫性疾病相关实验室检查协助诊断。

(二)体格检查

1. 重点检查内容及目的　患者为青年男性,以间断右下腹痛伴腹胀为主要症状,伴食欲缺乏、消瘦、腹泻,伴低热、盗汗,腹部CT提示盲肠壁增厚,腹部超声提示腹水,肠结核伴/或结核性腹膜炎可能性大,克罗恩病、肠白塞综合征、结肠癌不排除。查体时应重点进行腹部查体,注意腹型,有无胃肠型、蠕动波,腹壁柔韧性如何,腹壁有无压痛、反跳痛,腹部有无包块,如发现腹部包块应注意包块的位置、大小、形态、质地、活动度,有无触痛以及波动感,移动性浊音是否为阳性,肠鸣音是否活跃,肛周有无脓肿或肛瘘等,同时应注意检查有无眼炎、口腔及外生殖器溃疡。肠结核、结核性腹膜炎可触及右下腹或脐周包块,包块一般比较固定,质地中等,多有轻至中度压痛,包块与周围组织粘连呈团,分界不清,活动度差;结核性腹膜炎可见少至中量腹水,当腹水量>1000 mL时,叩诊移动性浊音阳性。克罗恩病亦可触及右下腹或脐周包块,包块特点与肠结核相似,但要注意有无穿透至体表的瘘管形成,可有肛瘘及肛周脓肿,可有皮肤结节性红斑、溃疡性皮肤病变、关节炎、口腔溃疡等肠外表现体征。复发性口腔溃疡同时伴有外生殖器溃疡多见于白塞综合征,该病亦可触及右下腹包块,可有皮肤结节性红斑、关节炎等肠外表现。阑尾炎并穿孔被周围组织包裹,可触及右下腹包块,压痛明显。青年患者虽患恶性肿瘤风险低,亦不能完全排除结肠癌及肠淋巴瘤可能,回盲部癌或淋巴瘤可触及右下腹或脐周包块,包块多较硬,有触痛,可引起肠梗阻出现胃肠型、蠕动波,当结肠癌腹腔转移时可出现腹水,腹部叩诊可有移动性浊音阳性,部分患者浅表淋巴结可触及肿大,质地硬,活动度差,可有触痛。

体格检查结果

T 37.7 ℃,R 18 次/min,P 78 次/min,BP 100/65 mmHg,体重 65 kg,身高 180 cm,BMI 20.06 kg/m²

神志清,营养中等,自主体位。全身皮肤、黏膜无苍白,皮肤无结节性红斑、皮肤溃疡,全身浅表淋巴结未触及肿大。结膜无苍白,巩膜无黄染,口腔无溃疡。胸廓对称,无畸形,双肺呼吸音清,未闻及干、湿啰音;心界不大,心率 78 次/min,律齐,各瓣膜听诊区未闻及病理性杂音。腹稍膨隆,未见胃肠型及蠕动波,腹壁静脉无曲张。腹壁柔韧感,右下腹压痛,无反跳痛及腹肌紧张,未触及腹部包块,肝、胆囊、脾未触及肿大,Murphy 征阴性。肝、脾区及双肾区无叩击痛,腹部叩诊鼓音为主,移动性浊音阳性,液波震颤阴性。肠鸣音 5 次/min。肛门及肛周无红肿、瘘管,外生殖器无溃疡。四肢及关节无畸形、红肿,无杵状指(趾),双下肢无水肿。余查体正常。

---

2. 思维引导 经上述查体,有低热,无口腔溃疡,腹稍膨隆,右下腹压痛,无反跳痛及腹肌紧张,未触及腹部包块,移动性浊音阳性,肛门及肛周无红肿、瘘管,外生殖器无溃疡。提示腹水形成,无急性腹膜炎体征,结合临床症状,考虑腹腔慢性炎症或肿瘤,如结核性腹膜炎、腹膜间皮瘤、结肠癌腹腔转移,进一步行实验室检查(血常规、血沉、C 反应蛋白、肿瘤标志物、大便常规等)、针刺试验及电子结肠镜检查,明确诊断。

(三)辅助检查

1. 主要内容及目的

(1)血常规、ESR、CRP:提示有无感染性疾病及免疫相关疾病。

(2)大便常规、真菌涂片及大便培养+药敏试验:明确有无消化道出血、感染情况。

(3)大便抗酸杆菌涂片、PPD 试验、T-spot 检查:明确有无结核病表现,胸部 CT 检查可了解有无肺结核表现。

(4)消化系统肿瘤标志物、结肠镜:明确有无消化道肿瘤及结肠、回肠末端有无炎性溃疡、恶性肿瘤表现,必要时可同时取病变组织送病理检查。

(5)肝功能、肾功能、血糖、电解质化验:提示有无肝功能、肾功能损害,糖尿病,内环境紊乱等。

(6)抗核抗体、ENA 酶谱、免疫球蛋白等免疫性疾病相关化验检查:提示有无免疫性疾病,如白塞综合征。

(7)对全身浅表淋巴结进行超声检查可提示有无淋巴结转移或淋巴瘤表现。

(8)阑尾区彩超:了解有无阑尾炎表现。

(9)针刺试验:提示有无白塞综合征。

辅助检查结果

(1)血常规、CRP、ESR:WBC 5.90×10⁹/L,N% 50.80%,L% 39.60%,RBC 4.25×10¹²/L,Hb 125 g/L,PLT 452.00×10⁹/L,CRP 80.99 mg/L,ESR 37.00 mm/h。

(2)血生化:K⁺ 3.1 mmol/L,余离子正常,肝功能九项、肾功能三项、乳酸脱氢酶、腺苷脱氨酶、空腹血糖均正常。

(3)尿、粪检查:尿常规正常,大便黄褐色,糊状,未见白细胞、红细胞、上皮细胞,未查见寄生虫卵及包囊、脂肪球;大便隐血试验阳性;大便真菌涂片阴性;大便培养示无致病菌生长。

（4）结核病相关检查：大便抗酸杆菌涂片阴性；PPD 试验阳性；T-spot 阳性。

（5）术前四项（乙肝、丙肝、艾滋病、梅毒）：均阴性。

（6）消化系统肿瘤标志物：CA125 550.9 U/mL，CA19-9、CEA、AFP 正常。

（7）免疫学检查：补体、免疫球蛋白正常，ASCA、ANA、ENA 酶谱均阴性。

（8）结肠镜检查：回肠末端可见多发小溃疡，呈类圆形，直径 0.3～0.5 cm，取组织送病理检查；回盲瓣、盲肠、升结肠可见多发片状溃疡，形态不规则，部分溃疡沿肠管周径分布，表面可见结节样增生，肠腔狭窄，取组织送病理检查。

（9）胸部 CT 平扫：①双肺轻度间质性改变伴左肺下叶少许慢性炎症；②双侧胸膜局部稍增厚伴双侧胸腔少量积液；③腹腔中等量积液。

（10）全身浅表淋巴结超声：双侧颈部、腋窝、腹股沟区可见稍大淋巴结，皮髓质分界清。

（11）阑尾区彩超：阑尾壁增厚，大小约 38 mm×7 mm，内回声欠佳，考虑阑尾炎性表现；腹腔中等量积液。

（12）腹水化验：腹水常规，草黄色，微混，李凡他试验（+），有核细胞计数 1720×10⁶/L，单核细胞分类 3.0%，多核细胞分类 3.0%，淋巴细胞分类 92.0%，间皮细胞分类 2.0%，红细胞计数 6280×10⁶/L；腹水生化，白蛋白 34.98 g/L，Cl^- 107.6 mmol/L，葡萄糖 3.25 mmol/L，乳酸脱氢酶 432 U/L，腺苷脱氨酶 38 U/L；腹水脱落细胞学检查，未查见异型细胞。

（13）针刺试验：阴性。

（14）病理结果：（回肠末端）少许黏膜呈慢性炎伴间质急慢性炎细胞浸润，并见炎性渗出及坏死；（升结肠）黏膜慢性炎，间质弥漫性淋巴细胞、浆细胞及少量嗜酸性粒细胞、中性粒细胞浸润，伴隐窝炎，局部见上皮样肉芽肿及炎性肉芽形成，考虑炎症性肠病可能，肠结核不除外。

2. 思维引导　根据患者间断右下腹痛伴腹胀 20 d，伴食欲缺乏、消瘦，伴低热、盗汗，大便次数增加，黄色糊状，无肉眼黏液脓血，无里急后重；查体低热，腹稍膨隆，右下腹压痛，未触及腹部包块，移动性浊音阳性；外院全腹部 CT 平扫检查提示"回盲部肠壁增厚，边界模糊，周围渗出伴多发淋巴结肿大，盆腔积液"；入院后化验提示血小板计数增高，血沉增快，CRP 增高；大便隐血阳性；PPD 试验阳性，T-spot 阳性；结肠镜检查回肠末端可见多发小溃疡，回盲瓣、盲肠、升结肠可见多发片状溃疡，形态不规则，部分溃疡沿肠管周径分布，表面可见结节样增生，肠腔狭窄；病理提示炎症性肠病可能，肠结核不除外；胸部 CT 提示双侧胸膜局部稍增厚伴双侧胸腔少量积液，腹腔中等量积液；阑尾区彩超提示阑尾炎性表现，腹腔中等量积液；腹水为渗出液，白细胞计数明显增加，淋巴细胞为主，未查见异型细胞；针刺试验阴性。综上所述，患者主要为回盲部炎性病变伴腹水，无恶性肿瘤依据，不考虑结肠癌、肠淋巴瘤等恶性肿瘤，结合低热、盗汗、血沉增快、CRP 及血小板增高、PPD 试验阳性、T-spot 阳性，虽病理提示炎症性肠病可能，肠结核不除外，仍首先考虑肠结核并结核性腹膜炎可能性最大；克罗恩病不排除；急性阑尾炎多急性起病，急性腹痛，常伴发热，多为中、高热，血象增高，无化脓、穿孔一般不引起腹水，因此不考虑急性阑尾炎，不排除合并慢性阑尾炎或阑尾结核可能；患者无复发性口腔溃疡、外生殖器溃疡，免疫学检查无异常，针刺试验阴性，不考虑白塞综合征。

（四）初步诊断

分析上述病史、查体、实验室检查结果，支持以下诊断：①肠结核并结核性腹膜炎可能性大；②克罗恩病不除外；③腹水；④阑尾慢性炎症；⑤低钾血症。

二、治疗经过

(一)初步治疗

1.治疗目的及医嘱

(1)注意休息,易消化低渣、低脂饮食,适当补充蛋白质。

(2)试验性抗结核治疗:异烟肼 0.3 g/次,每日 1 次;利福平 0.6 g/次,每日 1 次;乙胺丁醇 1.5 g/次,每日 1 次;吡嗪酰胺 2.0 g/次,每日 1 次。

(3)患者自主进食较少,给予静脉营养支持治疗:复方氨基酸注射液 18AA 250 mL+水溶性维生素 1 支+脂溶性维生素 1 支,每日 1 次,静脉滴注。

(4)纠正离子紊乱、补充热量:10%葡萄糖溶液 500 mL+10%氯化钾注射液 15 mL 每日 1 次,静脉滴注;氯化钾颗粒,1.5 g 餐后冲水口服,每日 3 次。

(5)对症治疗:匹维溴铵 50 mg/次,每日 3 次,口服;复方嗜酸乳杆菌片 1.0 g/次,每日 3 次,口服;健胃消食口服液,1 支/次,每日 2 次,口服。

2.思维引导

患者诊断为肠结核并结核性腹膜炎可能性大,给予试验性抗结核 4 周观察疗效。首先应注意休息,摄入不足需适当补充热量、蛋白质及多种维生素,合并低钾血症,应予以补钾纠正电解质紊乱,患者腹痛、腹泻、食欲缺乏,可给予调节肠蠕动、补充肠道益生菌、助消化药物协助改善症状。除此之外,最关键的治疗是抗结核的化学治疗,强调早期、规律、全程、适量、联合的治疗原则,整个治疗方案分强化和巩固两个阶段。因抗结核化学药物不良反应多见,治疗期间应密切监测药物不良反应。异烟肼主要不良反应为周围神经炎,如发生周围神经炎可服用维生素 B_6(吡哆醇),偶有肝功能损害;利福平主要不良反应为肝功能损害和过敏反应,如出现转氨酶轻度增高,可继续服药,密切观察肝功能变化并服用保肝药物,如出现黄疸或严重过敏反应需立即停药;乙胺丁醇主要不良反应为视神经炎,应在治疗前测定视力及视野,治疗中密切观察,如发现视力异常应及时就医;吡嗪酰胺主要不良反应为胃肠不适、肝功能损害、高尿酸血症、关节痛,如出现轻度不良反应可予以对症治疗,出现严重不良反应时需停药。

(二)治疗效果

1.症状   20 d 后体温完全正常,盗汗症状消失,腹胀缓解,腹痛明显减轻,大便 1~2 次/d,饮食基本正常。

2.体格检查   体温正常,神志清楚,精神良好,心肺查体无异常,腹平坦,右下腹轻微压痛,移动性浊音阴性。

3.辅助检查   服药一周复查血生化:TBIL 16.94 μmol/L,ALB 38.82 g/L,ALT 78.60 U/L,AST 84.20 U/L,ALP、GGT 正常,肾功能三项(肌酐、尿素氮、尿酸)正常,电解质四项正常,CRP 49.26 mg/L;ESR 28.00 mm/h。

4.后续治疗   抗结核药物继续服用,同时给予口服复方甘草酸苷片 2 片/次,每日 3 次。

(三)复诊结果

1.用药 1 月后复查结果

(1)血常规:WBC $6.30×10^9$/L,N% 62.50%,L% 31.20%,RBC $5.92×10^{12}$/L,Hb 136 g/L,PLT $311.00×10^9$/L。

(2)CRP 9.62 mg/L,ESR 12.00 mm/h。

(3)血生化:肝功能九项,ALT 46.20 U/L,AST 34.80 U/L,胆红素正常,肾功能三项、电解质四项正常。

(4)尿、粪检查:尿常规正常,大便常规正常,大便隐血试验阴性。

（5）阑尾彩超及腹腔探查：阑尾大小正常，周边可见稍大淋巴结，未查见腹水及占位性病变。

2.用药2个月后复查结果 结肠镜：回肠末端多发小溃疡，回盲瓣、盲肠、升结肠可见多发片状溃疡，溃疡均较前缩小，边界清晰，黏膜充血、水肿明显改善。

（四）修正诊断

分析上述病史、查体、实验室检查结果及治疗效果，修正诊断为：①肠结核并结核性腹膜炎；②腹水；③低钾血症。

三、思考与讨论

患者青年男性，既往体健，本次"以间断右下腹痛伴腹胀20 d"为主诉来诊，伴食欲缺乏、消瘦，伴低热、盗汗，大便次数增加，黄色糊状，查体右下腹压痛，移动性浊音阳性；腹部CT提示"回盲部肠壁增厚，边界模糊，周围渗出伴多发淋巴结肿大，盆腔积液"；血常规提示血小板计数增高，血沉增快，CRP增高；大便隐血阳性；PPD试验阳性，T-spot阳性；结肠镜检查回肠末端可见多发小溃疡，回盲瓣、盲肠、升结肠可见多发片状溃疡，形态不规则，部分溃疡沿肠管周径分布，表面可见结节样增生，肠腔狭窄；病理提示炎症性肠病可能，肠结核不除外；腹水为渗出液，白细胞计数明显增加，淋巴细胞为主，未查见异型细胞。以上信息均支持肠结核伴结核性腹膜炎，应与克罗恩病相鉴别。克罗恩病以腹痛、腹泻、腹部肿块、瘘管形成、肠梗阻、体重下降为主要临床特点，可伴有发热、贫血、营养障碍及关节、皮肤、眼、口腔黏膜、肝等肠外损害，结合该患者病理结果，克罗恩病不能完全排除，该患者抗结核治疗有效，可排除克罗恩病。应与肠淋巴瘤相鉴别，青年相对多见，小肠较结肠多发，常表现为腹痛、腹胀、腹部包块、腹泻、发热、消瘦、贫血，可合并消化道出血、穿孔，症状多呈逐渐加重，确诊须依靠病理学检查，该患者病理检查结果不支持肠淋巴瘤诊断。应与结肠癌鉴别，中老年人多发，早期无明显特异性表现，中晚期患者可有腹痛、腹胀、大便习惯与粪便性状改变、腹部肿块、消瘦，可合并肠梗阻、消化道出血，右半结肠癌贫血、低热多见，发生腹腔转移时可出现腹水，确诊须依靠病理学检查，该患者病理检查结果不支持结肠癌诊断。应与白塞综合征鉴别，临床上以复发性口腔溃疡、外生殖器溃疡及眼色素膜炎为特点，可累及全身多个器官，属于自身免疫性疾病，消化道是白塞综合征常见受累部位，肠白塞综合征临床症状以腹痛最常见，可伴腹泻、腹胀、腹部包块，可合并消化道出血、肠梗阻、肠穿孔或肛周病变，发病部位以回盲部多见，针刺试验阳性，该患者无白塞综合征典型临床症状，针刺试验阴性，免疫学相关抗体等指标无异常，不支持白塞氏综合征。应与阑尾炎鉴别，急性阑尾炎典型症状为转移性右下腹痛，常伴发热，多为中高热，发热时常伴畏寒、寒战，可伴腹胀、恶心、呕吐，部分患者可有腹泻，阑尾化脓或穿孔包裹时可有腹部包块，病变局限于阑尾、盲肠，该患者为低热，血象不高，超声提示阑尾壁增厚，但结肠镜提示病变位于回肠末端、盲肠、升结肠，且院外以阑尾炎抗感染治疗无效，不支持阑尾炎诊断。

腹腔结核包括胃、肝、脾、肠、生殖器、腹膜及肠系膜淋巴结结核等，其中以肠结核及结核性腹膜炎多见。肠结核多见于青壮年，腹痛多位于右下腹，为隐痛或钝痛，并发肠梗阻时呈阵发性绞痛，伴腹胀、肠鸣音亢进、肠型与蠕动波；常伴排便异常，溃疡型肠结核常见腹泻，每日2~4次，呈糊状，无里急后重；有时腹泻与便秘交替；增生型肠结核常见便秘；增生型腹部肿块亦常见，常位于右下腹，比较固定，质中等，有压痛；溃疡型可有结核毒血症表现，为长期低热、盗汗、乏力，还可出现消瘦、贫血等。肠结核并发肠梗阻、结核性腹膜炎多见，瘘管、腹腔脓肿、肠出血少见。结核性腹膜炎可继发于肺结核，更常见于腹腔内其他脏器结核直接蔓延，尤其是肠结核多见。结核性腹膜炎患者腹痛常位于脐周、下腹或全腹，为持续性隐痛、钝痛，偶可表现为急腹症，系因干酪样坏死病灶破溃引起，也可由肠结核急性穿孔引起；渗出型、干酪型结核毒血症常见，常见发热与盗汗；粘连型及干酪型腹部包块常见，常位于脐周；结核性腹膜炎患者可有腹水形成，常伴腹胀、食欲缺乏，腹壁触诊常有柔韧感,腹水以少量至中量多见,为渗出液,草黄色,少数为淡红色,偶见乳糜性,比重>1.018,蛋白质含量常大于30 g/L,白细胞计数>$500×10^6$/L,以淋巴细胞为主,腺苷脱氨酶可增高,普通细菌培养阴性,腹水脱落细胞学检查无异型细胞。

　　该病例的学习重点是鉴别诊断,这要求详细的问诊、全面的体格检查并进行有针对性的辅助检查,这是一个锻炼临床思维能力的过程,也是知识水平不断提高的过程,以后碰到类似病例可以举一反三,尽早找出正确诊断。

四、练习题

　　1.肠结核与克罗恩病的鉴别要点有哪些?

　　2.结核性腹膜炎患者腹水的特点有哪些?

　　3.抗结核治疗的常用化学药物及药物的常见不良反应有哪些?

五、推荐阅读

[1]陈灏珠,钟南山,陆再英.内科学[M].9版,北京:人民卫生出版社,2018.

[2]唐承薇,张澍田.内科学消化内科分册[M].北京:人民卫生出版社,2015.

[3]陈旻湖,张澍田.消化内科学[M].北京:中华医学电子音像出版社,2019.

（闫春晓　曹新广）

案例 34 **幽门螺杆菌检测解读**

一、病历资料

（一）门诊接诊

1. 主诉　间断上腹隐痛 1 个月。

2. 问诊要点　腹痛为消化系统常见的症状，问诊时应着重询问腹痛的部位、性质、持续时间以及有无放射痛，注意此次发病的诱因、与进食、活动的关系、有无加重或缓解因素等。

3. 问诊内容

（1）诱因：有无饮酒、进食不洁食物、服用药物等诱发因素。

（2）主要症状：患者间断上腹隐痛 1 个月，慢性病程，最常见的疾病包括慢性胃炎、消化性溃疡、慢性胆囊炎、胰腺疾病、胃肠功能紊乱等。同时应注意询问腹痛有无节律性，餐后痛常见于胃溃疡、胃炎、胆胰疾病、缺血性肠病，饥饿痛或夜间痛常见于十二指肠球部溃疡。

（3）伴随症状：有无食欲缺乏、恶心、反酸、烧心、嗳气等，如有则考虑多与胃十二指肠疾病相关；有无发热、黄疸，如有则一般与肝胆胰疾病相关；有无胸痛、胸闷，如有则应与心肺疾病鉴别。

（4）诊疗经过：是否就诊过，是否用药，什么药，药物剂量，效果如何。

（5）既往史：患者为中年女性，慢性病程，外院检查提示幽门螺杆菌现症感染，应着重询问有无慢性胃炎、消化不良、消化性溃疡、胃增生性息肉、胃癌、胃 MALT 淋巴瘤疾病史，有无慢性心脑血管疾病、糖尿病史，是否需长期服用 NSAID，有无不明原因缺铁性贫血、原发免疫性血小板减少症、维生素 B_{12} 缺乏疾病，这些疾病可能与幽门螺杆菌感染有关，如患者无肝、胆、胰疾病史，可有慢性腹痛、腹胀、食欲缺乏等。有无胃部手术史，有无青霉素等药物过敏史。

（6）个人史：着重询问平素饮食习惯，是否规律，是否偏爱辛辣刺激饮食，是否经常在外就餐，是否习惯使用公筷，有无烟酒嗜好。

（7）家族史：有无胃癌家族史，共同生活的家庭成员是否有幽门螺杆菌感染，肿瘤病史有家族遗传倾向，幽门螺杆菌感染有家族聚集性。

问诊结果

患者女性，46 岁，1 个月前无明显诱因开始出现间断上腹隐痛，主要位于剑突下，进食后多见，与活动及体位无关，无放射痛，偶有轻微腹胀、嗳气，无反酸、烧心，无恶心、呕吐，无呕血、黑便,无胸痛、胸闷,无发热、盗汗,自行控制饮食后症状可改善,1 d前于外院行^{14}C尿素呼气试验检查提示"阳性",未治疗,因听说幽门螺杆菌感染后可能患胃癌,心理恐慌,为求进一步诊治,遂前来就诊。自发病以来,神志清,精神可,食欲可,食量稍减少,睡眠可,大、小便正常,体重无明显变化。既往体健,无手术史,有应用青霉素药物史,无药物等过敏史。无烟酒等不良嗜好。配偶曾体检^{13}C呼气试验阳性,未予处理。家族中无消化系统肿瘤病史。

4.思维引导　患者间断上腹隐痛1个月,偶有轻微腹胀、嗳气,进食后多见,控制饮食后可改善,餐后痛常见于胃溃疡、胃炎、胆胰疾病、缺血性肠病;外院行^{14}C尿素呼气试验检查提示"阳性",幽门螺杆菌感染与慢性胃炎、消化不良、消化性溃疡和胃癌的发生有密切的联系。可进一步完善腹部超声、胃镜检查协助诊断。患者既往体健,无不良嗜好,无心脑血管疾病、糖尿病等慢性病史,结合患者腹痛特点,缺血性肠病、冠心病可能性小。因此,在查体时应重点行腹部查体,查明腹部有无胃型,有无振水音,有无压痛、腹肌紧张及反跳痛,压痛部位,有无腹部包块,肝、胆触诊是否正常,肝区有无叩击痛,叩诊有无移动性浊音,肠鸣音听诊是否正常等。

(二)体格检查

1.重点检查内容及目的　患者消化系统疾病可能性大,因此,应重点进行腹部查体。注意观察腹部外形,有无胃肠型及蠕动波,胃型提示幽门梗阻可能,如有胃型应进一步查振水音;如出现瘀点或瘀斑,可见于过敏性紫癜或重症胰腺炎。注意肠鸣音听诊,肠鸣音减弱提示肠麻痹,肠鸣音活跃见于机械性肠梗阻、肠道炎症等。注意腹部有无压痛,注意压痛的位置、范围,有无反跳痛及腹肌紧张;如有腹部包块应注意包块的特点,是否可能为消化系统恶性肿瘤;有无Murphy征阳性表现,如有则提示胆囊炎;肝区叩诊如有叩击痛,提示肝胆疾病可能,移动性浊音阳性提示有腹水形成,可见于肝硬化、腹腔肿瘤腹膜转移、结核性腹膜炎等。

体格检查结果

T 36.2 ℃,R 15 次/min,P 72 次/min,BP 138/85 mmHg

神志清,精神可,营养中等,全身皮肤巩膜无黄染,结膜、口唇无苍白。心、肺听诊无异常。腹部平坦,未见胃肠型及蠕动波,无瘀点、瘀斑,剑突下轻压痛,无腹肌紧张及反跳痛,未触及腹部包块,肝、脾肋缘下未触及,Murphy征阴性,肝区、双肾区无叩击痛,移动性浊音阴性,肠鸣音5 次/min,双下肢无水肿。

2.思维引导　经上述检查有剑突下轻压痛,无反跳痛及腹肌紧张,其他查体均阴性,提示胃部疾病可能性大,肝、胆、胰腺疾病可能性小,心、肺疾病可能性小,进一步行实验室检查、胸片、心电图、腹部超声及电子胃镜检查,明确诊断。

(三)辅助检查

1.主要内容及目的

(1)血常规、CRP:进一步明确有无感染性疾病。

(2)传染病四项:电子胃镜检查前要明确有无传染性疾病。

(3)肝功能、血液淀粉酶:提示有无活动性肝炎、胰腺炎。

(4)胸部正位片:明确肺部情况及心脏大小。

(5)心电图:明确是否有心肌缺血、心律失常等。

（6）肝胆胰脾超声：可明确是否有肝、胆、胰腺疾病。

（7）电子胃镜：可视下观察上消化道黏膜，明确有无活动性胃炎、胃黏膜糜烂、萎缩、肠化生、消化系溃疡、胃癌、MALT淋巴瘤等疾病表现。

辅助检查结果

（1）血常规、CRP未见异常。

（2）传染病四项：全阴性。

（3）肝功能、血液淀粉酶：均正常。

（4）胸部正位片检查：未见异常。

（5）心电图检查：未见异常。

（6）肝胆胰脾超声检查：未见异常。

（7）电子胃镜：①食管正常；②活动性非萎缩性胃炎；③十二指肠球部及降段未见异常。

---

2. 思维引导　患者中年女性，慢性上腹隐痛，偶有轻微腹胀、嗳气，进食后多见，控制饮食后可改善。血常规、CRP、肝功能、血液淀粉酶、胸部正位片、心电图、肝胆胰脾超声检查均未见明显异常，可排除心、肺、肝胆胰疾病，考虑胃十二指肠疾病可能性大，进一步行电子胃镜检查提示：活动性非萎缩性胃炎，考虑患者腹痛等症状与活动性胃炎有关；此外，患者外院行^{14}C尿素呼气试验检查结果"阳性"，提示有幽门螺杆菌现症感染。

（四）初步诊断

分析上述病史、查体、检验检查结果，支持以下诊断：①慢性非萎缩性胃炎；②幽门螺杆菌感染。

二、诊疗经过

1. 初步治疗　给予四联抗幽门螺杆菌并对症治疗，疗程共2周。

（1）泮托拉唑钠肠溶胶囊：1次40 mg，早晚饭前30 min各1次。

（2）枸橼酸铋钾颗粒：1次0.6 g，早晚饭前30 min各1次。

（3）阿莫西林胶囊：1次1.0 g，早晚饭后30 min各1次。

（4）呋喃唑酮片：1次0.1 g，早晚饭后30 min各1次。

（5）盐酸伊托必利片：1次50 mg，三餐前30 min各1次。

2. 思维引导　交代患者注意事项：服药前后1周及服药期间忌酒，服药期间大便发黑，尿黄，与药物有关，正常现象，服药期间注意观察有无皮疹、胸闷等过敏表现，疗程结束后如症状缓解，停药后1~2个月期间复查^{14}C或^{13}C尿素呼气试验。

治疗效果

服药后上腹痛等症状逐渐完全缓解，服药期间无不良反应，患者停药1个月后复诊，复查^{13}C尿素呼气试验阴性。

三、思考与讨论

幽门螺杆菌感染是一种感染性疾病，全球感染率高达50%，尤其在发展中国家感染率居高不下，造成了沉重的公共卫生负担，根除幽门螺杆菌可有效控制相关疾病的进展，降低相关疾病的发生风险。那么,首先需要了解幽门螺杆菌的特点、哪些人群需要进行幽门螺杆检测以及选择哪种检测方法。

幽门螺杆菌是一类在显微镜下呈螺旋形或弧形的需氧细菌,与慢性胃炎、消化不良、消化性溃疡和胃癌的发生有密切的联系。该菌的生长繁殖对营养要求较高,而且它可以抵抗胃酸,所以进入人体后可以在胃黏膜上皮细胞中生存并繁殖,在这个过程中会产生大量的侵袭因子和毒素,促使消化性溃疡甚至胃癌的发生。

1. 分型   根据幽门螺杆菌的毒性,可以将其分为Ⅰ型菌株(致病株)和Ⅱ型菌株(非致病株)。

Ⅰ型菌株(致病株):Ⅰ型菌株含有产毒因子细胞毒素相关蛋白 A 和空泡毒素 A,具有较强的毒性作用,感染Ⅰ型菌株后需要接受正规的根除治疗。Ⅱ型菌株(非致病株):Ⅱ型菌株不含有产毒因子细胞毒素相关蛋白 A 和空泡毒素 A,毒性弱。目前研究者认为感染Ⅱ型菌株后可以不必治疗,密切复查随访即可。

人类是目前幽门螺杆菌感染唯一明确的传染源,儿童是易感人群。目前研究人员认为幽门螺杆菌可以通过唾液、呕吐物、粪便等途径在人与人之间传播,尤其是家庭内长辈与孩子之间的亲密接触可能是导致幽门螺杆菌感染的重要因素,因此幽门螺杆菌感染存在明显的家族聚集性。

2. 症状   不同阶段的感染者可能有不同的症状,在感染幽门螺杆菌的早期,多数患者可能没有任何症状,幽门螺杆菌感染后主要包括 3 个阶段。①慢性胃炎期:随着幽门螺杆菌在胃内的繁殖,患者会出现慢性胃炎的症状,表现为中上腹疼痛不适,可有饱胀、钝痛,或烧灼感,还可能有食欲下降、恶心和嗳气等消化不良症状。②消化性溃疡期:随着疾病进一步发展,幽门螺杆菌可能诱发消化性溃疡,包括胃溃疡和十二指肠溃疡,反复腹痛是溃疡最主要的症状,胃溃疡多以餐后腹痛多见,而十二指肠球部溃疡以饥饿痛或夜间痛多见。除此之外,患者还可能伴有恶心、食欲下降等消化不良症状,有时与慢性胃炎不易鉴别。如果溃疡持续发展,可能会出现溃疡穿孔和出血等急性并发症,常表现为剧烈腹痛、腹膜炎体征、呕血、便血,出血量较大时,可伴有全身乏力,甚至可能会突然休克晕厥。③胃癌期:如果幽门螺杆菌持续感染,或胃溃疡经久不愈,极少数感染幽门螺杆菌者会发生胃癌,患者可能会出现进行性加重的腹痛、腹胀、食欲缺乏、乏力、进行性体重下降等症状。

因而,对于疑诊或诊断为慢性胃炎、消化不良、消化性溃疡、胃增生性息肉、胃癌、胃 MALT 淋巴瘤的患者,有胃癌家族史的患者,共同生活的家庭成员有感染幽门螺杆菌的患者,计划长期服用 NSAID、长期服用 PPI 的患者,不明原因缺铁性贫血的患者,原发免疫性血小板减少症的患者,维生素 B_{12} 缺乏的患者,或者有检查意愿的患者,均应进行幽门螺杆菌的检测。幽门螺杆菌(H. pylori)感染的检测分为侵入性和非侵入性两类。侵入性检测方法依赖于胃镜检查,包括快速尿素酶试验(RUT)、胃黏膜组织切片染色(如 HE,Warthin rry 银染、改良 Giemsa 染色、甲苯胺蓝染色、免疫组化染色等)镜检、细菌培养、聚合酶链式反应(PCR)检测,后两者多用于细菌药敏检测。非侵入性检测方法包括 ^{13}C 或 ^{14}C 尿素呼气试验(UBT)、单克隆 H. pylori 大便抗原检测(HpSA)和血 H. pylori 抗体检测,其中 UBT 是临床上最受推荐的方法,具有准确性相对较高、操作方便,以及不受 H. pylori 在胃内灶性分布干扰等优点。血 H. pylori 抗体 IgG 检测阳性不一定是现症感染,既往感染 H. pylori 除菌后也可以出现阳性结果,因此不能用于根除治疗后复查,通常用于流行病学调查。HpSA 具有很高的准确性,但目前临床可及性较差。

3. 幽门螺杆菌检测结果解读

(1)快速尿素酶试验:阳性表示现症感染,阴性不能除外感染,因其结果受试剂 pH、取材部位、组织大小、细菌量、观察时间、环境温度、服用抑酸药或抗生素等多因素影响,可同时于胃体和胃窦各取两块组织进行检测。

(2)尿素呼气试验:阳性可确认现症感染,检测值处于临界值时,结果不可靠,可采取其他方式检测或隔一段时间复查;如近 1 个月内有服用抑酸药或抗生素,可出现假阴性结果,建议停药 1 个月后再检测尿素呼气试验;胃大部切除术后患者的呼气试验准确性下降,可应用组织学检测、RUT。

（3）细菌培养:阳性可确认现症感染,阴性不能除外感染,同时取两块组织进行检测(胃窦和胃体各一块),适当的标本转送可提高检测的敏感性。特异性高,多用于进行药敏试验和细菌学研究,临床较少采用。

（4）组织学检测:不同染色方法的检测结果存在一定差异。阳性可确认现症感染,阴性不能除外感染,同时取两块组织进行检测(胃窦和胃体各一块),可以提高检测的敏感性。当患者胃黏膜组织学表现为慢性活动性炎症而常规染色(HE 染色)为阴性时,可行特殊染色,或者使用其他方法再次检测。

（5）大便抗原检测:准确性与尿素呼气试验相当。

（6）血清抗体检测:反映一段时间内 H. pylori. 感染情况,部分试剂盒可同时检测 CagA 和 VacA 抗体。不同试剂盒检测的准确性差异较大,与其他细菌抗原有一定交叉反应。本方法主要适用于流行病学调查。消化性溃疡出血、胃 MALT 淋巴瘤和胃黏膜严重萎缩等疾病患者存在 H. pylori 检测干扰因素或胃黏膜 H. pylori 菌量少,而血清学试验则不受这些因素影响,H. pylori 抗体阳性亦可视为该类患者存在幽门螺杆菌现症感染,但是不能用于治疗后复查。

注意事项:①以尿素酶为基础的 H. pylori 检测(RUT 和 UBT)前必须停用 PPI 至少 2 周,停用抗菌药物、铋剂和具有抗菌作用的中药至少 4 周。H_2受体拮抗剂对检测结果的影响小,抗酸剂则无影响。②H. pylori 根除治疗后应常规评估根除效果,评估的时间应在完成治疗后至少 1 个月;最佳的评估方法是 UBT,HpSA 可以作为备选。

四、练习题

1. 幽门螺杆菌感染途径有哪些?
2. 幽门螺杆菌感染与哪些疾病的发生相关?
3. 幽门螺杆菌的检测方法有哪些? 怎样解读检测结果?

五、推荐阅读

[1]葛均波,徐永健.内科学[M].9 版.北京:人民卫生出版社,2018.
[2]万学红,卢雪峰.诊断学[M].9 版.北京:人民卫生出版社,2018.
[3]中华医学会,中华医学会杂志社,中华医学会全科医学分会,等.幽门螺杆菌感染基层诊疗指南(2019 年)[J].中华全科医师杂志,2020,19(5):397-402.
[4]上海市医学会消化系病专科分会幽门螺杆菌相关疾病学组.幽门螺杆菌感染基层诊疗指导意见[J].上海医学,2022,45(11):737-741.

（杨文义　杨荟玉）

案例 35　肝功能评估

一、病历资料

（一）门诊接诊

1. 主诉　恶心、呕吐 10 d。

2. 问诊重点　恶心、呕吐是消化内科最常见的症状之一，但病因并不局限于胃肠道疾病，包括多方面因素，几乎涉及各个系统。问诊时应注意患者既往病史，此次起病有无诱因，有无发热等感染征象，伴随症状也有助于锁定病变系统。

3. 问诊内容

(1) 诱发因素：有无不洁饮食、饮酒、服用药物等诱发因素。

(2) 主要症状：询问急起或缓起，呕吐的时间，晨起还是夜间、间歇或持续，与饮食、活动等有无关系；呕吐物的特征、性状及气味，由此可以推测是否有中毒、消化道器质性梗阻等。症状发作频率、持续时间、严重程度等。还应询问加重与缓解因素。

(3) 伴随症状：注意伴随症状的询问，有助于判断病变系统。伴腹痛、腹泻者多见于急性胃肠炎或细菌性食物中毒、霍乱、副霍乱及各种原因的急性中毒。伴厌油、眼黄、尿黄则要考虑肝脏疾病。伴右上腹痛及发热、寒战或有黄疸者应考虑胆囊炎或胆石症。伴水肿、少尿则要考虑肾脏疾病。伴头痛及喷射性呕吐者常见于颅内高压症或青光眼。伴眩晕、眼球震颤者，见于前庭器官疾病。应用某些药物如抗生素与抗癌药物等，则呕吐可能与药物不良反应有关。

(4) 诊治经过：院前做过哪些辅助检查，结果如何，有助于鉴别诊断。用药否，用何种药、具体剂量、效果如何。

(5) 既往史：询问以往同样的发作史、过去腹部手术史，有无急慢性肝病病史、肾病病史、高血压病史、糖尿病病史。

(6) 个人史：注意询问患者饮酒史，注意平均每天饮酒量、饮酒时长、戒酒时间、有无近期大量饮酒史。不良饮食习惯的患者是消化道传播疾病的易感人群。

(7) 家族史：注意询问家属及共同生活家庭成员有无相同症状，消化道传播疾病可能存在家庭聚集性。

问诊结果

患者中年男性，既往体健，无肝脏疾病、肾脏疾病、高血压、心脏病、糖尿病、眩晕等病史。饮酒20年，近5年饮酒频繁，量不详，近20 d来连续饮酒，250 mL/d，戒酒10 d。经常在外饮食，喜食醉虾、醉蟹等。起病前无服药史。共同生活家庭成员无类似症状。10 d前出现恶心、呕吐，恶心症状持续存在，呕吐每天2~3次，进食后加重，呕吐出胃内容物后恶心症状暂感缓解。伴乏力、厌油、食欲缺乏，伴低热，热峰37.8 ℃，可自行退热。不伴腹痛、腹泻、便秘、头痛、眩晕、水肿。3 d前至当地医院就诊，胃镜示：慢性食管炎、慢性浅表性胃炎，予以奥美拉唑、多潘立酮、复方消化酶口服，症状稍好转，但仍感恶心。1 d前来院就诊，肝功能示：谷丙转氨酶1869 U/L、谷草转氨酶434 U/L、谷氨酰转肽酶438 U/L、碱性磷酸酶330 U/L、总胆红素65.50 μmol/L、直接胆红素53.50 μmol/L，肾功能、电解质、血糖、血脂、血常规正常范围内。自发病以来，食欲差，睡眠正常，大便正常，小便量如常、色稍深，精神正常，体重下降5 kg。

4. 思维引导　患者既往体健，以恶心、呕吐消化道症状急性起病，起病前有大量饮酒，并可能有不洁饮食，急性胃炎自然作为首要考虑。胃镜检查，胃内黏膜未见明显急性炎症改变，亦未见梗阻性病变。予以肝功能检查时发现患者转氨酶明显升高，恶心、呕吐的原因实为肝炎。患者无慢性病毒性肝炎病史，无服药史，无自身免疫性疾病病史。有饮酒史，近20 d内大量饮酒（折合纯酒精量>80 g/d），酒精性肝病作为首要考虑的肝炎原因。但患者长期在外饮食，喜食生食，病程中有低热，急性病毒性肝炎也应作为鉴别诊断进行进一步检查。

(二)体格检查

1. 重点检查内容及目的　患者急性肝炎可能性大,应注意腹部体征。注意患者是否有巩膜、皮肤黄染,肝、脾触诊有无肝大、肝区叩击痛,有无面色晦暗、蜘蛛痣、肝掌等慢性肝病体征,有无腹壁静脉曲张、脾大、移动性浊音阳性等门静脉高压体征。还应注意患者的意识状态、是否能诱发出扑翼样震颤(是否可能合并有肝性脑病)、皮肤上是否有瘀斑及瘀点(提示可能有明显凝血功能障碍或血小板减低)、双下肢是否有凹陷性水肿(提示可能有低蛋白血症)、腹部压痛及反跳痛(提示可能合并自发性腹膜炎)等肝功能失代偿及并发症体征。

体格检查结果

T 36.5 ℃,R 19 次/min,P 93 次/min,BP 102/64 mmHg,身高 183 cm,体重 71.0 kg

神志清,正常面容,全身皮肤无明显黄染,巩膜轻度黄染。全身皮肤、黏膜无瘀斑、瘀点,无肝掌,无蜘蛛痣。心、肺查体无异常。腹平坦,无腹壁静脉曲张,无胃肠型,无蠕动波,腹式呼吸存在。腹部无压痛、反跳痛。腹部柔软、无包块。肝肋缘下未触及,脾肋缘下未触及,Murphy 征阴性,移动性浊音阴性,无液波震颤,肠鸣音正常,5 次/min,无过水声,无血管杂音。双下肢无凹陷性水肿。

---

2. 思维引导　经上述检查仅有巩膜轻度黄染阳性体征,无急性胆囊炎或胆管炎体征,无慢性肝病体征,无其他系统疾病体征,支持急性肝炎可能性大。需进一步行实验室检查及影像学检查,若无病毒性肝炎(甲肝、戊肝、乙肝、丙肝、EBV 感染、CMV 感染等)、自身免疫性肝炎(自身免疫性肝炎也可急性起病,呈急性肝炎样表现)、肝外血管或胆管异常、肝占位等相关证据,若影像学提示脂肪肝,则考虑酒精性肝炎可能。

(三)辅助检查

1. 主要内容及目的

(1)肝功能、肾功能、电解质、血糖、血脂:评价肝损伤类型、损伤程度,查看有无肝肾综合征并发症以及内环境紊乱失衡。

(2)血常规:评价有无感染并发症,也可通过有无脾功能亢进初步判断急、慢性肝病。

(3)凝血功能:评价肝脏合成功能。

(4)血氨:评价肝脏解毒能力。

(5)AFP:判断有无肝癌的可能,也可评价肝细胞再生情况。

(6)肝纤维化四项:判断肝脏有无纤维化进展。

(7)传染病四项、甲肝、戊肝抗体、EBV-DNA、CMV-DNA:判断是否有病毒性肝炎证据。

(8)自免肝 12 项、炎症七项:判断是否可能是自身免疫性肝病。

(9)腹部超声:通过肝、脾形态初步判断急、慢性肝病,查看肝内外胆管情况,入肝及出肝血管情况,有无肝占位,肝脏是否呈脂肪肝表现。

(10)肝实时剪切波弹性:评价肝纤维化程度,区分急、慢性肝病。

辅助检查结果

(1)肝功能:ALT 1869 U/L,AST 434 U/L,GGT 438 U/L,ALP 330 U/L,ALB 44.4 g/L,球蛋白(Glo) 30.1 g/L,TBIL 65.5 μmol/L,DBIL 53.5 μmol/L,总胆汁酸(TBA)33.8 μmol/L;肾功能、电解质、血糖、血脂均在正常范围内。

（2）血常规：WBC 8.28×10⁹/L，RBC 5.79×10¹²/L，Hb 178 g/L，PLT 300×10⁹/L。

（3）凝血功能：PT% 97.20%，INR 1.00。

（4）血氨：105.8 μmol/L。

（5）AFP：19 ng/mL。

（6）肝纤维化四项：HA、LN、PIIIPN-P 均正常范围内，Col Ⅳ 34.10 ng/mL。

（7）传染病四项：乙肝表面抗体（+），余全阴性；丙肝抗体（-）。

（8）甲肝抗体：IgG（-）、IgM（-）。

（9）戊肝抗体：IgG（+）、IgM（+）。

（10）EBV-DNA<5.00×10²/mL；CMV-DNA<5.00×10²/mL。

（11）自免肝 12 项：全阴性。

（12）免疫球蛋白+补体：均正常范围内。

（13）腹部超声：肝大小形态正常，包膜光滑，实质回声增粗、减低，肝内血管走行自然，门静脉主干内径 10 mm。胆囊大小正常，约 65 mm×20 mm，壁不厚，毛糙，内透声好。肝内外胆管未见增宽。脾厚径 45 mm，长径约 140 mm，包膜光滑，实质回声均匀。胰腺可视范围内大小形态正常，实质回声均匀，胰管无扩张。提示肝弥漫性回声改变、胆囊壁毛糙、脾大。

（14）肝实时剪切波弹性：5.9 kPa。

2. 思维引导　患者恶心、呕吐 10 d，伴乏力、厌油、食欲缺乏、低热、体重减轻，查体见巩膜轻度黄染，是通过肝功能的相关检查结果异常确定原因是肝损伤。肝功能检查是通过各种生化试验检测与肝功能代谢有关的各项指标、反映肝功能基本状况的检查。肝功能的种类很多，反应肝功能的实验已经达到 700 多种，新的试验还在不断地发展和建立，主要包括四大类。

（1）反映肝细胞损伤的指标：主要包括 ALT、AST 等，其中 ALT 是最常用的敏感指标，1% 的肝细胞发生坏死时，血清 ALT 水平即可升高 1 倍。AST 持续升高，数值超过 ALT 往往提示肝实质损害严重，是慢性化程度加重的标志。但该两个指标是根据肝细胞膜的完整性间接反映肝脏损伤的，所以对于肝损伤早期预测效果并不理想。越来越多新的反映肝细胞损伤的新指标用于临床，例如通过检测血清样本中角蛋白 18（CK18）M30 和 M65 的浓度，评估肝脏发生凋亡和坏死的程度，早期发现隐匿性肝病患者。

（2）反映胆红素代谢及胆汁淤积的指标：主要包括血清总胆红素、尿胆红素、血胆汁酸（TBA）、γ-谷氨酰转肽酶（γ-GT）及碱性磷酸酶（ALP）等。血清胆红素水平反映了肝细胞通过肝脏网状内皮系统对胆红素进行摄取、结合和排泄的能力。当肝细胞受损时，肝脏对胆红素的处理能力下降，血胆红素水平升高。除了原发性肝脏病变，肝前的病理生理改变（溶血）或肝后阻塞（外科性胆管梗阻）等同样可引起血胆红素水平升高，应注意鉴别诊断。当存在肝实质损害或毛细胆管到胆总管开口任何层面的胆汁淤积或胆道梗阻时均可导致 ALP 和 GGT 升高。胆汁酸代谢谱也广泛应用于临床，采用液相色谱-质谱联用（LC/MS）技术可一次性对 15 种胆汁酸亚型分子和血清总胆汁酸进行定量测定，对于多种肝胆疾病具有预警作用。

（3）反映肝脏贮备功能的指标：血清蛋白（ALB）和凝血酶原时间（PT）是通过检测肝合成功能以反映其贮备能力的常规试验。血清白蛋白仅由肝合成，半衰期为 21 d，可反映肝在一定时间段内合成功能的状态。当肝细胞出现大量坏死，剩余功能不能完全代偿时，可出现白蛋白水平下降。PT 是外源性凝血系统最常用的筛选试验，与肝合成的凝血因子 Ⅰ、Ⅱ、Ⅴ、Ⅶ、Ⅹ 的水平及生物学活性相关。当出现严重肝实质细胞损害时，可导致凝血因子 Ⅰ、Ⅱ、Ⅴ、Ⅶ、Ⅹ 的合成障碍及生物学活性下降，从而导致凝血酶原时间延长。PT 有 4 种实验室报告方式：秒、凝血酶原活动度（PTA）、凝血酶原时间比率(PTR)和国际标准化比率(INR)。PTA 与 INR 是最常用的评价指标。在国际上通常将 INR>1.5 作为肝衰竭诊断标准之一,而在国内则更多将 PTA<40% 作为公认的肝衰竭诊断界限。

(4)反映肝脏间质变化的指标:透明质酸、板层素、Ⅲ型前胶原肽和Ⅳ型胶原的血清含量,可反映肝内皮细胞、贮脂细胞和成纤维细胞的变化,与进行性肝纤维化密切相关。

患者 ALT、AST、GGT、ALP 均明显升高,其中 ALT、AST 为著,TBIL 轻度升高,DBIL 为主,提示肝细胞受损伴胆汁淤积。ALB、PTA 在正常范围内,说明肝合成功能尚好。血氨升高提示肝代谢能力减退,要警惕肝性脑病的出现。肝纤维化四项基本正常,提示肝损伤病程较短,未引起纤维化的进展,支持急性肝炎。肝剪切波弹性正常范围内,也提示肝无纤维化程度,支持急性肝炎。综上,考虑患者肝损伤符合急性淤胆性肝炎。

在对肝损伤原因的筛查中,发现戊肝 IgG、IgM 均阳性,急性戊肝可呈急性淤胆性肝炎表现,超声未提示肝呈脂肪肝样改变(前场增强、后场减弱、脉管显示不清),故更支持急性戊肝的诊断。

(四)初步诊断

分析上述病史、查体、化验室检查结果,支持以下诊断:①急性戊型肝炎,胆汁淤积型;②高氨血症。

二、治疗经过

1. 初步治疗

(1)保肝抗炎、退黄:异甘草酸镁针 200 mg,每日 1 次静脉滴注;丁二磺腺苷蛋氨酸针 2000 mg,每日 1 次静脉滴注。

(2)降氨治疗:乳果糖口服液 15 mL,每日 3 次口服。

(3)对症治疗:米曲菌胰酶片 2 片,每日 3 次口服;伊托必利 1 片,每日 3 次口服。

2. 思维引导 大部分急性戊型肝炎患者能自身清除病毒而康复;少部分患者可能进展为急性或亚急性肝衰竭。因此,治疗原则是以对症支持疗法为主,不需要抗病毒治疗,可予以抗炎保肝药物(如异甘草酸镁)、促进胆汁排泌药物(如 S-腺苷蛋氨酸、熊去氧胆酸),并密切观察病情。

(1)一般治疗:①休息,急性戊型肝炎早期,应居家或住院隔离,并卧床休息。恢复期逐渐增加活动,活动程度以不感到疲劳,避免过劳和熬夜,以利康复。②营养,宜进食中等量蛋白质、低脂肪、高维生素类食物,通常碳水化合物摄入量不可过多。恢复期要避免过食和禁酒,不饮含有酒精的饮料。

(2)对症处理:患者有明显食欲缺乏、频繁呕吐时,除休息和营养外,予以消化酶及胃肠动力药口服,必要时可静脉滴注葡萄糖液、生理盐水和维生素 C 等。

治疗效果

(1)症状:7 d 后消化道症状明显好转,食欲佳。

(2)查体:巩膜黄染较前好转。

(3)辅助检查:肝功能,ALT 117 U/L,AST 23 U/L,GGT 198 U/L,ALP 165 U/L,ALB 39.6 g/L,TBIL 14.4 μmol/L,DBIL 8.5 μmol/L;血凝六项,PTA 97.2%,INR 1.0;血氨 76.6 μmol/L。

---

3. 方案调整 出院居家隔离休息,嘱 84 消毒液浸泡消毒排泄物。口服保肝药物继续治疗:甘草酸二胺肠溶胶囊 150 mg 每日 3 次口服;丁二磺腺苷蛋氨酸肠溶片 0.5 每日 2 次口服。

4. 思维引导 治疗 1 周后肝功能示 ALT、AST、GGT、ALP 明显下降,TBIL 降至正常,白蛋白、PTA 仍在正常范围内未有下降,血氨较前下降。以上均说明肝功能好转,无加重趋势,予以办理出院,院外休息,口服保肝药物,2周后门诊复诊。

出院2周后门诊复查

已无不适症状,体重增加2 kg。

肝功能:ALT 28 U/L,AST 26/L,GGT 52/L,ALP 131 U/L,ALB 43.8 g/L,TBIL 18.3 μmol/L,DBIL 9.0 μmol/L;血凝六项,PTA 96%,血氨 54 μmol/L。

临床治愈,停用保肝药物。嘱戒酒,改变不良饮食习惯,定期复查。

三、思考与讨论

肝功能的检测对肝脏疾病,如肝炎,肝硬化等疾病的判断极为敏感和重要。当各种肝损病因引起肝脏损伤,影响肝的代谢功能、免疫功能、合成功能时,相关指标异常在肝功能检查中体现出来。同时肝功能检查只能作为诊断肝胆系统疾病的一种辅助手段。在对肝功能试验的结果进行评价时,还必须结合患者病史、体格检查及影像学检查等,进行全面综合分析,避免片面性及主观性。另外需要指出的是,肝功能检查的项目有很多,但是并不是每一个检查项目都需要做,通常结合患者病史和症状选择一组或其中几项检查。肝功能检查方法可以帮助患者早期发现和诊断某些疾病,是否患有急、慢性肝炎、酒精肝、药物性肝炎、脂肪肝、肝硬化及肝胆系统疾病等。

肝功能检查有一定局限性。首先肝功能检查的敏感程度有一定限度,而且肝代偿储备能力很强,因此肝功能检查正常不一定没有肝病,另外,肝功能检查中的有些指标缺乏特异性,所以肝功能异常也不一定就是肝病。比如,胆红素升高是判断肝受损的重要依据,但部分早期与终末期肝病的TBIL可在正常范围。大多数肝炎患者血清ALT和AST升高的水平与肝细胞受损程度呈正相关,其中ALT被世界卫生组织推荐为肝损害最敏感的检测指标,但ALT正常参考值受年龄、性别、BMI、饮食习惯等多因素影响,个体差异大;部分肝病时即使ALT在正常参考范围内,肝脏也可能存在炎症;急性、亚急性或慢加急性肝衰竭时,ALT明显下降甚至正常,而TBIL进行性上升,呈"酶胆分离"现象;心、脑、肾等其他组织器官损伤或炎症时,亦可见ALT水平升高。

单一的指标都难以全面反映肝脏的功能状态,因而在长期的临床实践中建立了不同的多个指标联合的肝功能评估及预后模型,比较有代表性的包括Child-Pugh分级(CTP)、终末期肝病预后模型(MELD)、英国爱丁堡大学皇家学院标准、Yale模型、Europe模型以及Mayo模型,其中最具有代表性的为CTP分级及MELD评分。

总之,肝功能检查是诊断肝胆系统疾病的一种重要辅助手段;要对疾病作出正确诊断,还必须结合病史、体格检查及影像学检查等,全面地综合分析。

四、练习题

1.通过肝功能的哪些检验项目可以初步判断急性或慢性肝病?
2.除以上传统项目外,你还知道哪些反映肝脏功能的检查项目?

五、推荐阅读

[1]陈灏珠,林果为,王吉耀.实用内科学[M].14版.北京:人民卫生出版社,2013.

(保　洁　杨荟玉)

案例 36　腹腔穿刺术

一、病历资料

（一）门诊接诊

1. 主诉　腹胀 2 周。

2. 问诊重点　腹胀为消化系统系统常见症状，问诊时应注意腹胀的时间，主要症状及伴随症状特点、疾病演变过程、诊治经过、治疗效果等。

3. 问诊内容

（1）诱发因素：与进食的关系，有无饮酒、暴饮暴食、不洁饮食史等诱发因素。

（2）主要症状：腹胀是指腹部主观感受到的肿胀或者膨胀；也可指腹腔充满感或过多气体充盈感、腹压或腹壁张力增加，常伴发肉眼可见的腹部膨隆或腹围增加。腹胀是绝大多数功能性胃肠病患者最常见的症状之一。腹胀也可由食物因素，严重的胃肠道疾病或者全身性疾病所致。该患者病程为 2 周，腹胀发作的位置、发作的频率、持续时间、严重程度、诱发和缓解的因素等，既往有无慢性消化系统疾病病史或者全身性疾病病史，有无肝、胆道、胰腺等慢性疾病史，有无消化道肿瘤家族史，有无特殊用药史及大量饮酒史。

（3）伴随症状：有无贫血、呕吐、呕血、黑粪、便血、消瘦、发热等伴随症状，这些症状提示器质性病变的可能。

（4）诊治经过：用药否，用何种药、具体剂量、效果如何，以利于迅速选择药物。

（5）既往史：既往有无慢性消化系统疾病病史，有无消化道肿瘤病史，有无肝硬化病史及心血管病史，心慌、心悸、胸闷、活动后气急等症状提示心血管疾病，可伴有颈静脉怒张、下肢水肿、肝大、脾大等内脏肿大；肝病患者可能出现眼黄、尿黄、鼻出血、牙龈出血、可出现肝掌、蜘蛛痣、肝病面容、腹部静脉曲张、脾大等体征；肾脏疾病患者可伴有血尿、少尿、蛋白尿、颜面部水肿；结核患者可能会出现发热、盗汗等症状，腹部常呈柔韧感；肿瘤患者可能会出现消瘦、恶病质症状。

问诊结果

患者老年男性，既往有乙肝病史 3 年，间断服用抗乙肝病毒药物治疗，具体不详，后自行停药，目前未服用。无心脏病、慢性肾脏疾病、高血压、糖尿病、脑血管疾病、结核等病史。患者于 2 周前无明显诱因出现腹胀，腹围增加，伴尿量减少，尿黄，无皮肤瘙痒、意识障碍、扑翼样震颤等症状，就诊于当地县人民医院，行相关检查后，诊断为乙型肝炎肝硬化+PHC 伴腹水，给予托拉塞米 1 片 bid，螺内酯 1 片 bid，氯化钾缓释片 1 g tid，肝爽颗粒 1 袋 tid，熊去氧胆酸 0.25 g bid，艾司奥美拉唑 20 mg bid，服用后腹水轻度减少。今为求进一步诊治，门诊以"乙肝肝硬化、PHC"收入院。自发病以来，食欲正常，睡眠正常，大小便正常，精神正常，体重利尿后下降，具体不详。

---

4. 思维引导　患者腹胀、腹围增大，查体腹部膨隆，移动性浊音阳性，腹水诊断明确。患者既往有慢性乙型病毒性肝炎病史 3 年，间断服用抗乙肝病毒药物且自行停药，且患者无心血管疾病史、无肾病病史、无腹膜病史、无结核病史、无营养障碍、甲状腺功能减退等病史，考虑患者腹水为乙肝肝

硬化引起。为明确患者腹水原因,下一步可行实验室化验检查及腹部超声、CT 和诊断性腹腔穿刺术了解腹水性质。

腹水实验室检查是明确腹水性质的关键,原则上首次出现腹水、腹水原因不明或者腹水治疗效果不佳时,均应进行腹水诊断性穿刺检查,常用的腹水实验室检查包括有腹水常规、生化、肿瘤标志物、细胞学、细菌培养及抗酸染色等。传统上依据腹水实验室检查分为渗出液、漏出液。渗出液外观淡黄、透明,比重<1.018,蛋白定量<25 g/L,细胞计数<500/mm^3,以淋巴细胞为主,多见于肝硬化、肾病、营养不良等疾病。渗出液外观比较浑浊,比重>1.018,蛋白定量>30 g/L,细胞计数>500/mm^3,以中性或淋巴细胞为主,常见于恶性肿瘤,腹膜炎症及结核性腹水等。不过由于许多患者腹水实验室检查介于渗出液和漏出液之间,近年来多采用血清-腹水白蛋白梯度将腹水分为门静脉高压性腹水和非门静脉高压性腹水。

血清-腹水白蛋白梯度(serum-ascites albumin gradient,SAAG):在同一小时或同日内抽取血清和腹水标本,分别检测血清和腹水的白蛋白浓度,计算两者之差,即为 SAAG。以 SAAG>11 g/L 诊断门静脉高压性腹水,SAAG<11 g/L 诊断非门静脉高压性腹水,准确率可达 80% ~ 97%。如果 SAAG≥11 g/L 不能排除门静脉高压基础上并发的腹水感染或腹腔肿瘤转移,但对于鉴别门静脉高压的病因没有帮助。

(二)体格检查

1. 重点检查内容及目的 患者腹胀为腹水引起,应注意腹部体征。少量腹水可无任何症状,由体检发现,腹水增多时可出现腹胀、腹围增大等症状、体征。查体时应视诊观察腹部有无膨隆、脐疝、蛙状腹,叩诊时是否有腹水征。

体格检查结果

查体:发育正常,营养正常,肝病面容,巩膜黄染,腹膨隆,无腹壁静脉曲张,无胃肠型,无蠕动波,腹式呼吸存在。脐正常、无分泌物。腹部无压痛、反跳痛。腹部柔软、无包块。肝肋缘下未触及,脾肋缘下未触及,Murphy 征阴性,左、右肾区无叩击痛,输尿管点无压痛,移动性浊音阳性,无液波震颤,肠鸣音正常、4 次/min,无过水声,无血管杂音。

---

2. 思维引导 经上述检查有腹水的体征,肝病面容,巩膜黄染,腹部膨隆,移动性浊音阳性,患者腹水考虑为乙型病毒性肝炎肝硬化失代偿期引起,进一步行实验室检查(肝功能、肾功能、凝血功能检查等)及影像学检查,明确诊断。

(三)辅助检查

1. 主要内容及目的

(1)血常规、血沉、CRP:是否有合并感染。

(2)肝功能、肾功能、凝血功能、电解质:评估肝功能,是否有内环境紊乱失衡。

(3)乙肝五项、乙肝病毒 HBV DNA:检测乙肝病毒定量。

(4)AFP、肿瘤标志物检查:是否 PHC。

(5)胸部影像学检查:是否合并有胸部病变。

(6)腹部 CT:评估肝大小、是否合并肝肿瘤,腹部有无淋巴结肿大,脾大小,初步评估腹水多少。

(7)腹部超声:评估腹水量,为腹腔穿刺定位。

(8)心电图:明确是否有心肌缺血、心律失常等。

(9)心脏彩超:心脏大小及心脏内部结构,间接测量评估肺动脉压,排除其他心脏疾病。

辅助检查结果

(1)血常规:WBC 4.28×10⁹/L,N% 51.2%,L% 32.9%,RBC 3.10×10¹²/L,Hb 107 g/L,PLT 62×10⁹/L。

(2)凝血功能:凝血酶原时间18.70 s,凝血酶原时间活动度50%,国际标准化比值1.71,纤维蛋白原测定0.89 g/L,凝血酶时间21.50 s,D-二聚体1.67 mg/L,纤维蛋白原降解产物14.3 mg/L。

(3)肝功能:ALT 39 U/L,AST 73 U/L,GGT 65 U/L,ALP107 U/L,GGT:65 U/L,总蛋白61 g/L,白蛋白27.4 U/L,TBIL 69.80 μmol/L,DBIL 47.10 μmol/L,IBIL 22.7 μmol/L。

(4)肿瘤标志物:AFP 479 ng/mL,CEA 5.26 ng/mL,CA12-5 1395 U/mL,CA19-9 78.40 U/mL,CA72-4 7.15 U/mL,铁蛋白549 ng/mL。

(5)血氨:73.8 μmol/L。

(6)腹水生化:TP 17.1 g/L,ALP 23 U/L,LDH 58 U/L CL 108 mmol/L,葡萄糖(GLU)5.47 mmol/L CRP 2.57 mg/L,淀粉酶24 U/L,乳酸2.04 mmol/L,腺苷脱氨酶(ADA)5 U/L。

(7)腹水常规:体液红细胞0.0009×10¹²/L,外观黄色清晰,凝块无凝块,蛋白定性(-),体液有核细胞数283×10⁶/L,单个核细胞比率49.50%,多个核细胞比率50.50%。

(8)腹水脱落细胞学检查未见肿瘤细胞。

(9)腹部增强磁共振:①肝顶部异常信号,小PHC?请结合临床及其他检查协诊;②肝硬化、脾大、腹水、门静脉高压;③肝多发囊肿;④肾多发囊肿。

2. 思维引导 根据该患者腹胀、腹围增大,既往有乙肝病史3年,化验结果提示肝功能异常、凝血功能差,腹水常规及生化检查提示为漏出液,考虑乙肝肝硬化合并门静脉高压引起的腹水,虽然磁共振检查考虑合并PHC诊断,但腹水生化、常规及细胞学检查均不支持肿瘤引起的腹水诊断,患者无发热,查体腹部无柔韧感,可排除结核性腹膜炎引起的腹水。

(四)初步诊断

分析上述病史、查体、化验室检查结果,支持以下诊断:乙型病毒性肝炎,肝硬化失代偿期,腹水,PHC。

二、治疗经过

1. 初步治疗

(1)低优质蛋白饮食。

(2)保肝降酶治疗:异甘草酸镁注射液200 mg,每日1次静脉滴注;注射用丁二磺酸腺苷蛋氨酸1500 mg,每日1次静脉滴注;促肝细胞生长素注射液120ug,每日1次,静脉滴注。

(3)人血白蛋白注射液10 g,每日1次,静脉滴注。

(4)呋塞米注射液20 mg,每日1次,静脉注射。

(5)冷沉淀10 U、冰冻血浆400 mL隔日1次,静脉滴注。

(6)纠正离子紊乱,调节酸碱失衡:0.9%氯化钠注射液500 mL,10%氯化钾注射液15 mL,每日1次静脉滴注;氯化钾缓释片1.0 g,每日3次口服。

(7)腹腔穿刺引流:患者取仰卧位,彩超下选择穿刺点,常规碘伏消毒后铺孔巾,以2%盐酸利多卡因皮肤及皮下局麻,彩超探头引导下,以18GPTC针进入腹水内,回抽见黄色性液体,后置入导丝,扩张管扩张后,置入"6F猪尾型"引流管,退出导丝固定,引流管流出通畅,引流出淡黄色液体。第一天引流腹水2000 mL,以后每天引流腹水3000 mL。

2.思维引导 患者化验结果提示血氨较正常值偏高,应给予低优质蛋白饮食;患者肝功能异常,胆红素升高,给予保肝、降胆红素药物及促进肝细胞生长因子等药物治疗;患者低蛋白血症,给予静脉补充人血白蛋白治疗;患者凝血功能差,凝血酶原时间活动度明显降低,纤维蛋白原明显降低,给予输注血浆及冷沉淀补充凝血因子;患者腹水,给予腹腔穿刺引流术及应用利尿药物,同时给予口服补钾治疗。

腹腔穿刺的操作步骤和注意事项:

适应证:①了解腹水性质,进行常规、生化、细菌及病理学检查。②缓解腹水引起的压迫症状。③腹腔内注射药物。

禁忌证:肝性脑病先兆,棘球蚴病,巨大卵巢囊肿,腹腔广泛粘连,严重电解质紊乱,明显出血倾向,肠麻痹致肠胀气。

准备用物:消毒棉签、注射器、利多卡因、腹穿包、胶布、送检腹水容器。

操作流程:七步法洗手,医患沟通,告知穿刺必要性与可行性,缓解压力,术前排尿,避免刺伤膀胱。

操作前评估:病人是否存在腹水,移动性浊音叩诊验证 B 超结果。

体位:坐位、平卧位、半卧位或稍左侧卧位。

定位:①脐和髂前上棘连线中外 1/3(常规选择左侧);②脐与耻骨联合中点上 1 cm,偏左或偏右 1.5 cm 处;③侧卧位下取脐水平线与腋前线或腋中线的交点;④少量或包裹性积液,须在 B 超引导下定位穿刺。

常规消毒:消毒皮肤 2~3 遍,以穿刺点为中心由内向外消毒,直径大于 15 cm,洗手,打开腹穿包外层,戴无菌手套后,打开腹穿包内层,铺无菌洞巾。助手打开注射器放入腹穿包,术者检查腹穿针是否通畅、漏气、脱落。

局麻:核实麻药无误,自皮肤至壁腹膜做局部浸润麻醉,先打皮丘后垂直进针,边进针边回抽边注射。

穿刺:检查并夹闭引流管。术者用左手固定穿刺部皮肤,右手持针经麻醉处垂直刺入腹壁,然后倾斜 45°~60°进针 1~2 cm 后再垂直刺于腹膜层,针峰抵抗感突然消失时表示针头已穿过腹膜壁层即可抽取腹水,并将抽出液放入试管中送检。抽液完毕,干棉球按压穿刺点,拔出穿刺针,助手协助消毒,盖以无菌纱布,胶布固定,嘱患者卧床休息。

观察及注意事项:①术中观察患者有无头晕、心悸、恶心、气短等情况,如有则立即停止操作。②抽腹水时若引流不畅,可调整穿刺针方向或体位。③肝硬化一次放腹水不超过 3000 mL,若每抽 1000 mL 腹水补充 6~8 g 白蛋白,可大量放液。④放液前后均应检查病人腹围、脉搏、血压等,以便观察病情变化。⑤腹腔内注射药物时,应先回抽,回抽有腹水时再注射药物,以免药物注入脏器。

治疗效果

治疗 3 d 后效果如下。

(1)症状:腹胀症状缓解,饮食较前缓解。

(2)查体:神志清楚,肝病面容,巩膜黄染,腹部稍膨隆,无腹壁静脉曲张,无胃肠型,无蠕动波,腹式呼吸存在。腹部无压痛、反跳痛。腹部柔软、无包块。肝肋缘下未触及,脾肋缘下未触及,Murphy 征阴性,左、右肾区无叩击痛,输尿管点无压痛,移动性浊音阴性。

(3)辅助检查:腹部超声示腹水(少量)。

治疗 1 周后效果如下。

(1)症状:无腹胀、饮食正常、大小便正常。

(2)查体:神志清,精神可,腹部平坦,腹部无压痛、反跳痛。腹部柔软、无包块。肝肋缘下未触及,脾肋缘下未触及,Murphy 征阴性,左、右肾区无叩击痛,输尿管点无压痛,移动性浊音阴性。

(3)辅助检查。

1)血常规:WBC $4.04×10^9$/L,N% 46.3%,L% 35.9%,RBC $3.07×10^{12}$/L,Hb 105 g/L,PLT $62×10^9$/L。

2)凝血功能:凝血酶原时间 18.70 s,凝血酶原时间活动度 50%,国际标准化比值 1.71,纤维蛋白原测定 0.89 g/L,凝血酶时间 21.50 s,D-二聚体 1.67 mg/L,纤维蛋白原降解产物14.3 mg/L。

3)肝功能:ALT 40 U/L,AST 64 U/L,GGT 54 U/L,ALP 109 U/L,GGT 54 U/L,总蛋白58.2 g/L,白蛋白 30.3 U/L,总胆红素 49.80 μmol/L,直接胆红素 34.70 μmol/L,间接胆红素15.1 μmol/L。

3.进一步治疗　患者影像学检查提示肝 PHC(肝动脉)。针对 PHC 给予介入治疗:超选择性动脉造影术(肝动脉),动脉栓塞术(肝动脉),经皮穿刺动脉插管药物灌注术(肝动脉),选择性动脉造影术(腹腔干)。

三、思考与讨论

患者有慢性乙型病毒性肝炎病史,且未规律服药及定期复查,此次出现腹胀、黄疸、腹围增大,检查提示腹水,结合患者症状、体征及实验室检查、影像学检查,考虑为肝硬化失代偿期、腹水。患者既往无高血压、心脏病、肾病病史,且无感染症状及体征。无心慌、心悸、胸闷、活动后气急等心血管疾病症状,无颈静脉怒张、下肢水肿、肝大、脾大等症状,因此与心源性腹水相鉴别;肾病患者可伴有血尿、蛋白尿、少尿等症状,水肿常以颜面部为主,与肾病性腹水鉴别;结核性腹膜炎常出现低热、盗汗等结核中毒症状,腹部常呈柔韧感,也可以排除。肿瘤引起的腹水可能会出现消瘦、恶病质,腹部包块等表现。腹水的治疗效果对腹部疾病的诊断也有一定的参考意义,利尿治疗对低蛋白血症腹水和心源性腹水治疗效果较好,恶性腹水常常比较顽固且治疗效果差,增长迅速,结核性腹膜炎诊断性抗结核治疗有效。

四、练习题

1.腹水的常见病因是什么?
2.渗出液和漏出液的鉴别诊断有哪些?

五、推荐阅读

[1]葛均波,徐永健.内科学[M].9 版.北京:人民卫生出版社,2018.
[2]万学红,卢雪峰.诊断学[M].9 版.北京:人民卫生出版社,2018.

(牛　颖　孙　艳)

案例 37　三腔双囊管置入

一、病历资料

(一)门诊接诊

1. 主诉　呕血 1 d。

2. 问诊重点　呕血是上消化道出血的急症,问诊时应注意对患者出血程度进行评估,有无失血性周围循环衰竭的临床表现、判断出血部位及病因、是否需要抗休克、补充血容量等急救措施,既往病史等。

3. 问诊内容

(1)确定消化道出血:根据呕血、黑便、血便和失血性周围循环衰竭的临床表现,判断是否消化道出血,需排除消化道以外的出血,排除咯血及口、鼻、咽喉部出血,需仔细询问病史和局部检查。

(2)出血程度的评估:患者病情严重程度与失血量密切相关,准确判断出血量对病情评估至关重要。应仔细询问出血量,色泽以及有无头晕、心慌、乏力等伴随症状。胃内积血量>250 mL 可引起呕血,出血量>400 mL,可出现头晕、心慌、乏力等症状,短时间内出血量>1000 mL,可有休克表现。

(3)周围循环状态的判断:观察血压、心率、神志、四肢皮温等周围循环情况,判断出血程度,有无失血性周围循环衰竭的临床表现。当收缩压<90 mmHg、心率>120 次/min、面色苍白、四肢湿冷、烦躁不安或意识不清,提示存在失血性休克。

(4)诊治经过:曾用何种止血治疗、效果如何,近 2~3 个月内是否做过胃镜检查。

(5)既往史:既往有无慢性肝病、胃溃疡、十二指肠溃疡病史,有无剧烈呕吐,有无长期口服阿司匹林、氯吡格雷、华法林、激素、非甾体抗炎药等用药史。

(6)个人史:有无长期大量饮酒史。

问诊结果

患者青年男性,1 d 前无明显诱因在出租屋内呕血 3~4 次,为鲜红色,伴黑色血凝块,出血总量不详。伴头晕、心慌、出冷汗、胸痛,房东急呼 120 送至医院,急查血常规:Hb 38 g/L。肝功能:白蛋白 29.4 g/L。自发病来食欲、睡眠欠佳,大便不成形,颜色发黑,小便量少。既往乙肝肝硬化、脾大 14 年,曾于河南大学第一附属医院行脾切除术(具体不详),间断口服抗乙肝病毒药物后自行停药,未定期复查肝病相关指标。曾输血 1 次,具体不详。其父因脑出血去世,无家族遗传病史。患者自行在外务工,暂联系不到其家属。

---

4. 思维引导　患者青年男性,以突发大量呕血为主要症状,既往乙肝肝硬化病史,首先考虑食管胃底静脉曲张破裂出血。接诊时患者病情危重,烦躁不安,无法通过详细问诊判断总出血量,但从患者口唇、甲床及眼睑结膜苍白,伴头晕、心慌、出冷汗等临床表现以及急查血常规结果,判断出血量>1000 mL。消化道大出血病情急,变化快,有生命危险,需要迅速判断病情,严密监测生命体征,根据病情给予急救措施。该患者自己在外务工,现病情危重,与其家属联系不上,向医院医务处报备,以便开展后续医疗救治工作。

(二)体格检查

1. 重点检查内容及目的 患者乙肝肝硬化食管胃底静脉曲张破裂出血可能性大,应注意观察意识、周围循环状态、贫血程度及腹部体征等。查体注意意识是否清楚,有无眼睑结膜、甲床、口唇苍白等贫血貌,皮肤、巩膜有无黄染,有无肝掌、蜘蛛痣等慢性肝病表现。腹部查体注意有无腹壁静脉曲张、腹水,脾大等肝硬化失代偿期表现。

体格检查结果

T 37.0 ℃,R 22 次/min,P 140 次/min,BP 110/60 mmHg

神志烦躁,被动卧位,营养中等,眼睑结膜、甲床、口唇苍白,皮肤、巩膜无黄染,浅表淋巴结未触及肿大。双肺呼吸音粗,未闻及干、湿啰音,心率 140 次/min,律齐。腹部平坦,左上腹部可见一长约 15 cm 手术瘢痕,无腹壁静脉曲张,无胃肠型,无蠕动波。腹部柔软,无包块,剑突下压痛,无反跳痛及肌紧张,肝脾肋缘下未触及,移动性浊音阴性,四肢湿冷。

---

2. 思维引导 查体见患者意识烦躁,重度贫血貌,四肢湿冷,心率明显增快,判断有严重大出血及失血性休克,须急查血型、传染病、凝血常规等指标,迅速输血补充血容量。患者多年慢性乙肝病史,未规律治疗及随访,进一步行实验室检查(血氨、AFP、肝功能、肾功能等)及胃镜、腹部影像学检查,明确呕血病因、出血部位和出血情况,以及评估肝功能,判断有无肝性脑病等并发症。

(三)辅助检查

1. 主要内容及目的

(1)血常规:判断出血严重程度。

(2)肝功能、肾功能、电解质、血氨、凝血常规、AFP 等检查:是否有肝功能、肾功能的损害,电解质紊乱,肝功能代偿情况。

(3)乙肝病毒标志物、HBV DNA 定量:评估乙肝病毒复制情况。

(4)胃镜检查:判断呕血病因、部位和出血情况,依据检查情况决定是否需要行内镜下止血治疗。

(5)腹部平扫+增强 CT:影像学检查显示肝形态,有无门脉高压、食管胃底静脉曲张、腹水等。

辅助检查结果

(1)血常规:WBC 18.8×10^9/L,RBC 1.78×10^{12}/L,Hb 43 g/L,PLT 155×10^9/L。

(2)肝功能、肾功能和电解质:ALT 22 U/L,AST 24 U/L,TP 49.5 g/L,ALB 27.6 g/L,GLB 20.2 g/L,胆碱酯酶 2000 U/L,BUN 10.6 mmol/L,Cr 89 μmol/L,Ca^{2+} 1.75 mmol/L。

(3)乙肝五项、HBV DNA 定量:HBsAg(+),HBeAg(+),HBcAb(+),HBV DNA 4.53×10^2 IU/mL。

(4)AFP、血氨、凝血功能均正常。

(5)胸部、全腹部平扫+增强 CT:肝硬化、少量腹水。脾脏未见显示,考虑为术后改变,食管中下段管壁增厚,请结合胃镜或消化道造影检查,胃壁增厚,部分结肠壁增厚,水肿? 肝胃间、肠系膜上及腹膜后多发肿大淋巴结。左肺下叶炎症。左侧胸腔少量积液。

---

2. 思维引导 该患者血红蛋白<60 g/L,提示重度贫血。血红蛋白<70 g/L 为紧急输血指征,结合患者头晕、乏力、心率加快等失血性周围循环衰竭表现,须迅速补充血容量。患者肝功能转氨酶

正常、胆红素不高,但白蛋白及胆碱酯酶降低,提示肝脏合成功能下降。尿素氮升高考虑大量出血血红蛋白的代谢产物在肠道吸收,肠源性氮质血症。乙肝病毒标志物、HBV DNA定量提示乙肝病毒有复制,需抗病毒治疗。患者胸、腹部CT检查提示食管中下段管壁、胃壁增厚,考虑存在食管胃底静脉曲张,须行胃镜进一步检查明确食管胃底静脉曲张破裂出血情况,但目前患者失血性休克,先行抗休克、补充血容量、药物止血、三腔二囊管置入等一般急救措置,再行急诊内镜检查及治疗。

(四)初步诊断

分析上述病史、查体、实验室检查结果,支持以下诊断:①急性上消化道出血;②失血性休克;③乙型肝炎肝硬化、肝功能失代偿期;④食管胃底静脉曲张;⑤重度贫血;⑥低蛋白血症;⑦低钙血症;⑧脾切除术后。

二、治疗经过 ▶▶▶

1. 一般急救措施 ①卧位、保持呼吸道通畅,避免呕血时吸入引起窒息。②禁食、禁水,心电监护心率、血压、呼吸、血氧饱和度,观察神志、尿量,呕血、黑便情况。③应用生长抑素、凝血酶等止血药物,静脉补液、营养支持。④输注红细胞悬液、血浆,积极补充血容量。

2. 三腔二囊管置入 ①向患者说明置管的目的、步骤和可能出现的不适感,以取得配合。②用注射器向两个气囊的管腔内充气,待气囊充盈后将其置于水中观察有无漏气。证明两气囊均不漏气后,再分别抽空两气囊,准备插管。③成人胃管插入的长度一般为45～55 cm,在置管前估计置入的长度,以便控制插管的深度。④使用液体石蜡涂抹胃管前端30～40 cm(包括两个气囊),经一侧鼻孔缓缓插入咽喉部,同时嘱患者做吞咽动作,每次吞咽时送入10 cm左右,直至预计长度的胃管插入。一般插入50～60 cm,然后经胃管抽吸胃液,证明胃管在胃腔内,通过胃管将胃内容物尽可能抽尽,必要时可用适量冰生理盐水冲洗胃腔,辅助止血。向胃气囊内注入150～200 mL气体,充气后适当向外牵拉胃管,直至遇到弹性阻力胃管不能再向外拉出为止,而后通过床头的滑轮装置施予0.5～0.75 kg牵引力,以达到胃气囊对胃底的压迫作用。⑤此时如果止血确切,患者血流动力学渐趋平稳,胃腔内灌洗液中不再有新鲜血液流出,无须向食管气囊内注气。但如患者仍有呕血,说明食管部位也有出血灶,应向食管气囊中注入100～150 mL空气,以压迫食管下段内壁曲张的静脉。⑥调整好牵引力,固定牵引装置。一般临床使用的500 mL玻璃输液瓶中加入200 mL水后的重量约0.5 kg,如需要调节牵引力,增减瓶中的液体即可。

思维引导:消化道大量出血病情危重,常危及生命,死亡率高。如有失血性休克,首先应迅速建立静脉输液通道抗休克治疗,立即查血型,配血,积极补充血容量。在等待输血过程中,可先输注平衡盐溶液或葡萄糖盐水等补液。保持呼吸道通畅、吸氧。大量呕血误吸引起窒息也偶有发生,所以应加强护理,避免发生。三腔二囊管适用于食管、胃底静脉曲张破裂出血的压迫止血。三腔二囊管近端有三个管腔,分别通向胃管、胃气囊及食管气囊,两囊指的是胃气囊及食管气囊。中间的管道最长,直至头端,此腔的作用是抽吸胃内容物、冲洗胃腔。第二个管腔前端有一气囊,充气后成圆形,称胃气囊,起压迫胃底和固定作用。第三个管腔前端也有一个气囊,充气后呈长条形,称食管气囊,起压迫食管下段作用。三腔二囊管连续压迫时间一般不能超过12 h。每隔12 h需放气10～20 min,以免食管和胃黏膜受压缺血时间过长引起坏死。放气时应先松弛牵引力,而后放气囊内气体,以免放气后牵引力致气囊上滑至咽喉部而引起窒息。排气后可将胃管向内送入少许,以改善食道、胃底黏膜血循环,也可防止黏膜与气囊粘连,避免拔管时黏膜撕脱。一般放气时先放食管气囊,后放胃气囊。在消除气囊压力后,抽吸胃内容或者灌洗胃腔,以了解胃内是否还有出血。三腔两囊管一般放置24 h,尽量不超过3～5 d。

患者未再呕血,生命体征稳定。

查体:T 36.5 ℃,R 18 次/min,P 86 次/min,BP 120/70 mmHg,神志清,口唇、眼睑结膜及甲床较前红润,心率86 次/min,律齐,腹平软,无压痛、反跳痛及肌紧张。

复查血常规:WBC 15.5×10⁹/L,RBC 2.93×10¹²/L,Hb 80 g/L,PLT 135×10⁹/L。

3. 内镜治疗 患者经抗休克、输血等急救措施,血流动力学暂稳定后,次日行无痛胃镜检查及内镜下治疗。

(1)食管静脉曲张套扎术:患者行胃镜检查,进镜距门齿约25 cm 以下可见食管四壁有静脉隆起,呈条索状,最大直径约1.0 cm,距门齿约30 cm 以下最为显著,曲张静脉表面呈蓝色,可见多发红色征,未见出血,食管管腔无血迹。内镜下以内窥镜套扎器套扎食管静脉曲张处,共14 环,套扎后无活动性出血(图3-1)。

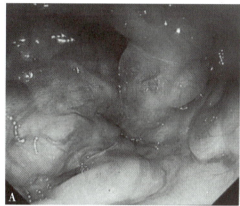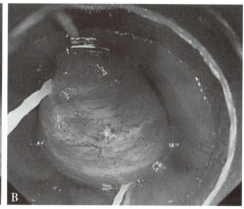

A. 食管重度静脉曲张;B. 内镜下套扎治疗

图3-1 食管重度静脉曲张内镜下套扎治疗

(2)胃底静脉曲张组织胶注射:胃镜下观察胃底可见多发团状曲张静脉,内镜下"三明治夹心法"用注射针将聚桂醇20 mL、组织胶3 mL分2点注射于胃底曲张静脉处,注射后无活动性出血(图3-2)。

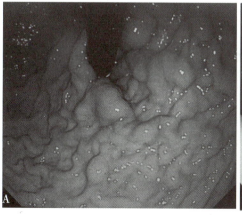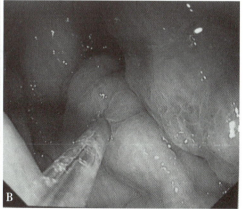

A. 胃底静脉曲张;B. 内镜下组织胶注射治疗

图3-2 胃底静脉曲张组织胶注射治疗

思维引导：三腔两囊管目前临床应用已大为减少，在药物止血无效、不具备内镜和 TIPS 操作的大出血时暂时使用，可为后续止血措施起桥接作用。但病人痛苦大，并发症多，且停用后早期再出血率高。患者经初期积极抗休克治疗，周围循环衰竭情况有所改善，复查血常规显示血红白蛋明显提升，次日行内镜下检查及治疗，进镜可见重度食管静脉曲张，且多发红色征，提示早期再出血风险极高。胃底也见多发团状曲张静脉，故行内镜下食管静脉曲张套扎术、胃底静脉曲张组织胶注射治疗。

治疗效果

患者未再呕血，无黑便，一般状况较好，进食易消化软食，未诉不适。

查体：神志清，无贫血貌，心率 82 次/min，律齐，腹平软，无压痛、反跳痛及肌紧张。

血常规：WBC 8.9×10^9/L，RBC 3.21×10^{12}/L，Hb 83 g/L，PLT 474×10^9/L。

三、思考与讨论

患者青年男性，突发大量呕血。呕血是上消化道出血的特征性表现。如短期出血量大，血液未经胃酸充分混合即呕出，可为鲜红色或有血块；如出血速度慢，多呈咖啡色或棕褐色。上消化道出血的常见病因为消化性溃疡、食管胃底静脉曲张破裂、急性糜烂出血性胃炎和上消化道肿瘤等。

诊断消化道出血首先要确定是否为消化道出血，需与咯血鉴别诊断，排除口、鼻、咽喉部出血，以及食物、药物引起的黑便等。须详细询问病史及仔细局部检查予以鉴别。其次要对出血程度进行评估和判断周围循环状态，判断出血量，有无失血性周围循环衰竭、出血是否停止。还要进一步判断出血部位及病因。病史和仔细查体可为寻找病因提供一定线索。

胃镜和结肠镜检查是诊断上、下消化道出血病因、部位的首选方法，胶囊内镜和小肠镜是诊断消化道出血的有效手段。消化道出血的治疗主要依据出血量和速度采取相应的治疗措施。如短期大量出血，导致失血性休克，需要紧急抗休克治疗，迅速补充血容量。止血治疗措施可采取药物止血、内镜下治疗、介入治疗等。患者止血治疗措施的选择可依据出血病因，是否静脉曲张出血，门腔侧支循环开放状态、食管胃底静脉曲张程度，有无门静脉血栓、肝功能分级以及患者意愿等情况选择。

四、练习题

1. 上消化道出血常见原因有哪些？
2. 如何进行消化道出血程度的评估？
3. 食管胃底静脉曲张性出血的止血措施有哪些？

五、推荐阅读

[1] 陈灏珠, 林果为, 王吉耀. 实用内科学[M]. 14 版. 北京：人民卫生出版社, 2013.
[2] 徐小元, 丁惠国, 贾继东, 等. 肝硬化门静脉高压食管胃静脉曲张出血的防治指南[J]. 中华内科杂志, 2016, 55(1): 57-72.

（孙　艳　贺德志）

案例 38 肝脏穿刺

一、病历资料

(一)门诊接诊

1. 主诉 眼黄、皮肤黄染 5 d,加重伴间断右上腹痛 2 d。

2. 问诊重点 皮肤及巩膜黄染提示胆红素升高,结合上腹痛、恶心、厌油、食欲缺乏症状,考虑肝胆疾病可能。患者急性起病,但也不排除慢性肝胆疾病伴急性加重可能,问诊时应注意有无既往病史,以及可能造成肝损伤的接触史,以助于判断肝损伤原因。另外应注意患者有无发热、出血倾向、腹胀、情绪意识改变等肝功能失代偿并发症相关表现,以有助于判断肝损伤严重程度。

3. 问诊内容

(1)诱发因素:有无饮酒、不洁饮食、药物及化学物质接触等诱发因素。

(2)主要症状:皮肤、巩膜黄染常见于肝外胆管梗阻、肝内胆汁淤积、肝炎等消化科疾病,但也要考虑到溶血性疾病的可能。询问出现时间,轻度黄疸时皮肤、巩膜黄染往往会被患者忽视,可能先观察到尿色加深,询问尿色加深时间可辅助推断起病时间。同时询问皮肤、巩膜黄染自起病起呈逐渐好转、逐渐加深或呈波动性。

(3)伴随症状:有无发热、右上腹疼痛,若有提示胆管结石、胆道感染可能,急性肝炎时可能有肝脏肿大,也可出现上腹痛、发热症状。有无皮肤瘙痒,黄疸伴皮肤瘙痒往往提示胆汁淤积性疾病。腹胀、厌油、恶心、呕吐等消化不良症状不具有特异性,肝功能损伤、胃肠道疾病、肾功能损伤等疾病均可造成,往往肝功能损伤程度与消化道症状呈正比。有无皮肤瘀斑、瘀点、牙龈出血、鼻出血、黑便等出血倾向,如有提示凝血功能障碍或血小板减低。是否有意识障碍或情绪、性格改变,如有警惕出现肝功能失代偿并发肝性脑病的可能。尿量是否正常,警惕出现肝肾综合征的可能。

(4)诊治经过:院前做过哪些辅助检查,结果如何,有助于鉴别诊断。用药否,用何种药、具体剂量、效果如何。

(5)既往史:有无急慢性肝病病史。注意询问其他系统疾病的用药情况,一些药物可能造成急性或慢性药物性肝损伤。有无其他自身免疫性疾病病史,往往伴发于自身免疫性肝病。

(6)个人史:注意询问患者饮酒史,注意平均每天饮酒量、饮酒时长、戒酒时间、有无近期大量饮酒史。有冶游史、吸毒史、卖血史的患者可能感染经血液或性传播的病毒性肝炎。

(7)家族史:部分病毒性肝炎,如乙肝、丙肝,可通过母婴传播和性传播,有家族聚集性。患者是中年女性,部分遗传代谢性肝病,如肝豆状核变性、遗传性血色素病等,可至成年才出现肝功能失代偿表现,有家族遗传性。自身免疫性肝病有家族遗传倾向。

问诊结果

患者中年女性,在工厂打零工,既往体健,无慢性肝病及其他自身免疫性疾病病史,无饮酒史、输血史及卖血史,无肝病家族史。起病前无发热、无不洁饮食、无潜在肝损药物(非甾体类药物、中草药等)服用史。起病前 1 个月起在一家"粘钩厂"打工,双手直接接触"胶水"(化学物质)后频繁出现皮肤红肿、蜕皮,后发现尿色加深、眼黄、脸黄渐加重,仍坚持工作至 2 d 前出现上腹痛。上腹痛为间断右上腹胀痛,程度可耐受,伴厌油、食欲缺乏、恶心、呕吐,无皮肤瘙痒。院前行上腹部 MRI 检查,示:①肝实质内信号不均,请结合临床及相关检查协诊。②肝内多发囊肿。③肝前方异常信号,考虑为淋巴结可能。④轻度胆囊炎。未用药。自发病以来,食欲欠佳,睡眠正常,大便正常,小便发黄,精神欠佳,体重无减轻。

4. 思维引导   黄疸合并腹痛患者首要先要区分肝外胆管梗阻或是肝内病变,胆囊结石病史、发热、胆绞痛、白陶土色样大便均提示肝外胆管梗阻可能,患者无上述临床表现,体检时也应注意腹部体征,是否有右上腹压痛、Murphy 征阳性等肝外胆管、胆囊炎症表现。患者既往体健,无乙肝、丙肝等慢性肝病史,无饮酒史,无因其他慢性病长期服药史,无肝病家族史,院前 MRI 示肝、脾形态大小正常,可初步判断患者是急性肝病可能性大。但应注意的是肝脏疾病临床表现多样,可隐匿起病,若疏于体检则慢性肝病可能被忽视,至肝功能失代偿或急性加重才求医就诊。体格检查时应关注是否有面色晦暗、肝掌、蜘蛛痣等慢性肝病的体征。中年患者急性肝炎的原因将急性嗜肝或非嗜肝病毒感染、药物(包括化学物质)性肝损伤作为主要考虑,自身免疫性肝炎首次发病也可呈急性肝炎临床表现,也作为鉴别诊断之一。患者无输血、卖血史,无冶游史,无急性乙肝、丙肝感染途径,随着社会发展也要注意询问患者近期有无纹身、纹眉等不洁有创操作接触史。甲肝、戊肝经粪口传播,有季节性及流行性的特点,患者久居河南老家,无疫区旅居史,起病前无不洁饮食饮用史。EB 病毒、巨细胞病毒等非嗜肝病毒感染时除全身炎症反应外也可合并急性病毒性肝炎,患者起病前及病程中无发热,暂无病毒感染证据。患者起病前无特殊服药史,但应注意的是不仅要询问医院、药房获得的药物,还要追问中草药、保健品服用史,化学物质接触史(染发剂、化学试剂等透皮吸收也可能造成肝脏损伤);还应注意部分药物性肝损伤为特异质性损伤,开始服药至起病时间稍长(近 3 个月的用药都有可能),部分甚至停药后才出现黄疸等症状就诊(停药 1 个月内),容易被忽视。患者起病前 1 个月起有化学物质接触史并有皮损,在排除其他原因肝损伤的前提下,急性药物性肝损伤作为首要考虑。

(二)体格检查

1. 重点检查内容及目的   患者急性肝炎可能性大,应注意腹部体征。注意患者巩膜、皮肤黄染的程度,肝、脾触诊有无肝大、肝区叩击痛,有无 Murphy 征阳性等胆囊炎体征,有无面色晦暗、蜘蛛痣、肝掌等慢性肝病体征,有无腹壁静脉曲张、脾大、移动性浊音阳性等门静脉高压体征。还应注意患者的意识状态、是否能诱发出扑翼样震颤(是否可能合并有肝性脑病)、皮肤上是否有瘀斑及瘀点(提示可能有明显凝血功能障碍或血小板减低)、双下肢是否有凹陷性水肿(提示可能有低蛋白血症)、腹部压痛及反跳痛(提示可能合并自发性腹膜炎)等肝功能失代偿及并发症体征。另外,还应关注其他系统疾病也可能造成或合并肝损伤,如是否有颈静脉怒张、肝颈静脉回流征阳性(提示可能存在右心功能不全造成的淤血肝),是否有突眼、甲状腺肿大(提示可能存在甲亢肝),是否有关节肿胀、变形(如有类风湿性关节炎等自身免疫性疾病,可能合并有自身免疫性肝病)。

体格检查结果

T 36.20 ℃,R 20 次/min,P 80 次/min,BP 135/74 mmHg

神志清,正常面容,全身皮肤、巩膜中度黄染,左侧肘窝抽血处见瘀斑,双手手掌皮肤发红、有蜕皮,无肝掌,无蜘蛛痣。心、肺查体无异常。

腹平坦,无腹壁静脉曲张,无胃肠型,无蠕动波,腹式呼吸存在。腹部无压痛、反跳痛。腹部柔软、无包块。肝肋缘下未触及,脾肋缘下未触及,Murphy 征阴性,移动性浊音阴性,无液波震颤,肠鸣音正常、4 次/min,无过水声,无血管杂音。双下肢无凹陷性水肿。

2.**思维引导** 经上述检查全身皮肤、巩膜黄染为主要体征，无急性胆囊炎或胆管炎体征，无慢性肝病体征，无其他系统疾病体征，支持急性肝炎可能性大。患者左侧肘窝抽血处有片状瘀斑，应警惕凝血功能障碍、重症肝炎的可能性，进一步行实验室检查及影像学检查，明确诊断。

（三）辅助检查

1.**主要内容及目的**

（1）肝功能、肾功能、电解质、血糖、血脂：评价肝损伤类型、损伤程度，查看有无肝肾综合征并发症以及内环境紊乱失衡。

（2）血常规：评价有无感染并发症，也可通过有无脾功能亢进初步判断急、慢性肝病。

（3）凝血功能：评价肝合成功能。

（4）血氨：评价肝解毒能力。

（5）AFP：判断有无肝癌的可能，也可评价肝再生情况。

（6）传染病四项、甲肝、戊肝抗体、EBV-DNA、CMV-DNA：判断是否有病毒性肝炎证据。

（7）自免肝 12 项、炎症七项：判断是否可能是自身免疫性肝病。

（8）腹部超声：通过肝、脾形态初步判断急、慢性肝病，查看肝内外胆管情况，进一步排除肝外胆管梗阻。

（9）肝实时剪切波弹性：评价肝脏纤维化程度，区分急、慢性肝病。

辅助检查结果

（1）肝功能：ALT 1586 U/L，AST 2060 U/L，GGT 170 U/L，ALP 159 U/L，ALB 34.1 g/L，Glo 24.0 g/L，TBIL 178.6 μmol/L，DBIL 146.4 μmol/L，TBA 145.10 μmol/L；肾功能、电解质、血糖、血脂均在正常范围内。

（2）血常规：WBC 3.90×10^9/L，RBC 3.84×10^{12}/L，Hb 122 g/L，PLT 222×10^9/L。

（3）凝血功能：PT% 28%，INR 2.49，纤维蛋白原 1.04 g/L。

（4）血氨 142.3 μmol/L。

（5）AFP 160 ng/mL。

（6）传染病四项：乙肝表面抗体（+），余全阴性；丙肝抗体（－）。

（7）甲肝、戊肝抗体：IgM（－）。

（8）EBV-DNA$<5.00 \times 10^2$/mL；CMV-DNA$<5.00 \times 10^2$/mL。

（9）自免肝 12 项：ANA（+），ASMA（±），余阴性。

（10）炎症七项：IgG 19.1 g/L，C3 0.31 g/L，C4 0.08 g/L。

（11）腹部超声：肝大小形态正常，包膜光滑，实质回声细密增强，肝内血管走形自然，门静脉主干内径 10 mm。胆囊大小约 74 mm×36 mm，形态正常，壁不厚，毛糙，内透声可。肝内外胆管未见增宽。脾厚径 30 mm，肋下未及，包膜光滑，实质回声均匀，脾静脉内径 5 mm。胰腺可视范围内大小形态正常，实质回声均匀，胰管无扩张。肝实时剪切波弹性为 6.1 kPa。

2.**思维引导** 患者发现眼黄、皮肤黄染 5 d，伴消化不良症状（可能由于肝功能损伤引起），肝功能检查示 ALT、AST 明显升高，GGT、ALP 轻度升高，提示肝细胞损伤为主，院前 MRI 及入院后腹部超声均提示肝内外胆管无扩张，可排除肝外胆管梗阻，支持急性肝炎诊断。患者凝血功能障碍但白蛋白基本正常，支持急性肝炎诊断（白蛋白与大部分凝血因子均由肝合成，白蛋白半衰期 21 d，而凝血因子半衰期数天，凝血功能障碍可更有时效性地反映肝合成功能受损）。超声示肝大小形态正常，

包膜光滑,门脉无增宽,脾无增大,均不提示肝有慢性病变。影像学未提示有肝脏占位,急性肝炎大面积肝细胞损伤后再生修复时也可出现 AFP 升高。值得注意的是,患者 PTA<40%、INR>1.5、高氨血症、肝炎引起的高胆红素血症,虽暂时无肝性脑病症状,提示重症急性肝炎,有病情加重至急性衰竭的风险。积极维护肝功能、严密监测病程发展趋势、预防处理并发症的同时,寻找并去除肝损伤原因也非常重要。乙肝、丙肝、甲肝、戊肝抗体均阴性,EBV、CMV 核酸检测亦阴性,无病毒性肝炎证据。在对自身免疫性肝病的筛查中发现 ANA(+)、ASMA(±)、IgG 水平升高,以上提示自身免疫性肝炎可能,鉴别诊断集中在急性起病的自身免疫性肝炎与伴有自身免疫特征的药物性肝损伤,须经肝穿刺活检明确诊断。

(四)初步诊断

分析上述病史、查体、实验室检查结果,支持以下诊断:①急性重症肝炎,自身免疫性肝炎? 伴有自身免疫特征的药物性肝损伤? ②高氨血症;③凝血功能障碍。

二、治疗经过 ▶▶▶

1.初步治疗

(1)保肝抗炎、退黄、促进肝细胞再生:异甘草酸镁针 200 mg 每日 1 次静脉滴注;丁二磺腺苷蛋氨酸针 2000 mg 每日 1 次静脉滴注;促肝细胞生长素注射液 240 μg 每日 1 次静脉滴注;熊去氧胆酸胶囊 250 mg 每日 2 次口服。

(2)降氨治疗:支链氨基酸 250 mL 每日 1 次静脉滴注;门冬氨酸鸟氨酸针 10 g 每日 1 次静脉滴注;乳果糖口服液 15 mL 每日 3 次口服;利福昔明片 0.4 g 每日 3 次口服。

(3)改善血凝:新鲜冰冻血浆、冷沉淀输注。

2.思维引导 1
异甘草酸镁在肝内有类似激素的抗炎作用,S-腺苷蛋氨酸、熊去氧胆酸有促进胆汁酸转运的作用,促肝细胞生长素有促进肝细胞再生、改善肝合成功能的作用,联合应用改善肝功能、减轻损伤。患者现意识状态正常,计算力、定向力尚可,但存在高氨血症,警惕可能存在亚临床期或前驱期肝性脑病,予以降氨治疗避免加重。患者现自身免疫性肝炎与药物性肝损伤需要鉴别诊断,需要进行肝穿刺活检进一步明确诊断,但患者现凝血功能障碍,普遍认为 PTA<60% 会增加侵入性操作术后大出血风险,故暂缓进行,予以新鲜冰冻血浆及冷沉淀输注改善凝血功能。

治疗效果

(1)症状:3 d 后消化道症状稍好转,仍感食欲缺乏、乏力。

(2)查体:皮肤巩膜黄染较前加重,未有新发瘀斑、瘀点。

(3)辅助检查:肝功能,ALT 1079 U/L,AST 990/L,GGT 153 U/L,ALP 170 U/L,ALB 36 g/L,Glo 29.1 g/L,TBIL 251.8 μmol/L,DBIL 185.7 μmol/L;凝血六项,PTA 31%,INR 2.22;血氨 91.3 μmol/L。

3.方案调整

(1)甲泼尼龙针 40 mg 每日 1 次静脉滴注。

预防激素不良反应:泮托拉唑针 40 mg 每日 1 次静脉滴注;骨化三醇胶丸 0.5 μg 每日 1 次口服;碳酸钙 D_3 咀嚼片 1 片每日 1 次口服。

(2)余方案同上。

4.思维引导 2
治疗 3 d 复查,患者转氨酶稍有下降,血氨、凝血功能稍有改善,但胆红素进行性升高,应警惕"胆酶分离"肝衰竭的加重。现因凝血功能障碍无法进行肝穿刺活检明确诊断,但考虑诊断可能为急性重症自身免疫性肝炎或伴有自身免疫特征的药物性肝损伤(停肝损药后无好转),均应予以糖皮质激素治疗,故予以甲泼尼龙针 40 mg 静脉滴注。但应关注激素相关不良反应,关注患者血压、血糖、电解质情况,关注患者可能出现的机会性感染,预防可能出现的胃黏膜损伤(泮托拉唑)、骨量减少或骨质疏松(碳酸钙+骨化三醇)。

治疗效果

症状:7 d 后消化道症状明显好转。

查体:皮肤巩膜黄染较前减轻。

辅助检查:肝功能,ALT 234 U/L,AST 92/L,GGT 128/L,ALP 141 U/L,ALB 35.4 g/L,Glo 29.7 g/L,TBIL 136.5 μmol/L,DBIL 115.2 μmol/L;凝血六项,PTA 66%,INR 1.26;炎症七项,IgG 16.84 g/L。

---

5. **思维引导 3** 应用糖皮质激素后患者消化道症状明显好转,转氨酶、胆红素、球蛋白水平下降,凝血功能好转。激素应答良好进一步说明肝损伤的原因是免疫相关的。现 PTA>66%,已无肝穿刺活检禁忌证,应尽快完善肝穿刺活检。因为自身免疫性肝炎在糖皮质激素诱导缓解后需要长时间的维持治疗(2~3 年),一般需要加用硫唑嘌呤等免疫抑制剂;而自身免疫相关的急性药物性肝损伤在使用糖皮质激素病情好转后便可逐渐药物减量至停药。所以通过肝穿刺活检明确诊断对于下一步治疗方案的制订是至关重要的。

6. **肝穿刺活检术** 在充分告知患者及家属肝穿刺活检的必要性及风险,征得同意并签署知情同意书后,对患者实施局部麻醉下经超声引导经皮肝穿刺活检术。操作步骤如下:患者取左侧卧位,右手臂上抬弯曲置于枕后。以 B 超定位选取穿刺点,并测量穿刺点皮肤至肝包膜距离作为穿刺深度。穿刺点常规消毒,直径约 15 cm,消毒 3 遍,戴无菌手套,铺无菌洞巾,用 2% 利多卡因约 5 mL,自皮肤逐层浸润麻醉至肝被膜层。嘱患者平静呼吸,左手固定穿刺点皮肤,右手持穿刺针垂直穿刺点处皮肤进针,针刺入肝实质后击发,取下肝组织 1 条。重复上述操作,穿出肝组织 2~3 条,放入福尔马林液中固定,送检病理。穿刺点消毒,无菌纱布覆盖并固定。术后心电监护观察生命体征,嘱患者平卧 6 h。

检查结果

(肝脏组织)小叶结构紊乱,小叶中心带融合性坏死,周围肝细胞肿大含胆色素颗粒,可见多数毛细胆管胆栓,Kupffer 细胞肿大含胆色素颗粒及胆栓。汇管区间质轻度扩大,混合性炎细胞浸润,小胆管结构完好,周围细胆管轻度反应性增生。

病理诊断:混合型肝炎。

---

7. **思维引导 4** 肝穿病理提示混合性肝炎(中度小叶性肝炎+急性胆汁淤积),未见自身免疫性肝炎特征性组织学改变(包括浆细胞浸润、肝细胞呈"玫瑰花环"样改变,以及淋巴细胞穿入现象),而汇管区中性粒细胞和嗜酸性粒细胞浸润及肝细胞胆汁淤积、毛细胆管胆栓等病理表现更多见于药物性肝损伤。急性药物性肝损伤因果关系评价量表(Roussel Uclat Causality Assessment Method,RUCAM)7 分,提示所接触的化学物质很可能是造成患者药物性肝损伤的原因。病史、临床与病理相结合得出诊断,急性重症肝炎:伴有自身免疫特征的药物性肝损伤。

糖皮质激素已使用 1 周,肝功能明显好转,按照药物性肝损伤调整治疗方案:改口服甲泼尼龙片

24 mg(6 片)/d,并计划以每周减少 1 片的速度缓慢减量,适时停药。予以办理出院,门诊随访。

出院医嘱:①甲泼尼龙片 24 mg 每日 1 次口服;每周减少 1 片至 2 片/d 时(1 个月后)门诊复诊;②预防激素不良反应:泮托拉唑胶囊 40 mg 每日 1 次口服;骨化三醇胶丸 0.5 μg 每日 1 次口服;碳酸钙 D₃ 咀嚼片 1 片每日 1 次口服;③保肝、退黄、促进肝细胞再生:丁二磺腺苷蛋氨酸肠溶片 0.5 每日 2 次口服;复方牛胎肝提取物片 80 mg 每日 3 次口服;熊去氧胆酸胶囊 250 mg 每日 2 次口服。

出院 1 月后门诊复查

已无不适症状,血压、体温正常。

肝功能:ALT 31 U/L,AST 27/L,GGT 53/L,ALP 147 U/L,ALB 44.8 g/L,Glo 31.2 g/L,TBIL 20.3 μmol/L,DBIL 10.0 μmol/L;凝血六项,PTA 93%,INR 1.04;炎症七项,IgG 14.57 g/L。

血脂:TC 6.12 mmol/L,TG 1.84 mmol/L;血糖、电解质正常范围内。

---

8. 门诊调整用药方案　①甲泼尼龙片 4 mg 每日 1 次口服;1 个月后改为 2 mg 每日 1 次口服;再 1 个月后门诊复诊;②熊去氧胆酸胶囊 250 mg 每日 2 次口服;停用其他保肝药物;③余方案同前;④低脂低胆固醇饮食。

9. 思维引导 5　1 个月后门诊复查肝脏功能全面好转,仅剩 IgG 水平仍轻度升高(免疫紊乱状态未完全恢复),ALP 水平轻度升高(胆汁淤积未完全恢复)。由于肝穿刺活检支持药物性肝损伤,故无须加用硫唑嘌呤,继续甲泼尼龙缓慢减量。仍保留熊去氧胆酸,停用其他保肝药物。血压、血糖、电解质均正常范围内,TC 及 TG 轻度升高,考虑为激素影响,一般停药后可恢复,故嘱低脂低胆固醇饮食,未予以药物干预。

出院 3 月后门诊复查

肝功能:ALT 13 U/L,AST 17/L,GGT 25/L,ALP 68 U/L,ALB 41.1 g/L,Glo 25.5 g/L,TBIL 13.8 μmol/L,DBIL 5.5 μmol/L;血脂,TC 5.38 mmol/L,TG 1.67 mmol/L;血糖、电解质均在正常范围内;炎症七项,IgG 13.8 g/L;凝血六项,PTA 121%,INR 0.9。

---

10. 思维引导 6　临床治愈,因肝穿刺活检病理提示药物性肝损伤,一般无需糖皮质激素维持治疗,停药。但应注意的是嘱患者停药 3 个月后复诊,以后可半年至 1 年随访 1 次,若无复发则进一步印证本次伴有自身免疫特征的药物性肝损伤的诊断。若停用糖皮质激素后出现无药物诱因的复发,则说明可能出现药物诱发的自身免疫性肝炎,呈慢性病程,需进一步诊治。

三、思考与讨论

患者以急性黄疸伴消化道症状起病,通过询问病史、查体、血液检验及影像学检查,鉴别诊断集中在急性起病的自身免疫性肝炎与伴有自身免疫特征的药物性肝损伤。由于以上 2 种疾病在糖皮质激素使用剂量、减量速度、使用时长、是否加用其他免疫抑制剂等方面存在差异,需要通过肝穿刺活检病理进一步明确诊断。这就是肝穿刺活检的适应证。

1. 肝穿刺活检适应证　肝穿刺活检可分为评估弥漫性肝脏疾病的肝组织活检或为明确肝肿块性质的活检,具体适应证如下。

（1）原因不明的肝功能异常、肝硬化，以及需要明确有无肝纤维化或肝硬化的临床情况。

（2）原因不明的肝大。

（3）慢性乙型肝炎患者的抗病毒时机选择（评估肝纤维化或炎症坏死程度）及疗效评估与监测，预后判断。

（4）考虑自身免疫性肝病，含自身免疫性肝炎、原发性胆汁性胆管炎、原发性硬化性胆管炎以及相互重叠的所谓重叠综合征。肝穿刺活检有助于诊断及治疗方案制订。

（5）考虑遗传代谢性肝病，如 Wilson's 病（肝豆状核变性）、遗传性血色病、α_1-抗胰蛋白酶缺乏症等，肝穿刺活检有助于诊断及治疗方案制订。

（6）酒精性肝病与非酒精性脂肪性肝病的诊断及肝组织纤维化程度的确定。

（7）肝脓肿建议在置管引流同时行脓肿壁（实质性成分）穿刺活检以排除恶性肿瘤。

（8）肝肿物性质不明。

（9）肝移植患者术后，如考虑排斥反应或感染等并发症，可考虑肝穿刺活检协助诊断。

2.肝穿刺活检禁忌证　值得注意的是，在对于自身免疫性肝炎的病理诊断中，为了避免糖皮质激素的使用影响特征性病变的观察，尽量先进行肝穿刺活检、再予以糖皮质激素治疗。但本例病例中患者前期凝血功能障碍，具有肝穿刺活检禁忌证，且病情进行性加重，故依照初步判断先予以糖皮质激素治疗，待凝血功能好转后尽快予以肝穿刺活检明确诊断。肝穿刺活检禁忌证具体如下：①临床考虑肝血管瘤、肝多房棘球蚴病；②肝外梗阻性黄疸；③有明显出血倾向，或严重血小板减少（<$50×10^9$/L）、凝血功能障碍（PTA<60% 或 INR≥1.5，APTT 延长患者应注意排除血友病）；④大量腹水；⑤昏迷或其他疾病不配合者；⑥穿刺路径有感染病灶。

穿刺在彩超或 CT 引导下完成，方法可分为：①经皮肝穿活检；②封堵式肝穿活检；③经颈静脉或股静脉肝穿活检；④内镜超声引导肝穿活检；⑤腹腔镜下肝穿活检；⑥肝肿瘤活检。最常使用的是超声引导下经皮肝穿活检。临床医生应把握好适应证及禁忌证，在诊疗工作中做到临床与病理紧密结合，使肝穿刺活检术成为肝病诊断、治疗、随访过程中的重要手段。

四、练习题

1.肝穿刺活检的适应证有哪些？
2.肝穿刺活检的禁忌证有哪些？

五、推荐阅读

[1]陈灏珠,林果为,王吉耀.实用内科学[M].14 版.北京:人民卫生出版社,2013.
[2]肝脏穿刺活检湘雅专家共识编写组.肝脏穿刺活检湘雅专家共识[J].中国普通外科杂志,2021,30(1):1-8.

（保　洁　杨荟玉）

案例 39　鼻胃肠管置入和肠内营养

一、病历资料

(一)门诊接诊

1. 主诉　腹痛 5 d。

2. 问诊重点　腹痛是消化科常见症状,注意尽快详尽地询问病史及查体,鉴别脏器穿孔、破裂、急性胰腺炎、心肌梗死、主动脉夹层、异位妊娠破裂等急重症,询问诱因及既往史等。

3. 问诊内容

(1)诱发因素:是否进食油腻食物、酗酒、暴饮暴食。

(2)主要症状:一般腹痛部位多为病变所在部位,注意询问腹痛的性质。阵发性剑突下钻顶样疼痛是胆道蛔虫症的典型表现;突发中上腹剧烈刀割样痛、烧灼样痛多为胃、十二指肠溃疡穿孔;进食油腻食物后发作多为胆囊炎或胆石症;酗酒、暴饮暴食后发作多为急性胰腺炎;餐后痛常为胆胰疾病、胃部肿瘤或消化不良;周期性、节律性上腹痛见于胃、十二指肠溃疡;子宫内膜异位症腹痛与月经来潮相关;卵泡破裂者腹痛多发生于月经间期。

(3)伴随症状:腹痛伴发热、寒战提示炎症存在,常见于急性胆道感染、胆囊炎、肝脓肿等;腹痛伴黄疸、发热考虑胆道梗阻或炎症;腹痛伴休克可能为腹腔脏器破裂、胃肠穿孔、绞窄性肠梗阻、肠扭转、急性重症胰腺炎、心肌梗死;腹痛伴呕吐、反酸提示食管、胃肠病变;腹痛伴血尿提示泌尿系统疾病如结石等。

(4)诊治经过:何时何地做过什么相关检查,用药否,用何种药,具体剂量、效果如何。

(5)既往史:是否患有消化道肿瘤、消化道溃疡、高血压、糖尿病、冠心病等。

(6)个人史:患者是否饮食不规律、是否接触有毒、有害物质。

(7)月经生育史:女性注意询问月经是否规律、性生活史。

(8)家族史:某些肿瘤有家族遗传倾向。

> **问诊结果**
>
> 患者中年男性,5 d 前饮酒后出现腹痛,呈持续性刀割样痛,伴腹胀、呕吐,呕吐物为胃内容物,伴间断发热,热峰39.4 ℃,无反酸、胃灼热,无黄疸,无便秘或腹泻,无血尿,无其他部位放射性痛。至当地医院就诊,考虑"急性胰腺炎、胰周脓肿形成、急性腹膜炎",给予胃肠减压、抗感染等对症支持治疗,效果不佳,遂前来就诊。门诊以"腹痛待查:急性胰腺炎"收入院,自发病以来,食欲欠佳,睡眠一般,小便正常,大便干,精神欠佳,体重无减轻。
>
> 既往史:无高血压、心脏疾病病史,无糖尿病、脑血管疾病病史,无结核、疟疾病史,预防接种史随社会计划免疫接种,无外伤、输血史,无食物、药物过敏史。

4. 思维引导　患者腹痛于饮酒后出现,程度较为剧烈,考虑急性胰腺炎、胆囊炎或胆石症等;伴有腹胀症状,考虑炎症引起的肠道蠕动减慢、肠麻痹等;患者伴有发热症状,提示有炎症存在,待进一步完善血常规、炎症指标等及腹部影像学检查,鉴别急性胆道感染、胆囊炎、肝脓肿。

（二）体格检查

1. 重点检查内容及目的　患者有腹痛症状,首先要观察腹部是否有明显的胃肠蠕动波或者肠型,是肠梗阻的一种表现。腹壁静脉是否有曲张,确定静脉曲张回流的方向,肝硬化、门静脉高压的患者会有这种体征表现。触诊肝时要从下腹部逐渐向上腹部移动,感知肝的质地、边缘、表面情况。叩诊要详细地叩出肺肝界,是否有移动性浊音。触诊要注意明确压痛点以及是否伴有反跳痛以及肌紧张。

体格检查结果

T 37.0 ℃,R 20 次/min,P 100 次/min,BP 120/80 mmHg

神志清楚,自主体位,急性面容。上腹明显压痛,伴有腹肌紧张、反跳痛。肠鸣音大多数减弱。肝肋缘下未触及,脾肋缘下未触及,Murphy 征阴性。

---

2. 思维引导　经上述检查,提示急性腹膜炎,可进行下一步实验室检查及影像学检查等明确诊断。

（三）辅助检查

1. 主要内容及目的

（1）腹部 CT:明确是否有脏器穿孔,胰腺、肝、胆囊、脾情况。

（2）血常规、CRP:判断有无贫血、感染。

（3）凝血功能:判断有无凝血障碍。

（4）肝功能、肾功能、电解质:判断是否有肝功能、肾功能衰竭,低血钙等情况,评估病情的严重程度及预后。

（5）淀粉酶、脂肪酶:用于诊断胰腺炎,判断病情严重程度。

（6）血糖检测:判断腹痛是否与酮症酸中毒有关。

（7）心电图,心肌酶,肌钙蛋白:明确是否有急性心肌梗死等。

（8）主动脉 CTA:判断是否有主动脉夹层。

辅助检查结果

（1）腹部 CT:胰腺弥漫性肿大,实质内可见局灶性的密度增高,胰周及左侧结肠旁沟积液、腹水。

（2）血常规:Hb 90 g/L,WBC 10.3×10^9/L,CRP 167.4 mg/L。

（3）凝血功能:未见明显异常。

（4）肝功能、肾功能、电解质:均未见明显异常。

（5）淀粉酶 85 IU/L;脂肪酶 122 IU/L。

（6）葡萄糖 6.10 mmol/L。

（7）心电图:正常范围心电图;心肌酶、肌钙蛋白未见明显异常。

（8）主动脉 CTA:未见明显异常。

---

2. 思维引导　该患者有饮酒后腹痛病史、腹膜炎体征,CT 提示胰腺炎、胰周积液、腹水;血常规白细胞、CRP 升高提示感染;淀粉酶、脂肪酶升高提示胰腺炎;心电图、心肌酶、肌钙蛋白正常排除急性心肌梗死所致腹痛;主动脉全程 CTA 排除主动脉夹层。

(四)初步诊断

根据以上病史,查体,实验室检查结果,支持以下诊断:①急性胰腺炎;②胰周积液;③腹水。

二、治疗经过

1. 初步治疗

(1)排除禁忌证,给予腹腔穿刺置管引流术。

(2)治疗上给予胃肠减压、抑酸、抑制胰酶分泌、抗感染、补液、中成药辅助灌肠保持大便通畅等对症支持治疗。

(3)床旁留置鼻胃管,早期开始肠内营养支持治疗。

2. 思维引导

患者腹胀明显、有腹水,给予腹腔穿刺置管引流术,中成药辅助灌肠保持大便通畅缓解症状;患者腹痛明显、胰腺炎诊断明确,给予胃肠减压、抑酸、抑制胰酶分泌、抗感染、补液对症治疗。早期的肠内营养支持疗法能改善患者的预后,能够促进肠内功能的早期恢复及提高胃肠道的免疫功能,应在入院24～72 h内,尽早启动肠内营养,方式以鼻空肠管为首选,患者能耐受及在无胃流出道梗阻的情况下才可采用鼻胃管营养或经口进食。

三、思考与讨论

急性胰腺炎发生时,通过禁食、抑制胰液分泌对胰腺炎的治疗效果有限,早期恢复肠内营养更符合正常生理的状态,可防止长期禁食引起的肠黏膜萎缩、肠源性内毒素血症对机体造成的"二次打击"及肠道细菌易位导致的继发感染,同时还可促进肠黏膜修复,并有效减少体内炎症因子产生和释放,改善患者的营养状态。

欧洲临床营养和代谢学会(ESPEN)指南推荐中度或重度急性胰腺炎病人于72 h内提供肠内营养,若没有存在肠梗阻,建议在充分液体复苏后(48 h)开始给予肠内营养。该病人不存在肠梗阻的现象,因此在充分液体复苏,血流动力学稳定后选择用鼻肠管开始进行早期肠内营养干预。

经鼻空肠营养管置入术主要有床旁无辅助盲插、内镜辅助插管和介入X射线透视下插管。①床旁无辅助盲插:易于开展,但在无辅助下对于复杂消化道疾病置管失败率高达45.5%,且容易误入气管,一般仅重症监护病房内使用。②内镜辅助插管:成功率可达90%～97.7%,明显高于床旁盲插,但将导管向十二指肠降部远端推送时,主要依赖术者的经验,并不能保证导管头端置于满意位置,且严重上消化道梗阻、上消化道术后早期或合并消化道瘘者,胃镜通常无法实施。③介入X射线透视下插管:仅需要患者鼻咽部局部浸润麻醉,适应证广,患者耐受性强,并发症发生率低,既往报道实施技术成功率高达90%～100%,且术中实时造影可显示消化道走行,梗阻部位应用超滑导丝和导管易于通过,操作可控性强,是临床首选的插管方法。其缺点为X线辐射对手术者及患者身体有一定的危害,但研究发现行此操作患者5年内并无严重不良反应。

四、练习题

1. 鼻空肠营养管置入术有哪些并发症?
2. 肠内营养的适应证和禁忌证有哪些?

五、推荐阅读

[1]朱桂英,王长森,廖诗瑶,等.2020年《欧洲临床营养和代谢学会急慢性胰腺炎临床营养指南》解读[J].中国实用外科杂志,2020,40(11):1259-1262.

(曹新广　杨荟玉)

案例 40　胃　镜

一、病历资料

(一)门诊接诊

1. 主诉　间断性上腹痛 1 年余,加重 1 周。

2. 问诊重点　腹痛为消化系统常见症状,患者病史相对较长,问诊时应注意病程中的主要症状及伴随症状的特点、疾病演变过程、诊治经过和治疗效果等。

3. 问诊内容

(1)诱发因素:有无不洁饮食、饮食不规律及口服 NSAID、吸烟,有无情绪应激等。

(2)主要症状:上腹痛是消化性溃疡(PU)的主要症状,性质多为烧灼痛,亦可为钝痛、胀痛、剧痛或者饥饿不适感,多位于中上腹,可偏左或偏右,一般为轻至中度持续性疼痛。但部分患者可无症状或症状较轻以至于不为患者所注意,仅表现为无规律的上腹隐痛或不适,具或不具有典型疼痛者均有反酸、嗳气、上腹胀等症状。

典型的 PU 有以下 3 个临床特点:①慢性过程,病史可达数年至数十年。②周期性发作,发作与自发缓解相交替,发作期可为数周或数月,缓解期亦长短不一;发作常有季节性,多在秋冬或冬春之交发病,可因精神情绪不良或过度劳累诱发。③发作时上腹痛呈节律性,表现为空腹痛,即餐后 2 ~ 4 h 和/或午夜痛,腹痛多在进食或服用抗酸药后缓解,典型节律性表现在十二指肠溃疡(DU)多见。

询问病史主要包括上腹痛的时间,次数,有无周期性,有无节律性,加重及缓解因素,有无进食或抗酸药所缓解情况。

(3)伴随症状:①有无呕血、黑便。呕血、黑便为消化道出血症状,多为上消化道出血所致,是指十二指肠 Treize 韧带以上的消化道出血,包括食管、胃、十二指肠、胰管和胆管、胃肠吻合口等附近疾病引起的出血,但也应考虑出血量及出血速度,进一步判断出血部位及出血原因。②有无缺铁性贫血、体重下降、食欲缺乏,考虑消化道肿瘤可能。③有无腹部包块。腹痛伴腹部包块,常见于肠道恶性淋巴瘤、消化道肿瘤、肠套叠等。④有无发热。发热常有炎症表现,常见于急性胆囊炎、急性阑尾炎、胰腺炎等。

(4)诊治经过:从发病开始,是否至其他医院治疗过,是否做过相关检查,检查结果如何,用药否,用何种药,效果如何。

(5)既往史:询问患者既往有无类似腹痛病史,有无高血压、糖尿病、冠心病、脑血管疾病等慢性疾病,有无肝炎、结核等传染病史,有无消化性溃疡病史,有无手术及外伤史,有无食物及药物过敏史等。

(6)个人史:询问患者职业,有无工业毒物、放射性物质接触史,有无吸烟、饮酒史。

(7)家族史:有无消化道肿瘤等家族遗传病史。

问诊结果

吴某,男,30 岁。1 年前无明显诱因出现腹部疼痛,以上腹部为主,呈间断性发作,餐后 2 ~ 4 h 和午夜痛为著,进食或口服 PPI 药物后腹痛可缓解。偶有恶心、呕吐,呕吐物为内容物,无反酸、胃灼热，无头晕、心悸，无发热，曾于当地医院就诊，行胃镜检查示：十二指肠溃疡（A2），给予PPI治疗6周，症状缓解。1周前再次出现上述症状。今为求进一步诊治，门诊以"腹痛待查"收入院。患者自发病以来精神一般，食欲一般，睡眠良好，大便正常，小便正常，体力情况良好，体重无明显变化。

　　既往史：否认其他肝炎、结核等传染病史，否认手术、外伤史，否认输血史献血史，否认食物及药物过敏史。

　　个人史、家族史均无特殊。

　　4.思维引导　患者为青年男性，慢性病程，有周期性发作，呈节律性，考虑十二指肠溃疡，结合患者既往胃镜检查，诊断十二指肠溃疡，并予以规律口服PPI治疗，治疗后症状缓解。结合消化性溃疡的病因及发病机制，需要完善胃泌素、胃蛋白酶原检验，Hp检测，询问患者有无使用NSAID、吸烟、遗传、应激及心理因素等。并完善腹部彩超排除急性胆囊炎、阑尾炎、胰腺炎等疾病。必要时完善全腹部增强CT及胃镜检查排查消化道肿瘤可能。

　　（二）体格检查

　　1.重点检查内容及目的　腹痛为消化系统疾病，查体主要包括全身查体、腹部查体。

　　（1）全身查体：除了生命体征外，应关注神志情况、精神状态，皮肤黏膜颜色，甲床颜色，胸前区有无蜘蛛痣，有无肝掌，皮肤有无紫癜、出血点，有无巩膜及皮肤黄疸，全身浅表淋巴结有无肿大等。

　　（2）腹部查体：①视诊，主要内容有腹部外形、呼吸运动、腹部皮肤、腹壁静脉、胃肠型和蠕动波以及疝等。②触诊，主要内容一般包括腹壁紧张度、压痛、反跳痛、腹部脏器的触诊、腹部包块的触诊、液波震颤、振水音等。③叩诊，主要注意有无局部叩击痛，肝浊音界有无消失，有无移动性浊音等，急性胃肠脏器穿孔肝浊音界可消失，大量腹水可出现移动性浊音阳性。④听诊，腹部听诊主要注意有无肠鸣音，有无减弱及亢进，声调有无改变，有无血管杂音、摩擦音等。

全身体格检查

　　T 36.6 ℃，R 18 次/min，P 80 次/min，BP 110/65 mmHg

　　神志清，精神可，体形正常，表情自如，全身未触及肿大淋巴结，皮肤及巩膜无黄染，无皮疹、皮下出血，无蜘蛛痣及肝掌，睑结膜稍苍白，双肺呼吸音粗，未闻及干、湿啰音，无胸膜摩擦音，无语音传导异常，心前区无隆起，心前区无异常搏动，心尖搏动正常，心界不大，心率80 次/min，律齐，第一心音正常，无额外心音，无杂音，腹部平坦，腹壁无静脉曲张，无胃肠蠕动波，腹部韧，脐周轻压痛，无反跳痛及肌紧张，腹部无包块，肝、脾肋下未及，肝区无叩痛，胆囊未触及，Murphy征阴性，双肾区无叩痛，移动性浊音阴性，肠鸣音正常，无血管杂音，双下肢无水肿，余查体正常。

　　2.思维引导　经上述检查患者脐周轻压痛，无反跳痛及肌紧张，无蜘蛛痣、肝掌、出血点等，巩膜无黄染，腹部无包块，浅表淋巴结无肿大等，需要进一步完善实验室检查，给予PPI治疗，必要时进一步完善CT和胃镜检查，明确诊断及排查消化道肿瘤出血可能。

　　（三）辅助检查

　　1.主要内容及目的

　　（1）血常规：进一步判断炎症及贫血程度。

　　（2）大便常规、大便潜血试验：进一步判断有无出血。

（3）肿瘤标志物：协助诊断有无肿瘤。

（4）心电图：明确是否有心肌缺血、心律失常等。

（5）^{13}C 或 ^{14}C 呼气试验（UBT）：协助诊断有无幽门螺杆菌感染。

（6）胃镜检查：协助判断腹痛的原因。

（7）腹部影像学检查：协助判断是否存在胆囊炎、阑尾炎、胰腺炎、消化道肿瘤等其他造成腹痛原因。

辅助检查结果

（1）血常规：WBC $4.45×10^9$/L，Hb 118 g/L，PLT $202×10^9$/L。

（2）大便常规：潜血（++）。

（3）肝功能、肾功能、电解质、凝血功能大致正常。

（4）肿瘤标志物：CEA、CA199、CA125、AFP、CA153、CA724 结果均在正常范围。

（5）^{14}C 呼气试验（UBT）：阳性。

（6）胃镜示：十二指肠球部溃疡（A2 期）（图 3-3）。

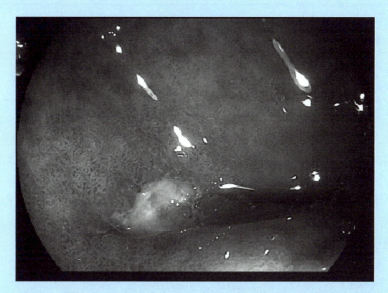

图 3-3　胃镜示十二指肠球部溃疡，表面附有白苔，周边黏膜充血、发红

2. 思维引导　患者上腹部疼痛，大便潜血阳性，^{14}C 呼气试验（UBT）：阳性；胃镜检查示十二指肠球部溃疡（A2 期），全腹部增强 CT 未见明显占位性病变。患者目前诊断明确，治疗上去除病因、控制症状、促进溃疡愈合、预防复发和避免并发症。

（四）初步诊断

根据上述病史、体格检查、辅助检查结果，考虑目前诊断为：十二指肠球部溃疡（A2 期）伴 Hp 感染。

二、治疗经过

治疗的目的是消除病因、缓解症状、愈合溃疡、防止复发和防治并发症。针对病因的治疗如根除 Hp，有可能彻底治愈溃疡病，是近年来消化性溃疡治疗的一大进展。

1. 一般治疗　生活要有规律，避免过度劳累和精神紧张。注意饮食规律，戒烟、酒，避免进食辛辣食物及浓茶、咖啡等刺激性强的饮料。服用 NSAID 者尽可能停用，即使未用亦要告诫患者今后慎用。

2. 药物治疗

（1）抑酸治疗：①H_2RA 是治疗消化性溃疡的主要药物之一，疗效好，用药方便，价格适中，长期使用不良反应少。治疗胃溃疡和十二指肠球部溃疡的 6 周愈合率分别为 80%～95% 和 90%～95%。常用药物主要有法莫替丁、尼扎替丁、雷尼替丁、西咪替丁等。②PPI 作用于壁细胞胃酸分泌终末步骤中的关键酶 H^+-K^+ ATP 酶，使其不可逆失活，因此抑酸作用比 H_2RA 更强且作用持久。治疗胃溃疡和十二指肠球部溃疡的 4 周愈合率分别为 80%～96% 和 90%～100%。常用药物主要有奥美拉唑、泮托拉唑、雷贝拉唑、兰索拉唑、埃索美拉唑等。

（2）抗 Hp 治疗：根除 Hp 为消化性溃疡的基本治疗，是溃疡愈合及预防复发的有效措施。消化性溃疡不论活动与否，都是根除 Hp 治疗的主要指征之一。

首次根除：建议采用三联疗法，疗程 7～14 d（表 3-1）。

表 3-1　三联疗法常用药物

PPI 及胶体铋剂（选择 1 种）	抗菌药（选择 2 种）
奥美拉唑 20 mg	克拉霉素 500 mg
兰索拉唑 30 mg	阿莫西林 1000 mg
枸橼酸铋钾 240 mg	甲硝唑 400 mg
按上述剂量，2 次/d，疗程 7～14 d	

二、三线方案治疗：首次根除失败者采用。常用四联疗法，可根据既往用药情况并联合药敏试验，选用 PPI+铋剂+2 种抗生素（喹诺酮类、呋喃唑酮、四环素等），疗程 10 d 或者 14 d。

序贯疗法：具有疗效高、耐受性和依从性好等优点。推荐 10 d 疗法，前 5 d，PPI+阿莫西林，后 5 d，PPI+克拉霉素+替硝唑；或前 5 d，PPI+克拉霉素，后 5 d，PPI+阿莫西林+呋喃唑酮。有效率 90% 以上，且对耐药菌株根除率较其他方案高。

治疗后应常规复查 Hp 是否已被根除，复查应在根除幽门螺杆菌治疗结束至少 4 周后进行，在检查前停用 PPI 或铋剂 2 周，否则会出现假阴性。可采用非侵入性的 ^{13}C 或 ^{14}C 尿素呼气试验，也可通过胃镜在检查溃疡是否愈合的同时取活检做尿素酶和/或组织学检查。

（3）其他药物治疗：①铋剂，这类药物的分子量较大，在胃酸溶液中成胶体状，与溃疡基底面的蛋白形成蛋白-铋复合物，覆于溃疡表面，阻断胃酸、胃蛋白酶对黏膜的自身消化。此外，铋剂还可以包裹 Hp 菌体，干扰 Hp 代谢，发挥杀菌作用。②弱碱性抗酸药，常用的铝碳酸镁、氢氧化铝凝胶等，这此药物可中和胃酸，短暂缓解疼痛。③胃黏膜保护药，米索前列醇和瑞巴派特都是可以调节胃黏膜防御功能的细胞保护药物。米索前列醇对预防 NSAID 引起的胃肠道损害有效，是目前美国食品药品监督管理局（Food and Drug Administration，FDA）唯一推荐用于预防 NSAID 相关性疾病的药物，但腹痛、腹泻等不良反应限制了它的临床应用。此外，该药物能引起子宫收缩，故妊娠妇女禁用。瑞巴派特可直接针对 NSAID 所致胃黏膜损伤的作用机制，是具有增加前列腺素 E_2 合成、清除并抑制自由基作用的置黏膜保护剂。

3. 手术治疗　适应证：大量出血内科治疗无效；急性穿孔；疤痕性幽门梗阻；胃溃疡恶变及严格内科治疗无效的顽固性溃疡。

该患者治疗：PPI 静脉应用，口服抗 Hp 药物治疗 14 d，口服瑞巴派特。

4. 思维引导　该患者腹痛,有慢性过程、周期性发作、发作时腹痛呈节律性,考虑十二指肠溃疡,给予完善 Hp 检测及胃镜检查,诊断明确,给予规律治疗后症状缓解出院。

三、思考与讨论

青年患者腹痛多考虑胆囊炎、阑尾炎、胃镜、十二指肠良性疾病引起的疼痛,常规腹部彩超即可明确胆囊炎、阑尾炎诊断,此检查简单、经济、快速、有效,是诊断腹痛疾病的首选检查,但对于消化道疾病引起的腹痛,彩超、CT 等影像学检查缺乏特异性,不能明确诊断,需要侵入性检查胃镜予以明确诊断。随着内镜技术的提高,一部分患者可在行内镜检查过程中予以初步判断是否有 Hp 感染等情况,目前成为诊断上消化道疾病的"金标准"。因此对于胃镜检查的适应证、禁忌证等方面的知识需要全面的了解。

胃镜检查是利用一条直径约 1 cm 的黑色塑胶包裹导光纤维的细长管子,前端装有内视镜由嘴中伸入受检者的食管→胃→十二指肠,由光源器所发出的强光,经导光纤维传导至显示屏上,让医师清楚地观察上消化道内各部位的健康状况。胃镜检查是现阶段诊断上消化道疾病的"金标准"。

胃镜检查

四、练习题

1. 消化性溃疡的临床表现有哪些?
2. 胃镜检查的适应证及禁忌证是哪些?

五、推荐阅读

[1]韩清华,孙建勋.内科学[M].8 版.北京:人民卫生出版社,2018.
[2]林三仁.消化内科高级教程[M].北京:中华医学电子音像出版社,2016.

（李德亮　贺德志）

案例 41　结肠镜

一、病历资料

(一)门诊接诊

1. 主诉　腹痛、腹泻 2 年余,加重 1 周。

2. 问诊重点　腹痛、腹泻为消化系统常见症状,患者病史相对较长,问诊时应注意病程中的主要症状及伴随症状的特点、疾病演变过程、诊治经过和治疗效果等。

3. 问诊内容

(1)环境因素:有无吸烟、不洁饮食、家庭卫生条件、生活方式等环境因素。

(2)遗传因素:炎症性肠病(inflammatory bowel disease,IBD)发病具有遗传倾向,患者的一级亲属发病率显著高于普通人群。

(3)主要症状:起病的时间,有无反复发作的腹痛、腹泻、黏液脓血便,病程的长短,有无发作期与缓解期交替,有无因饮食失调、劳累、精神刺激、继发感染等诱因诱发或加重症状。

1)腹泻与黏液脓血便:见于绝大多数患者,为本病活动期重要表现。与黏膜炎症导致肠分泌增加、肠蠕动增快和肠内水钠吸收障碍、糜烂及溃疡有关。程度轻重不一,轻者每日排便2~4次,便血轻或无;重者>10次/d,脓血显见,甚至大量便血;粪质多为糊状,重症可呈稀水样大便。病变限于直肠或累及乙状结肠患者,常伴里急后重。除可有便频、便血外,偶表现为便秘,系病变引起直肠排空功能障碍所致。

2)腹痛:多有轻至中度疼痛。为左下腹或下腹阵痛,亦可累及全腹,疼痛时可有便意,便后腹痛有所缓解,与炎症刺激所致的肠痉挛或肠管张力增高有关。重者如炎症波及腹膜或并发中毒性巨结肠时有持续性剧烈腹痛。

3)其他症状:可有腹胀、食欲减退,病情严重者可有恶心、呕吐。

询问病史主要包括:有无持续或反复发作性腹痛、腹泻及程度,有无黏液脓血便,有无里急后重,有无腹胀、食欲减退、恶心、呕吐症状,加重或缓解情况。

(4)伴随症状:①有无发热,中、重型患者活动期常有低度至中度发热,高热多提示严重感染,合并症或见于病情急性进展。重症或病情持续活动可出现衰弱、消瘦、贫血、低蛋白血症、水与电解质平衡紊乱等表现。②有无肠外表现,见于少数患者,包括外周关节炎、结节性红斑、坏疽性脓皮病、多种眼病、口腔复发性溃疡等,这些合并症表现在结肠炎控制或结肠切除后可缓解或恢复;骶关节炎、强直性脊柱炎、原发性硬化性胆管等可与溃疡性结肠炎(UC)共存,但与UC本身病情变化无关。有时肠外表现比肠道症状先出现。

(5)体征:轻、中型患者或缓解期患者无明显体征或仅有左下腹轻压痛,有时可触及痉挛的降结肠或乙状结肠。重型和暴发型患者可有明显压痛甚至肠型。若有腹肌紧张、反跳痛、肠鸣音减弱同时伴有发热、脱水、心动过速及呕吐等,应注意中毒性巨结肠、肠穿孔等并发症。部分患者直肠指检可有触痛及指套带血。

(6)诊治经过:从发病开始,是否至其他医院治疗过,是否做过相关检查,检查结果如何,用药否,用何种药,效果如何。

(7)既往史:询问患者既往有无类似腹痛、腹泻病史,有无高血压、糖尿病、冠心病、脑血管疾病等慢性疾病,有无肝炎、结核等传染病史,有无消化性溃疡病史,有无手术及外伤史,有无食物及药物过敏史等。

(8)个人史:询问患者职业,有无工业毒物、放射性物质接触史,有无吸烟、饮酒史。

(9)家族史:有无类似疾病的家族遗传病史。

问诊结果

李某,女,54岁。2年前无明显诱因出现腹泻,大便呈黏液糊状,偶有脓血便,每日3~6次,伴有轻微下腹痛及里急后重,便后可缓解,间断服用双歧杆菌治疗无明显改善。1周前上诉症状加重,每日排便10余次,于当地医院就诊,行结肠镜检查见结肠溃疡性病变,呈连续性,溃疡浅,黏膜弥漫性充血、水肿,黏膜呈颗粒状、脆性增加,以直肠、乙状结肠为主,病理示:固有层弥漫性炎症、隐窝脓肿、隐窝结构明显异常,杯状细胞减少,诊断溃疡性结肠炎。今为求进一步诊治,门诊以"溃疡性结肠炎"收入院。患者自发病以来精神一般,食欲一般,睡眠良好,小便正常,体力情况良好,体重减轻约5 kg。

既往史:否认其他肝炎、结核等传染病史,否认手术、外伤史,否认输血史、献血史,否认食物及药物过敏史。

个人史、家族史均无特殊。

4.思维引导 患者为中年女性,慢性疾病,有腹痛、腹泻及便后缓解的规律,有黏液脓血便,结肠镜检查见结肠溃疡性病变,呈连续性,溃疡浅,黏膜弥漫性充血、水肿,黏膜呈颗粒状、脆性增加,以直肠、乙状结肠为主,病理示固有层弥漫性炎症、隐窝脓肿、隐窝结构明显异常,杯状细胞减少,诊断溃疡性结肠炎。

(二)体格检查

1.重点检查内容及目的 腹痛、腹泻为消化系统疾病,查体主要包括全身查体、腹部查体。

(1)全身查体:除了生命体征外,应关注神志情况、精神状态、皮肤黏膜颜色、甲床颜色、胸前区有无蜘蛛痣,有无肝掌,皮肤有无紫癜、出血点,有无巩膜及皮肤黄染,全身浅表淋巴结有无肿大等。

(2)腹部查体:①视诊,主要内容有腹部外形、呼吸运动、腹部皮肤、腹壁静脉、胃肠型和蠕动波以及隆起等。②触诊,主要内容一般包括腹壁紧张度、压痛、反跳痛、腹部脏器的触诊、腹部包块的触诊、液波震颤、振水音等。③叩诊,主要注意有无局部叩击痛,肝浊音界有无消失,有无移动性浊音等,急性胃肠脏器穿孔肝浊音界可消失,大量腹水可出现移动性浊音阳性。④听诊,腹部听诊,主要注意有无肠鸣音,有无减弱及亢进,声调有无改变,有无血管杂音、摩擦音等。

全身体格检查

T 37.8 ℃,P 86 次/min,R 20 次/min,BP 120/70 mmHg

神志清,精神可,体型正常,表情自如,全身未触及肿大淋巴结,皮肤及巩膜无黄染,无皮疹、皮下出血,无蜘蛛痣及肝掌,睑结膜稍苍白,双肺呼吸音粗,未闻及干、湿啰音,无胸膜摩擦音,无语音传导异常,心前区无隆起,心前区无异常搏动,心尖搏动正常,心界不大,心率86 次/min,律齐,第一心音正常,无额外心音,无杂音,腹部平坦,腹壁无静脉曲张,无胃肠蠕动波,腹部韧,左下腹轻度压痛,无反跳痛及肌紧张,腹部无包块,肝、脾肋下未及,肝区无叩痛,胆囊未触及,Murphy 征阴性,双肾区无叩痛,移动性浊音阴性,肠鸣音正常,无血管杂音,双下肢无水肿,余查体正常。

2.思维引导 经上述检查患者左下腹轻度压痛,无反跳痛及肌紧张,需要进一步完善实验室检查,如肿瘤标志物等,并进一步完善 CT 检查,排查消化道肿瘤的可能。行结肠镜检查明确诊断。

(三)辅助检查

1.主要内容及目的

(1)血常规、肝功能、肾功能、电解质、炎症因子:进一步判断炎症及贫血程度。

(2)大便常规、大便潜血试验:进一步判断有无出血。

(3)肿瘤标志物:协助诊断有无肿瘤。

(4)血液自身抗体检查。

(5)心电图:明确是否有心肌缺血、心律失常等。

(6)腹部影像学检查:协助判断是否有消化道肿瘤等其他原因。

(7)通过结肠镜检查进行活检,明确病变性质,指导下一步治疗。

辅助检查结果

(1)血常规:WBC $11.0×10^9$/L,Hb 88 g/L,PLT $202×10^9$/L。

(2)肝功:白蛋白 28 g/L。

（3）C反应蛋白:79 mg/L。

（4）粪常规:潜血(++)。

（5）肿瘤标志物:CEA、CA199、CA125、AFP、CA153、CA724结果均在正常范围。

（6）外周血中性粒细胞胞质抗体(p-ANCA)阳性。

（7）CT示直乙状结肠肠壁增厚,周围可见少许淋巴结,考虑炎症。

（8）结肠镜检查发现肠道黏膜呈颗粒状充血水肿,活检呈炎性改变,并有隐窝脓肿。

2. 思维引导　患者腹痛、腹泻,伴有黏膜脓血便,有便后缓解,大便潜血阳性,白细胞及炎症因子升高,p-ANCA阳性。CT示直乙状结肠肠壁增厚,周围可见少许淋巴结,考虑炎症。结合患者既往肠镜检查结果,目前诊断明确,给予一般治疗,药物治疗,必要时手术治疗。

（四）初步诊断

根据上述病史、体格检查、辅助检查结果,考虑目前诊断为:UC(慢性复发型、重度、直乙状结肠、活动期)。

（五）鉴别诊断

1. 急性感染性结肠炎　包括各种细菌感染,如痢疾杆菌、沙门菌、大肠埃希菌、耶尔森菌等感染引起的结肠炎症,粪便或结肠镜检查取黏液脓性分泌物可培养出致病菌,抗菌药物治疗有效,常在4周内痊愈。

2. 阿米巴肠炎　病变主要侵犯右侧结肠,也可累及左侧结肠,结肠溃疡较深,边缘潜行,溃疡间黏膜多属正常。粪便或结肠镜取溃疡渗出物检查可找到溶组织阿米巴滋养体或包囊。血清抗阿米巴抗体阳性。抗阿米巴治疗有效。

3. 血吸虫病　有疫水接触史,常有肝大、脾大,大便检查可见血吸虫卵或毛蚴孵化阳性。急性期肠镜检查可见黏膜黄褐色颗粒,活检黏膜压片或组织病理学检查可见血吸虫卵。血清血吸虫抗体有助于鉴别。

4. 大肠癌　多见于中年以后,经直肠指检常可触到肿块,结肠镜或X线钡剂灌肠检查对鉴别有价值,活检可确诊。须注意UC也可发生结肠癌变。

5. 克罗恩病(CD)　与UC的鉴别。见表3-2。

表3-2　结肠克罗恩病与溃疡性结肠炎鉴别

项目	CD	UC
症状	脓血便少见	脓血便较多见
病变分布	节段性	连续性分布
直肠受累	少见	绝大多数
肠腔狭窄	多见,偏心性	少见,中心性
瘘管形成	多见	少见
溃疡及黏膜	纵行溃疡,黏膜呈鹅卵石样,病变间的黏膜正常	溃疡浅,黏膜弥漫性充血水肿,颗粒状、脆性增加
组织病理	裂隙状溃疡、非干酪性肉芽肿、黏膜下层淋巴细胞聚集	固有层全层弥漫性炎症、隐窝脓肿、隐窝结构明显异常、杯状细胞减少

二、治疗经过

UC 治疗目的是控制急性发作,维持缓解,减少复发,防治并发症。

1. 初步治疗

(1)一般治疗:在急性发作期应卧床休息,及时纠正水与电解质平衡紊乱,给予易消化的流质饮食。病情好转后改为营养丰富的少渣食物。对于重症及暴发型患者,密切观察病情变化,禁食,给予静脉内高营养,必要时输血及白蛋白。部分患者常有焦虑、抑郁等心理问题,积极的心理疏导治疗是必要的。

(2)药物治疗如下。

1)活动期治疗:有以下几种药物。

● 氨基水杨酸制剂:柳氮磺吡啶(SASP)是治疗本病的常用药物。该药口服后大部分到达结肠,经肠道细菌分解为 5-氨基水杨酸(5-ASA)与磺胺吡啶,前者是主要有效成分,其滞留在结肠内与肠上皮接触而发挥抗炎作用,是治疗轻、中度 UC 或经糖皮质激素治疗已有缓解的重度 UC 常用药物。5-ASA 制剂可避免在小肠近段被吸收,而在结肠内发挥药效,这类制剂有各种控释剂型如美沙拉秦颗粒式控释片等。口服 5-ASA 制剂的疗效与 SASP 相仿,优点是不良反应明显减少,缺点是价格略高,因此 SASP 不能耐受者尤为适用。5-ASA 的灌肠剂适用于病变局限在直肠、乙状结肠者,栓剂适用于病变局限在直肠者。

● 糖皮质激素:对急性发作期有较好疗效。适用于对氨基水杨酸制剂疗效不佳的轻至中度患者,特别适用于重度患者及急性暴发型患者。一般给予口服泼尼松 0.75 ~ 1 mg/kg;重症患者先予较大剂量静脉滴注,如氢化可的松 300 mg/d、甲泼尼龙 48 mg/d,7 ~ 10 d 后改为口服泼尼松 60 mg/d。病情缓解后以每 1 ~ 2 周减少 5 ~ 10 mg 用量,至 20 mg 后需适当延长减药时间至停药。减量期间加用 5-ASA 逐渐接替激素治疗。病变局限在直肠、乙状结肠者,可用琥珀酸钠氢化可的松(不可用氢化可的松醇制剂)100 mg 或地塞米松 5 mg 加生理盐水 100 mL 作保留灌肠,每天 1 次。

● 免疫抑制剂:硫唑嘌呤或硫嘌呤可试用于对激素治疗效果不佳或对激素依赖的慢性持续性病例,加用这类药物后可逐渐减少激素用量甚至停用。对严重 UC 急性发作而静脉用糖皮质激素治疗无效的病例,应用环孢素 2 ~ 4 mg/(kg · d)静脉滴注,大部分患者可取得暂时缓解而避免急诊手术。

● 其他:抗生素治疗对一般病例并无指征。对重症、暴发型或并发脓肿的患者应积极抗菌治疗,给予广谱抗生素静脉给药,合用甲硝唑对厌氧菌感染有效。对腹泻、腹痛的对症治疗要权衡利弊,使用抗胆碱能药物或止泻药如地芬诺酯(苯乙哌啶)或洛派丁胺要慎重。重症患者禁用,因为其存在诱发中毒性巨结肠的风险。

2)缓解期治疗:缓解期主要以氨基水杨酸制剂作维持治疗。SASP 的维持治疗剂量以往推荐 2 g/d,但近年国外研究证明 3 ~ 4 g/d 疗效较优。5-ASA 制剂维持治疗剂量同诱导缓解时所用剂量。如患者活动期缓解是由硫唑嘌呤或硫嘌呤所诱导,则仍用相同剂量的该类药维持。维持治疗的疗程未统一,但一般认为至少要维持 4 年。

(3)手术治疗:①紧急手术指征为并发大出血、肠穿孔,重型患者特别是合并中毒性巨结肠经积极内科治疗无效且伴严重毒血症状者。②择期手术指征为并发结肠癌变、慢性持续型病例内科治疗效果不理想而严重影响生活质量或虽然用糖皮质激素可控制病情但糖皮质激素不良反应太大不能耐受者。

该患者治疗:给予口服柳氮磺吡啶药物口服、5-ASA 的灌肠剂保留灌肠后症状缓解,治疗 7 d 后出院。

2. 思维引导

该患者经积极治疗后症状迅速缓解,对于大部分患者需要长期药物治疗并定期复查肠镜,明确病变情况及是否有癌变,因此要嘱患者定期随访。

三、思考与讨论

中年患者以腹痛、腹泻为首发症状,并伴有黏液脓血便及里急后重,首选考虑炎症性肠病,因此需要完善血液学化验及腹部影像学检查,明确是否有器质性疾病如肿瘤,因影像学检查缺乏特异性,不能明确诊断,需要侵入性检查肠镜予以明确诊断,随着内镜技术的提高,一部分患者可在行内镜检查过程中予以初步判断及内镜下手术治疗,目前成为诊断下消化道疾病的"金标准"。因此对于肠镜检查的适应证、禁忌证等方面的知识需要全面的了解。

肠镜检查是检查肠道疾病的最常用、最直接、最有效的方法,包括结肠镜和小肠镜,其中结肠镜较为常用。医生将结肠镜从肛门处插入回肠末端,在肠道内多角度、多方位观察肠道病变或治疗肠道中所出现的病变。

肠镜检查借助于安装在肠镜前端的电子摄像探头将镜下图像显示在监视器屏幕上,以便医生观察肠道黏膜病变。肠镜可分为普通肠镜以及无痛肠镜,其检查目的为诊断及治疗肠道疾病,如诊断肠炎、肠息肉等。肠镜可直观发现息肉、黏膜溃疡等。另外,在检查过程中,还可直接进行治疗,如肠镜下息肉切除术、止血术等,是当前临床上诊断、治疗肠道疾病最常用的一项检查。

知识回顾1

四、练习题

1.溃疡性结肠炎的临床表现是什么?

2.肠镜检查的适应证及禁忌证是哪些?

五、推荐阅读

[1]韩清华,孙建勋.内科学[M].北京:人民卫生出版社,2021.

[2]林三仁.消化内科学高级教程[M].北京:人民军医出版社,2013.

(李德亮   贺德志)

案例 42   **胶囊内镜及小肠镜**

一、病历资料

(一)门诊接诊

1.主诉   黑便半月余。

2.问诊重点   黑便为消化系统常见症状,考虑消化道出血,黑便以上消化道出血为主,患者病史相对较短,问诊时应注意病程中的主要症状及伴随症状的特点、疾病演变过程、诊治经过和治疗效果等。

3.问诊内容

(1)诱发因素:有无进食动物血、铁剂或中药等药物致大便呈黑色,有无口腔、鼻腔、咽喉及牙龈的出血,吞咽后可导致出现黑便,有无口服阿司匹林等抗血小板药物,有无口服镇痛药、感冒药等。

（2）主要症状：黑便为消化道出血症状，多为上消化道出血所致，是指十二指肠 Treize 韧带以上的消化道出血，包括食管、胃、十二指肠、胰管和胆管、胃肠吻合口等附近疾病引起的出血，但也应考虑出血量及出血速度，进一步判断出血部位及出血原因。

询问病史主要包括黑便的次数、出血量、大便性状等，若黑便次数多，呈稀糊状或水样，说明出血量多，出血速度快，部位较低；若呈成形黑便，次数少，说明出血速度慢，部位较高。

（3）伴随症状：①有无腹痛，反复上腹部疼痛，且呈周期性与节律性，出血后腹痛减轻，多见于消化性溃疡出血；上腹部绞痛或有黄疸伴便血，考虑胆道出血；腹痛时排血便或脓血便，排便后腹痛减轻，常见于溃疡性结肠炎、细菌性痢疾等；腹痛后便血还可见于急性出血性坏死性肠炎、肠套叠、肠系膜血栓形成等。②有无缺铁性贫血、体重下降、食欲缺乏，考虑消化道肿瘤。③有无全身出血症状，常考虑传染性疾病、血液病等。④有无皮肤改变，皮肤黏膜有毛细血管扩张，便血考虑不除外遗传性毛细血管扩张症等；皮肤有蜘蛛痣、肝掌，便血常提示食管胃底静脉曲张出血。⑤有无腹部包块：便血伴腹部包块，常见于肠道恶性淋巴瘤、消化道肿瘤、肠套叠等。

（4）诊治经过：从发病开始，是否至其他医院治疗过，是否做过相关检查，检查结果如何，用药否，用何种药，效果如何。

（5）既往史：询问患者既往有无类似便血病史，有无高血压、糖尿病、冠心病、脑血管疾病等慢性疾病，有无肝炎、结核等传染病史，有无消化性溃疡病史，有无手术及外伤史，有无食物及药物过敏史等。

（6）个人史：询问患者职业，有无工业毒物、放射性物质接触史，有无吸烟、饮酒史。

（7）家族史：有无消化道肿瘤等家族遗传病史。

问诊结果

患者，老年女性，慢性起病。

半月余前出现黑便，1 次/d，成形，偶有打嗝、腹胀、腹痛，以脐周疼痛为主，无恶心、呕吐，无反酸、胃灼热，无发热、黄疸，无皮肤出血等，就诊于当地医院行胃镜检查：慢性非萎缩性胃炎伴糜烂。传染病筛查提示：HBsAg 阴性，HCVAb 阳性，HIVAb 阴性，HCV–RNA<10^2 IU/mL，腹部彩超提示：肝、胆、胰、脾、肾均未见明显异常，门静脉系超声未见明显异常。给予止血、胃黏膜保护药物后症状不缓解，今为求进一步治疗，门诊以"消化道出血"收入院，发病来，神志清，精神可，食欲欠佳，睡眠欠佳，大便如上述，小便正常，体重体力未见明显减轻。

既往史："高血压"10 余年，最高血压 180/100 mmHg，平时口服"苯磺酸氨氯地平"，血压控制可，否认"糖尿病、冠心病、脑血管疾病"等慢性疾病，"丙肝"10 余年，未正规治疗，否认"其他肝炎、结核"等传染病史，否认手术、外伤史，否认输血、献血史，否认食物及药物过敏史。

个人史、家族史均无特殊。

---

4. 思维引导　患者成形黑便，慢性疾病，伴腹痛、腹胀，以脐周疼痛为主，考虑慢性失血，出血量少，出血速度慢，出血部位高，首先考虑食管、胃、十二指肠、胆道、胰管出血可能，考虑疼痛部位为脐周疼痛，不除外空肠上段出血可能。患者 HCVAb 阳性，不除外肝硬化导致食管胃底静脉曲张出血可能，结合患者检查结果，胃镜提示慢性非萎缩性胃炎伴糜烂，食管未见明显异常。食管、胃、十二指肠未见活动性出血，可排除食管胃底静脉曲张破裂出血、消化性溃疡出血等。腹部彩超及门静脉彩超未见明显异常，无发热、黄疸等，暂不考虑胆道、胰管出血。目前应进一步详细查体，关注皮肤黏膜有无异常改变，腹部有无包块，浅表淋巴结有无肿大等，进一步完善全腹增强 CT 及结肠镜检查排查消化道肿瘤出血可能，必要时完善胶囊内镜或小肠镜检查，了解有无小肠出血等。

(二)体格检查

1. 重点检查内容及目的　黑便为消化系统疾病,查体主要包括全身查体、腹部查体。

(1)全身查体:除了生命体征外,应关注神志情况、精神状态,皮肤黏膜颜色,甲床颜色,胸前区有无蜘蛛痣,有无肝掌,皮肤有无紫癜、出血点,有无巩膜及皮肤黄疸,全身浅表淋巴结有无肿大等。综合判断患者出血量、出血原因、出血部位,是否需急诊内镜检查、介入治疗或外科手术治疗。

(2)腹部查体:①视诊主要内容有腹部外形、呼吸运动、腹部皮肤、腹壁静脉、胃肠型、蠕动波以及疝等。②触诊主要内容一般包括:腹壁紧张度、压痛、反跳痛、腹部脏器的触诊、腹部包块的触诊、液波震颤、振水音等。③叩诊主要注意有无局部叩击痛,肝浊音界有无消失,有无移动性浊音等。急性胃肠脏器穿孔肝脏浊音界可消失,大量腹水可出现移动性浊音阳性。④听诊,腹部听诊,主要注意有无肠鸣音,有无减弱及亢进,声调有无改变,有无血管杂音、摩擦音等。

全身体格检查

T 36.6 ℃,R 18 次/min,P 76 次/min,BP 102/65 mmHg

神志清,精神可,体型正常,表情自如,全身未触及肿大淋巴结,皮肤及巩膜无黄染,无皮疹、皮下出血,无蜘蛛痣及肝掌,睑结膜稍苍白,双肺呼吸音粗,未闻及干、湿啰音,无胸膜摩擦音,无语音传导异常,心前区无隆起,心前区无异常搏动,心尖搏动正常,心界不大,心率76 次/min,律齐,第一心音正常,无额外心音,无杂音,腹部平坦,腹壁无静脉曲张,无胃肠蠕动波,腹部韧,脐周轻压痛,无反跳痛及肌紧张,腹部无包块,肝、脾肋下未及,肝区无叩击痛,胆囊未触及,Murphy 征阴性,双肾区无叩击痛,移动性浊音阴性,肠鸣音正常,无血管杂音,双下肢无水肿,余查体正常。

---

2. 思维引导　经上述检查患者血压偏低,脐周轻压痛,皮肤黏膜稍苍白,无蜘蛛痣、肝掌、出血点等,巩膜无黄染,腹部无包块,浅表淋巴结无肿大等,需要进一步完善实验室检查,进一步完善全腹增强 CT 及结肠镜检查排查消化道肿瘤出血可能,必要时完善胶囊内镜或小肠镜检查,了解有无小肠出血等。

(三)辅助检查

1. 主要内容及目的

(1)血常规:进一步判断贫血程度。

(2)大便常规、大便潜血试验:进一步判断出血量。

(3)肿瘤标志物:协助诊断有无肿瘤。

(4)心电图:明确是否有心肌缺血、心律失常等。

(5)^{13}C 或 ^{14}C 呼气试验(UBT):协助诊断有无幽门螺杆菌感染。

(6)胃肠镜检查:协助判断消化道出血原因。

(7)腹部影像学检查:协助判断是否存在胆管炎、肝硬化、消化道肿瘤等其他造成消化道出血原因。

(8)胶囊内镜或小肠镜:判断有无小肠出血。

辅助检查结果

(1)血常规:WBC $4.45×10^9$/L,N% 6.29%,RBC $2.97×10^{12}$/L,Hb 83 g/L,PLT $202×10^9$/L。

(2)大便常规:潜血++。

（3）肝功能、肾功能、电解质、血凝大致正常。

（4）肿瘤标志物：CEA、CA19-9、CA125、AFP、CA153、CA72-4 结果在正常范围。

（5）心电图：窦性心律，心率 75 次/min；室性早搏。

（6）^{14}C 呼气试验（UBT）：阴性；

（7）胃镜：食管未见明显异常、慢性非萎缩性胃炎伴糜烂；肠镜所见结直肠大致正常。

（8）全腹增强 CT 检查：小肠黏膜充血水肿，余未见明显异常。

（9）胶囊内镜：可见空肠上段少量新鲜血迹，未见占位性病变及溃疡灶（图 3-4、图 3-5）。

（10）小肠镜：空肠上段可见新鲜血迹，可见 1 处畸形血管活动性出血。

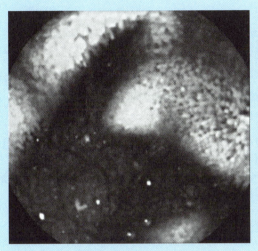

图 3-4　胶囊内镜可见空肠上段新鲜血迹

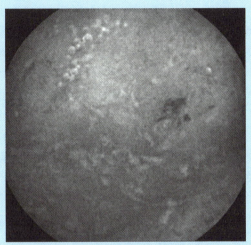

图 3-5　胶囊内镜可见小肠血管畸形

2. 思维引导　患者中度贫血，大便潜血阳性，胃肠镜未见明显活动性出血灶，全腹增强 CT 未见明显占位性病变，上消化道及下消化道出血均暂可排除，考虑小肠出血可能性大，胶囊内镜证实空肠上段活动性出血，但胶囊内镜无法止血，因此行小肠镜检查，必要时行内镜下止血治疗。

（四）初步诊断

根据上述病史、体格检查、辅助检查结果，考虑目前诊断为：①消化道出血，小肠毛细血管畸形出血；②中度贫血；③慢性丙型病毒性肝炎（非活动期）。

二、治疗经过

1. 一般治疗与监测

（1）卧床休息，监测生命体征，禁食、禁水，记录黑便频率、性质、次数，动态复查红细胞、血红蛋白及血尿素氮，判断出血量，必要时输血治疗。

（2）液体复苏，建立静脉通道，选择较粗静脉以备输血，选择合适液体补液，常用液体包括等渗葡萄糖液、生理盐水、平衡液、血浆、全血或其他血浆代用品。

（3）血管活性药物的使用，在补足液体的前提下，如血压仍不稳定，可以适当选用血管活性药物（多巴胺）以改善重要脏器的血液灌注。

（4）止血措施：①药物止血，抑酸药物，包括 PPI，组胺 H_2 受体拮抗剂、云南白药、去甲肾上腺素盐水、凝血酶、硫糖铝混悬液等。②内镜下止血，包括局部喷洒和注射药物，热凝固止血法、使用止血夹、胶圈套扎等。③选择性血管造影及栓塞治疗，选择性动脉血管造影时，针对造影剂外溢发现出血责任血管,可经血管导管滴注血管加压素或去甲肾上腺素,导致小动脉和毛细血管收缩,使出血停止。无效者可用明胶海绵栓塞,以避免缺血范围大引起胃肠坏死。④手术治疗,诊断明确、药物和介入治疗无效者及诊断不明确,但无禁忌证者,可考虑手术治疗。术中可以结合内镜检查。

　　该患者治疗:禁食水、卧床休息、补液、PPI 静脉应用,口服云南白药,凝血酶等;小肠镜下止血治疗,应用 2 mL 聚桂醇注射出血处+钛夹夹闭出血处。

　　2. 思维引导　该患者黑便,考虑上消化道出血,但胃肠镜检查未见明显活动性出血,胶囊内镜提示空肠上段新鲜血迹,小肠镜可见空肠上段毛细血管出血,考虑血管畸形出血,小肠出血,药物止血效果差,须内镜下治疗,但小肠镜难度大,选择性血管造影及栓塞治疗易导致肠坏死,治疗较棘手。

三、思考与讨论

　　黑便多考虑上消化道出血,食管、胃、十二指肠等,但小肠出血量较少、出血速度较慢时也可出现黑便,由于小肠特殊部位,胃肠镜均无法到达,对诊断造成了很大困难,小肠检查方法主要包括小肠造影、CT 小肠成像(CTE)、磁共振小肠成像(MRE)、放射性核素扫描、选择性血管造影等,但上述检查方法阳性率明显低于胶囊内镜,胶囊内镜目前主要应用于消化道出血而胃镜及结肠镜检查未发现出血灶的患者。由于胶囊内镜属于无创性侵入性诊断方法,因而尤其适用于合并有严重的心、脑、肾多脏器疾病患者及难以承受肠系膜动脉血管造影、小肠镜等有创性检查的老年患者。对复发性及隐性小肠出血有较好的诊断价值,阳性率 50%～70%,但定位不如小肠镜准确,阳性率也不如小肠镜。

知识回顾 2

四、练习题

　　1. 小肠出血常见的原因有哪些?
　　2. 胶囊内镜的适应证及禁忌证是哪些?

五、推荐阅读

[1]林三仁. 消化内科学高级教程[M]. 北京:人民军医出版社,2013.

(张腊梅　赵　晔)

案例 43　超声内镜

一、病历资料

(一)门诊接诊

1. 主诉　黄疸伴腹痛、食欲缺乏 4 个月。

2. 问诊重点　黄疸伴腹痛,往往是肝、胆道及周围脏器疾病,重点关注黄疸及腹痛的演变及特点、诱因、伴随症状、体征、体重减轻情况等,已经做过的检查、检验、治疗情况等。

3. 问诊内容

(1)诱发因素:有无饮酒、服药、中毒等。

（2）主要症状：黄疸按病因分为溶血性、肝细胞性、阻塞性及先天性非溶血性黄疸，按治疗角度分内科性、外科性。首先要仔细询问黄疸发生的方式，有无波动性，粪便及尿液情况，有无发热、寒战及体重减轻等。

（3）伴随症状：伴腹痛，持续性肝区隐痛或胀痛，见于肝本身疾病，如肝炎、肝硬化、肝癌等；伴进行性消瘦、肝大需要高度警惕恶性疾病；黄疸伴阵发性绞痛、发热，往往是胆系感染、结石等；阵发性钻顶样疼痛，发作间期正常，考虑胆道蛔虫；上腹痛伴腰背痛，夜间明显，同时有酱油色尿是溶血性黄疸的特点；无痛性进行性黄疸多见于壶腹部肿瘤。

（4）诊治经过：何时何地已行何种检查、检验，结果如何，用药否，效果如何。

（5）既往史：有无饮酒、服药、中毒病史，有无肝炎、胆系感染、结石、手术、肿瘤及外伤史，关注本次发病是孤立事件还是与之前疾病相关联。

（6）个人史：患者是否有药物、食物过敏，目前职业、工作环境，重点了解有无有害物质接触史。

（7）家族史：了解患者的家族史，有助于鉴别先天性非溶血性黄疸与其他类型黄疸。

问诊结果

患者中年男性，黄疸、伴上腹痛、食欲缺乏1月余。当地医院查 CT 示：①胰头部结节状软组织影，考虑十二指肠壶腹部占位性病变。②胆总管、胰管及部分肝内胆管扩张。③胆囊结石伴胆囊炎。④胰腺饱满，考虑胰腺扩张，胰腺代偿性改变，不排除其他。⑤右侧胸膜局部增厚。未有明确诊断。无高血压、心脏疾病病史，无糖尿病、脑血管疾病病史，无结核、疟疾病史，预防接种史随社会计划免疫接种，无外伤、输血史，无食物、药物过敏史。

4.思维引导　患者黄疸、伴上腹痛、食欲缺乏，提示可能为肝胆胰系统疾病；常见引起黄疸、腹痛的疾病包括肝癌、胆结石、胆管癌、胰腺占位等；需要进一步完善肝胆胰影像学检查，生化指标，肿瘤标志物等。

（二）体格检查

1.重点检查内容及目的　患者黄疸伴腹痛，首先要注意皮肤及黏膜色泽；溶血性黄疸为柠檬色，急性肝细胞性黄疸为金黄色，胆汁淤积常为暗绿色或棕褐色，肝外胆管阻塞为黄绿色；腹痛的部位；肝、脾及腹部触诊情况，肝癌时可触及肿大质地偏硬肝，表面可有不规则结节；脾大可见于溶血性疾病；胆总管癌、胰头癌、壶腹部癌可触及肿大、光滑胆囊，无压痛、可移动；注意有无腹水及蜘蛛痣等。

体格检查结果

神志清楚，自主体位，肝病面容，表情自如。皮肤、巩膜黄染，呈黄绿色。上腹部深压痛。腹部无包块，移动性浊音阴性。肝肋缘下未触及，脾肋缘下未触及，Murphy 征阴性。

2.思维引导　经上述检查提示胆管、胰腺占位病变，可进行下一步实验室检查、影像学检查及内镜检查等，以明确诊断。

（三）辅助检查

1.主要内容及目的

（1）腹部 CT、MRI 检查，明确肝、胰腺、胆道、脾及周围脏器情况；MRCP 还可以清晰显示胰胆管图像。

（2）血常规：明确有无溶血等。

（3）肝功能检查：明确转氨酶、胆红素及胆管酶指标。

（4）炎症指标 PCT、CRP、ESR：了解感染情况。

（5）淀粉酶及脂肪酶：判断是否有胰腺炎。

（6）肿瘤标志物：判断是否有肿瘤性病变。

（7）心电图，心肌酶：明确是否有心肌缺血，心律失常等。

（8）乙肝病毒抗原抗体及 HBV DNA 检测：判断乙肝病毒活动情况。

> **辅助检查结果**
>
> （1）查肝功能示胆红素、转氨酶升高；球蛋白升高；肿瘤标志物 CA19-9 升高。
> （2）CT 及 MRI 均显示胰腺头部占位性病变，提示胰腺癌。
> （3）血常规未显示异常。

2. 思维引导　该患者 CT、磁共振均提示胰腺头部占位性病变，伴 CA19-9 升高，高度怀疑胰头癌，这可以解释黄疸和腹痛的原因。目前是请肝胆外科评估手术，还是进一步明确病理？外科建议选择行"胰十二指肠切除术"，须切除胰腺、十二指肠、部分胃、胆囊及胆总管并进行胆胰管重建。手术时间长、创伤大、并发症多。和患者及家属沟通后，一致同意做超声内镜引导细针穿刺抽吸术（EUS-FNA）明确病理。

（四）初步诊断

根据以上病史，查体，实验室检查结果，支持以下诊断：胰头部占位病变。

二、诊断经过

1. 超声内镜（EUS）扫描，发现胰腺头部横切面大小约28.4 mm×21.3 mm 的低回声病变，回声相对均匀，边界也比较清，不同于胰腺癌的病变边界不清呈"蟹足样"表现；EUS 还发现病人的胆总管直径约13.3 mm，管壁明显增厚，呈高-低-高的"三明治"样结构改变。胰管管壁增厚，呈高回声。

2. 行 EUS-FNA，病理及免疫组化结果显示未发现癌细胞。

3. 推翻胰头癌的诊断，考虑其他疾病，遂进一步抽血查 IgG4，结果大于正常值两倍，综合分析，考虑"自身免疫性胰腺炎"（autoimmune pancreatitis，AIP）。

4. 按"自身免疫性胰腺炎"给予病人 40 mg 泼尼松，黄疸及腹痛、食欲缺乏等症状数日内减轻，疗程为 3 个月。随访至今未有复发。

三、思考与讨论

EUS 是将内镜与超声结合在一起的检查技术。它将微型高频超声探头安置在内镜前端，当内镜进入到胃肠腔后，直接观察腔内形态的同时，还可以进行实时超声扫描。对消化道黏膜下肿瘤的起源与性质、消化系肿瘤的分期，胰胆疾病的诊断，可以提供更多临床诊断信息。EUS-FNA 则为胰胆及消化道周围疾病的诊疗增加了许多可能性。

AIP 是自身免疫介导的一种特殊类型的慢性胰腺炎，占慢性胰腺炎的 4%～6%。1961 年 Sarles 等首次报道伴有高丙种球蛋白血症的慢性复发性胰腺炎，其病理机制可能与自身免疫相关；1995 年 Yoshida 等提出"自身免疫性胰腺炎"这一命名后受到广泛关注和研究。AIP 的临床特点为梗阻性黄疸、腹痛，常累及胰腺外器官组织，伴或不伴有胰腺肿块，血清 IgG4 升高，糖皮质激素疗效显著。AIP 患病率为 10.1/10 万人，相对胰胆恶性肿瘤，AIP 仍属于罕见疾病。临床上诊断 AIP 常需与胰胆恶性肿瘤进行鉴别,如果诊断不明确通常导致疾病进展或误行胰十二指肠切除术,因此加强对 AIP 的诊疗认知显得极为迫切。

四、练习题

1. 超声内镜在消化科的应用有哪些?
2. AIP 与胰胆恶性肿瘤如何进行鉴别?

五、推荐阅读

[1]陈灏珠,林果为,王吉耀.实用内科学[M].14 版.北京:人民卫生出版社,2013.

（曹新广　贺德志）